R/Pythonではじめる
計算論的精神医学

[著] 宗田卓史／遠山朝子／国里愛彦／沖村　宰／片平健太郎／山下祐一

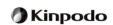

執筆者一覧

宗田卓史　　（国立精神・神経医療研究センター　神経研究所）
遠山朝子　　（一橋大学　社会科学高等研究院）
国里愛彦　　（専修大学　人間科学部）
沖村　宰　　（昭和大学　発達障害医療研究所）
片平健太郎　（産業技術総合研究所　人間情報インタラクション研究部門）
山下祐一　　（国立精神・神経医療研究センター　神経研究所）

はじめに

　本書は著者の一部が以前に執筆した「計算論的精神医学：情報処理過程から読み解く精神障害」（国里ほか著、勁草書房より2019年に出版）の内容に関して、実際にシミュレーションやデータへのモデルフィッティングを行う方法を解説した本です。入門者が独習できる本となるよう心掛けましたが、その内容は決して理解が容易なものばかりではないと思います。むしろ、少し手を加えればそのまま研究につながるようなものも多く含まれています。

　しかし、プログラミングの方法と処理の流れについては丁寧に解説しており、そのまま動作するPythonコードやRコードをGoogle Colaboratory上に公開しています。本書の解説を読みながらプログラムを動かすことで、誰でも計算論的精神医学におけるモデリングを体験することができます。さらに、パラメータやモデルの構造を自分の手で変えて動作を確認することで、モデルへの理解が深まり、行動や認知、精神障害への洞察も得られるはずです。

　上述の前著は幸いなことに予想以上に多くの皆さまにご愛読いただきました。その一方で、読者からは実際にそこで書かれているような研究に取り組むにはどうしたらよいか、という声もいただきました。本書はその声に応えられるように、計算論的精神医学に取り組んでいる若手の研究者も著者に加わり、議論を重ねながら執筆しました。

　計算論的精神医学はまだ十分に確立された分野ではなく、他の多くのプログラミングに関する本のように、既存のライブラリやパッケージを使って数行のコードを書けば容易にデータ分析ができて結果が出てくる、というものではありません。モデルの構築から、シミュレーションまで、その処理を逐次、コードで書かなければならないところも多くあります。本書はその一連の作業を説明するためのものです。したがって、本書は他の類書と比べてもコードの量や、その処理と対応する数式も多くなっています。

　最近でこそChatGPTを代表とする大規模言語モデルにより、プログラムはそこまでの事前知識がなくても書ける身近なものになりました。しかし、計算論的精神医学で使われるモデルやそのシミュレーションについてはある程度の技術的な理解が必要なことも多く、処理の流れを数式とも対応づけながら本書でしっかり理解することは必ず役に立つはずです。一度それを理解すれば、大規模言語モデルへの指示もしやすく（プロンプトも作りやすく）なるでしょう。本書が、読者のみなさまが計算論的精神医学研究への第一歩を踏み出すきっかけとなることを願っています。

著者一同

目次

1章　計算論的精神医学概論（なぜ計算論に期待が高まるのか）　1

1. 計算論的精神医学とは　2
2. データ駆動型アプローチと理論駆動型アプローチ　3
3. 国内外動向と本書の位置づけ　4
4. 本書のスコープ、読者のためのロードマップ　4

2章　Google Colaboratory 入門　7

1. Google Colaboratory について　8
   - 1.1 Google Colaboratory の利点　8
2. Google Colaboratory の使い方　10
   - 2.1 準備　10
   - 2.2 実行　13
3. 発展的な内容　15
   - 3.1 困ったときには……　15
   - 3.2 セルの追加　17
   - 3.3 役立つ機能　18

3章　生物物理学的モデル　21

1. 生物物理学的モデルを体験してみよう　22
   - 1.1 本章の目標　22
   - 1.2 そもそも脳とは何だろう　23
   - 1.3 受容体機能の変化によるワーキングメモリ障害　24
   - 1.4 シミュレーションをしてみよう！　27
   - 1.5 本章の構成について　32
2. 膜電位とスパイクのモデル　34
   - 2.1 シミュレーションをしてみよう！　34
   - 2.2 理論編　38
   - COLUMN　微分方程式と数値計算　39
   - 2.3 実装編　41
3. イオンチャネルのモデル　45

3.1	シミュレーションをしてみよう！	45
3.2	理論編	48
3.3	実装編	49

4. NMDA 受容体付き神経細胞 … 56
4.1	シミュレーションをしてみよう！	56
4.2	理論編	58
4.3	実装編	59
COLUMN	ホジキン・ハックスリーモデル	64

5. ワーキングメモリモデル … 65
5.1	ワーキングメモリモデルの概要	65
5.2	理論編	66
5.3	実装編	68
5.4	シミュレーションをしてみよう！	79
5.5	最後に	81

4章　ニューラルネットワークモデル … 83

1. 本章の目的 … 83
COLUMN　ニューラルネットワークモデルの歴史から学ぶ脳と人工知能の対照 … 87

2. 活性化関数 … 88
COLUMN　速習・オブジェクト指向言語 … 92

3. 線形層 … 93

4. 多層パーセプトロン … 98
4.1	モデルと数式	98
4.2	実装	99
4.3	パーセプトロンの動作検証	101
4.4	ストループ課題への適用	102

5. 誤差逆伝播法 … 107
5.1	原理的理解	107
COLUMN	誤差逆伝播法の基礎1：勾配降下法	109
COLUMN	誤差逆伝播法の基礎2：微分の連鎖律	111
5.2	PyTorch による実装	113
5.3	多層パーセプトロンの学習	115

6. 認知行動課題のタスク設定 … 118

7. リカレントニューラルネットワークモデル … 125

7.1	モデルと数式	125
7.2	実装	127
7.3	学習と予測	132

8. 仮想障害シミュレーション ... 139
- 8.1 実装 ... 139
- 8.2 比較実験 ... 149
- 8.3 最後に ... 153

5章　強化学習モデル　155

1. 強化学習モデルと本章で扱う内容について ... 156
- 1.1 強化学習モデルの概要 ... 156
- 1.2 本章の構成 ... 157
- 1.3 行動データのファイルに関して ... 158
- 1.4 R の使用に関して ... 158
- 1.5 本章で作成する関数について ... 162

2. 本章で扱う行動課題 ... 163
- 2.1 課題を体験してみよう ... 164
- 2.2 関数の作成（課題設定用コード） ... 164
- 2.3 課題設定の可視化 ... 166

3. 強化学習モデル ... 168
- 3.1 価値の更新 ... 169
- 3.2 選択確率の計算 ... 172
- 3.3 選択 ... 173

4. 行動データの生成 ... 175
- 4.1 関数の作成（データ生成用コード） ... 175
- 4.2 1 人分のデータ生成 ... 177
- 4.3 100 人分のデータ生成 ... 180

5. パラメータ推定 ... 182
- 5.1 サンプルデータの確認 ... 182
- 5.2 尤度、対数尤度 ... 184
- 5.3 関数の作成（対数尤度を算出するコード） ... 184
- 5.4 optim 関数の紹介 ... 188
- 5.5 関数の作成（最尤推定を行うコード） ... 190
- 5.6 パラメータ推定の実行 ... 192

 6. パラメータリカバリー ... 195
 7. モデル比較 ... 201
  7.1 学習率の非対称性を組み込んだモデル ... 201
  7.2 モデル比較の実行 ... 204
 8. 最後に ... 206
  COLUMN モデルの信頼性と妥当性 ... 207

6章 ベイズ推論モデル　211

 1. ベイズ推論モデル ... 212
  1.1 ベイズ推論モデルとは ... 213
  1.2 状態空間モデルとは ... 214
 2. パラメータ化信念更新モデル ... 217
  2.1 ビーズ課題 ... 217
  2.2 パラメータ化信念更新モデルとは ... 220
  2.3 パラメータ化信念更新モデルのパラメータ推定 ... 225
  COLUMN 最適化手法について ... 229
 3. カルマンフィルター ... 232
  3.1 ポイントの出るスロットマシーン課題 ... 233
  3.2 カルマンフィルターとは ... 236
  3.3 カルマンフィルターのパラメータ推定 ... 244
 4. 階層ガウシアンフィルター ... 244
  4.1 変動性のある逆転学習課題 ... 245
  4.2 階層ガウシアンフィルターとは ... 247
  4.3 PyHGFによる階層ガウシアンフィルター ... 250
  COLUMN 変動性カルマンフィルター ... 261
 5. 能動的推論 ... 262
  5.1 自由エネルギー原理とは ... 262
  5.2 能動的推論モデルの実装 ... 266
  COLUMN 能動的推論を用いた心理療法の作用メカニズム研究 ... 269
  COLUMN 潜在原因モデル ... 270

計算論的精神医学は精神医学にどのように貢献できるか？―あとがきに代えて― ... 272
索引 ... 273

1章

計算論的精神医学概論
（なぜ計算論に期待が高まるのか）

1. 計算論的精神医学とは
2. データ駆動型アプローチと理論駆動型アプローチ
3. 国内外動向と本書の位置づけ
4. 本書のスコープ、読者のためのロードマップ

1. 計算論的精神医学とは

　計算機性能の飛躍的な向上や、数理科学の洗練により、数理・データ科学を用いた研究手法を、精神医学に適用することへの期待が高まっています。このような研究は、「計算論的精神医学（computational psychiatry）」と総称されて活発な研究領域を形成し、精神医学研究において重要な位置を占めると目されるようになっています[1,2]。計算論的精神医学が注目される背景には、精神医学が抱える本質的な困難があると考えられます。

　第一に、精神障害カテゴリーの生物学的妥当性の問題です。1980年に米国精神医学会が出版した「精神障害の診断と統計マニュアル第3版」（DSM-III）は、初めて国際的に標準化された操作的診断基準を導入しました。このカテゴリー分類に基づいた生物学的研究が進められることで、精神障害の病因や病態生理が明らかになることが期待されました。しかし、生物学的精神医学の知見の蓄積によって明らかになったのは、多くの場合、異なる精神障害間で遺伝子、分子、神経回路の異常が重複すること（非特異性）、そして同じ診断を受けた患者間でも生物学的な多様性が存在すること（異種性）でした。

　第二に、精神障害の病態理解における「水準間の説明のギャップ」が埋まらないという問題があります。「水準間の説明のギャップ」とは、例えば、遺伝子や分子の異常、神経活動の異常といった精神障害に関連する生物学的知見が多数蓄積されているにもかかわらず、そういった異常がいかにして行動・症状レベルの異常に至るのかはほとんど明らかになっていないという問題のことです。例えば、統合失調症においては、ドーパミンD2受容体拮抗薬が幻覚・妄想に劇的な効果があることは70年前から知られていますが、ではドーパミンの変調がどのように幻覚・妄想という症状に至るのかについてはほとんどわかっていないというのが現状です。

　これらの課題に応えるため、2009年には米国国立精神衛生研究所（NIMH）が研究領域基準（RDoC）を提唱しました。RDoCは、既存の診断カテゴリーから離れ、計測可能な神経回路機能、遺伝子、環境因子など、さまざまな水準と次元を考慮することで、脳の一般的な処理原理とその変調として精神障害の病態を探究する全く新しい研究方法の提案です。このカテゴリー間・水準間横断的、多次元的なアプローチは、数理モデルやデータ科学と高い親和性をもちます。こうした動きが、計算機の性能向上や計算論的神経科学の発展と相まって、数理モデルやデータ科学を精神医学に適用することへの期待を高めました。そして2010年代以降、計算論的精神医学と呼ばれるようになり、精神医学において重要な領域として急速に発展しているのです。

2. データ駆動型アプローチと理論駆動型アプローチ

　数理モデルを用いるというと、近年注目が集まっている大規模データ（ビッグデータ）に対して機械学習・人工知能（AI）技術を適用するアプローチを思い起こす読者がいると思われます。機械学習・AI技術の精神医学における応用としては、例えば遺伝子や脳画像データなどから精神障害の有無やある種の疾患群を判別・クラスタリングするような研究があげられます。実際、このようなタイプの研究は「データ駆動型」アプローチと呼ばれ、高度な数理的テクニックを用いてデータを解析するという意味で、広い意味での計算論的精神医学に含まれることがあります。

　例えば、現在の機械学習・AI技術の主流である深層学習を用いて診断補助システムを開発しようというようなタイプの研究は、データ駆動型の計算論的精神医学研究に含まれます。データ駆動型の計算論的精神医学研究は、機械学習・AI技術を専門とする研究者らの参入により精力的に試みられ、新たな発見への期待が寄せられています。しかし、データ駆動型のアプローチでは、精神障害における神経・認知・行動的観察の背景にあるプロセスを明示的にモデル化しないため、分類や予測などにおいて有用性が認められたとしても精神障害の原理的な理解にはつながらない可能性があります。また、洗練された機械学習・AI技術を用いて、これまで明らかになっていなかった事実が見出されるとしても、精神障害に関するさまざまな指標間の関係の探索、という意味では従来の生物学的精神医学研究の枠組みにとどまるとも考えられます（この限界を超えようとする新たな展開もありますが、本書では扱いません）。

　一方で、脳の情報処理過程を、ある種の"計算"ととらえて数式を用いてモデル化しようという試みが計算論的神経科学と呼ばれる領域においてなされてきました。その蓄積を活用し、精神障害をこの計算プロセスの変調として理解しようとする研究手法は「理論駆動型」アプローチと呼ばれます。理論駆動型の計算論的精神医学では、モデル化の抽象度と対象のレベルに応じて、さまざまな数理モデルが用いられます。代表的なものとして、単一ニューロン・シナプスレベルの神経組織の動態をモデル化する生物物理学的モデル、脳領域間の相互作用と認知・行動レベルをモデル化する発火率モデルのニューラルネットワーク、より抽象度の高いレベルの現象である知覚・意思決定・行動をモデル化する強化学習モデル、ベイズ推論モデルなどがあります。

3. 国内外動向と本書の位置づけ

計算論的精神医学の国際的な動向としては、2012年頃から認知・神経科学・精神医学の有力誌に次々と計算論的精神医学に関するレビューや特集記事が掲載され、2016年に"Computational Psychiatry"と題する書籍[1]が出版されたのを皮切りに複数の書籍の出版がなされています。また、NIMH、マックスプランク研究所・ロンドン大学など、複数の研究機関で計算論的精神医学を専門とする研究センター・部門が設立されていることからも、その注目度をうかがい知ることができます。2012年頃から、ロンドンとチューリッヒで毎年チュートリアルコースが開催されています。2023年からは、ロンドンのコースがComputational Psychiatry Conferenceとしてリニューアルし、領域が成熟してきていることがうかがい知れます。

国内でも同時期から散発的な試みが見られましたが、領域の活性化と人材育成を目指し、著者らは「計算論的精神医学コロキウム」と題する研究会を定期的に開催して、計算論的精神医学に興味をもつ研究者のネットワーク構築を進めてきました。また、2019年には、この分野により多くの優秀な研究者に参入してもらうために、研究手法のわかりやすい解説や普及を目的として、国内最初の計算論的精神医学の解説書[2]を出版しました。さらに、さまざまなバックグラウンドをもつ研究者の参画を促し、研究を加速するために、計算論的精神医学の論文を神経科学、精神医学、数理モデルの観点でタグ付けし、2次元マップ上でタグに沿って研究領域の状況を可視化するデータベース：CPSYMAP[3]も開発しています。そして2023年からは、入門者向けのチュートリアルコース：CPSY TOKYOを開催しています。その2回目となるCPSY TOKYO 2024では、入門者が実際にプログラムを動かして計算論的精神医学研究の基礎を体験するハンズオンセミナーを行いました。本書は、そこでの成果をもとに、課題・解説とサンプルコードを書籍としてまとめたものです。

4. 本書のスコープ、読者のためのロードマップ

本書は、入門者が実際に手を動かして、計算論的精神医学研究の基礎を体験できるように構成されています。したがって、本書の読者としては、プログラミングや数理モデリングの経験がほとんどなく、これから実際に計算論的精神医学の研究に取り組みたいと考えている精神医学、神経科学、心理学などの分野を専門とする研究者や医療関係者、あるいは大学院生などの初学者を対象としています。本書では、ブラウザ上でプログラムを記述・実行可能な環境として、GoogleのColab（正式名称「Colaboratory」）を利用します。**本書で紹介するプログラムコー**

ドへのリンクは、**本章の最後に記載しています。**Colab を利用した経験のない読者に向けて、第2章で Colab の導入を解説しています。

　本書では、計算論的精神医学で用いられる数理モデルをどのようにプログラムとして実装するのか、どのようにシミュレーション・データ解析をするのか、といった技術的な点に焦点をあてているため、理論的な背景については最低限の記載にとどめています。計算論的精神医学で用いられる数理モデルや理論のより詳しい解説や、研究の実際については、前述の計算論的精神医学の解説書[2]を参照されることをおすすめします。また、各トピックについての発展的な話題についてはそれぞれの章の末尾に記した文献などを参照してください。

　前述したように、計算論的精神医学には、データ駆動型と理論駆動型のアプローチがありますが、本書が扱う内容は、理論駆動型アプローチにフォーカスしています。脳の情報処理過程をモデル化した数理モデルは、「神経回路モデリング」と「行動モデリング」に大別することができます。神経回路モデリングとしては、生物物理学的モデルとニューラルネットワークモデルを扱い、行動モデリングとしては、強化学習モデルとベイズ推論モデルを扱います。

　各モデルの章は独立しており、興味のある箇所から個別に読むことができます。各章の前半では、正常の神経回路機能・認知機能のモデリングとプログラミングを解説し、後半で、精神医学研究にそれらのモデルがどのように活用されるのかの具体例が示されます。具体的には、計算論的精神医学で頻繁に用いられる研究方略として、神経回路モデリングでは、脳の情報処理過程における変調をシミュレートすることで精神障害の病態をモデル化しようとする「仮想障害シミュレーション」を中心に紹介します。行動モデリングでは、実際の行動データを数理モデルで再構成できるようにパラメータを推定することで、個人の潜在的認知・行動特徴を定量的に評価する「計算論的表現型同定」を中心に紹介します。

　それぞれのモデルの章では、計算論的精神医学でよく用いられている代表的なモデルを題材として取り上げました。しかし、その中にはある程度慣れてからでないと理解が容易ではないと思われる内容も含まれています。**そのような節の見出しには ** を付しているので、**はじめはその節は読み飛ばして、それ以外の節で紹介した内容に慣れてから精読するという読み方も可能です。また、理論的な背景についてはコラムに記した箇所もあります。まずは Colab でプログラムを動かし、モデルの動作を確認してから理論的な背景を理解するという読み方も効果的だと思います。なお、使用するプログラミング言語は、第3章「生物物理学的モデル」、第4章「ニューラルネットワークモデル」、第6章「ベイズ推論モデル」では Python、第5章「強化学習モデル」では R 言語となっていますので、ご注意ください。

　本書を通じて、読者の皆さんが計算論的精神医学で用いられる技術の基礎を理解し、研究の第一歩につながればと願っています。将来的には、精神医学における臨床的疑問に対する深い理解をもち、計算論的手法を活用する研究者が増えることで、計算論的精神医学の領域がより一層活性化していくことを期待しています。

参考文献

1) Redish AD and Gorden JA. Computational Psychiatry: New Perspectives on Mental Illness. MIT Press. 2016.
2) 国里愛彦 他．計算論的精神医学―情報処理過程から読み解く精神障害．勁草書房．2019．
3) Kato A et al. Computational Psychiatry Research Map (CPSYMAP): A New Database for Visualizing Research Papers. Front Psychiatry. 2020;11:1-9.

https://github.com/CPcolloquium/cp_programming_book

2章

Google Colaboratory 入門

1. Google Colaboratory について
2. Google Colaboratory の使い方
3. 発展的な内容

1. Google Colaboratory について

本章では Google Colaboratory（Colab）の使用方法を説明します。

本書を読み進めるにあたり必要となる最小限の使用方法については 2. Google Colaboratory の使い方 に記載しています。1.1 Google Colaboratory の利点 ならびに 3. 発展的な内容 は、必須の内容ではないため、各章の内容をすぐに実行したい方は読み飛ばしてください。

なお、本章の内容は 2025 年 2 月時点のものです。Colab の仕様は変更されている可能性があります。また、本書で解説する Colab の使い方は、本書を読み進める上で知っておいたほうが良い内容にとどめています。最新の情報や詳細な使い方は Colab の公式ページ（https://colab.research.google.com/）を確認してください。

1.1 Google Colaboratory の利点

本書では、計算論的精神医学を実践的に学ぶ上で Colab を利用します。Colab は、コンピュータ、ネットワーク環境、ブラウザ、Google アカウントが存在すれば、すぐに利用ができ、プログラミングや数理モデルに新しく入門する際に最適です。

具体的には、Colab には、

- 計算リソースを無償で利用可能
- 環境構築・インストール不要
- インタラクティブに実行可能

という利点が存在します。

まず、第一の「計算リソースを無償で利用可能」という点です。計算論的精神医学の分野では、数理モデルに基づき、コンピュータ上でシミュレーションや統計的な処理を行うことになります。コンピュータがプログラムを実行する際には、基本的な演算処理を担う中央演算装置（central processing unit: CPU）や並列的な演算を高速に行う GPU（graphics processing unit）、情報を一時的に保存するメモリなどの計算リソースが必要になります。シミュレーションで利用される計算リソースは家庭用コンピュータに搭載されている計算リソースと比較し、よりハイスペックなものが要求されます。Colab では、Google が提供する CPU や GPU などの計算リソースを無償で利用することができます。これらの計算リソースは、クラウド（ネットワーク）上に存在しており、ユーザは、自分自身が所有するコンピュータのスペックに左右されず、計算リソースを利用することが可能です。ただし、クラウドを前提としているため、インターネット環境がない場合には利用できません。また、使用時間やスペックに制限があります。

次に、プログラムを実行するためには、計算リソースだけではなく、それぞれのプログラミング言語（Python や R）の処理系やプログラムのコードを編集するエディタなどが必要になります。これらを、自分自身のコンピュータに準備・インストールすることは環境構築と呼ばれ

ます。この環境構築には、最新の情報がスムーズに入手できなかったり、コンピュータのOS（Operating System）の種類やバージョンに依存して手続きが変わったりするため、意外にも多くの時間がかかります。一方、Colabでは、プログラミング言語の処理系やエディタ機能が、Webサイト上のサービスとして提供されています。そのため、読者は、自身のコンピュータにソフトウェアを新しくインストールする必要はなく、ブラウザ（Google Chromeなど）を用いてWebサイトにアクセスするのみで利用可能です。

Colabでは、ノートブックと呼ばれるファイルを用いて、プログラムの実装・実行をします。ノートブックでは、セルという場所にプログラムを記述します（図2-1）。そして、このセルという単位でコードを実行し、その場で結果を見ることが可能です。このように、プログラムを書き、プログラムを実行し、結果を確認し、プログラムを修正する、という一連の流れをスムーズに行えるような点を強調して、Colabがインタラクティブであると言われます。インタラクティブにプログラムを実装・実行できると、可視化した結果をすぐに確認でき、実行結果に基づきエラーを取り除く作業（デバッグ作業）が容易に行えます。このような性質のために、インタラクティブな実行環境は初学者にとって、プログラミングに必要となるハードルを下げることが可能です。

本書ではこれらの特性を踏まえ、Colabを利用して計算論的精神医学を勉強します。本書で扱うプログラムは既にGitHubを通じてColab上に共有されています。そのため読者は、Colabにアクセスし、実装されたコードを確認し、順に実行するだけで手軽に進められる仕様になっています。

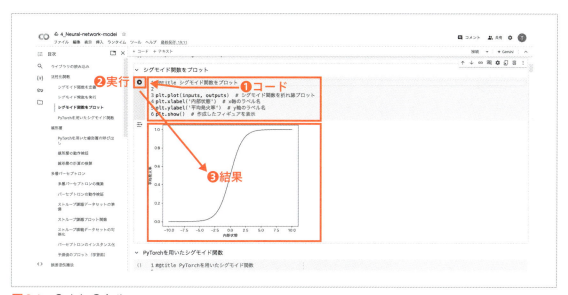

図2-1　Colabのセル

1. Google Colaboratoryについて　9

2. Google Colaboratory の使い方

2.1 準備

　本書で利用する Colab のコードは、GitHub レポジトリに用意しています。6 ページに記載したリンクから GitHub にアクセスしてください。それぞれの章の Colab バッジ（アイコン）をクリックすると、各章の Colab のページへと遷移します（図 2-2）。

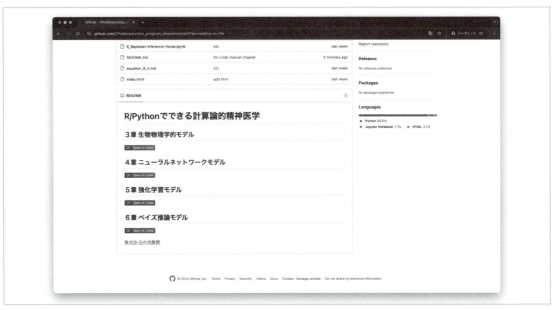

図 2-2　Colab ファイルへのアクセスは GitHub レポジトリから行う

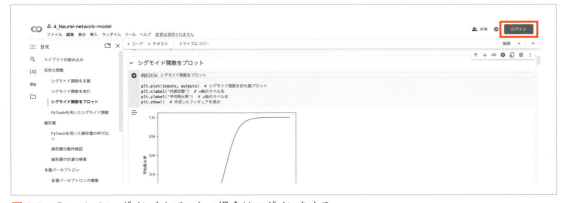

図 2-3　Google にログインをしていない場合はログインをする

10

コードを閲覧するだけであれば、アカウントの作成は必要ありませんが、コードを実行する場合にはログインが必要になります。もし、Googleアカウントがない場合はGoogleアカウントを作成してください。その後、Colab右上のボタンからログインを行ってください（図2-3）。

Colabを実行する前に、本書を読む上で必要となる設定を行います。まずは、セクション（目次）の表示です。図2-4のように、ページ左側のボタンを押すと目次が開きます。

次にコードセル内の行番号の表示です。画面右上の設定アイコン（歯車）を押すと、設定画面が開きます。設定画面の左側にある「エディタ」タブを開き、「行番号を表示」という欄にチェックマークを追加してください（図2-5）。

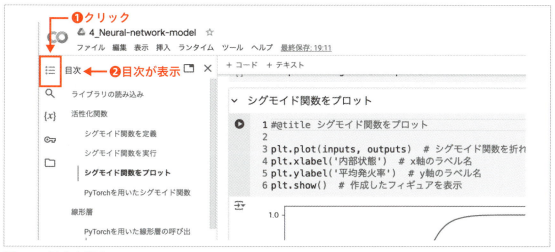

図2-4　目次を開く

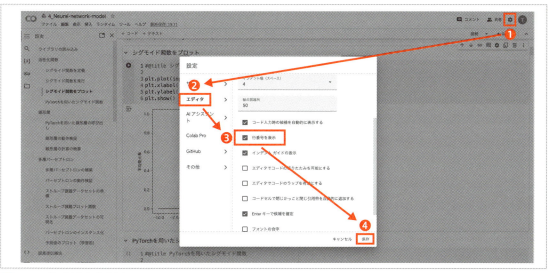

図2-5　行番号を表示させる

2. Google Colaboratoryの使い方　11

最後に「保存」ボタンを押します。

　PythonやRなど言語の切り替えには、画面上部の「ランタイム」から変更できます（図2-6、図2-7の①）。「ランタイム」のボタンを押すと「ランタイムのタイプを変更」という欄があります（図2-6の②）。そこを押すと表示される画面から「ランタイムのタイプ」を「Python3」や「R」に変更可能です（図2-7の③）。生物物理学的モデル、ニューラルネットワークモデル、ベイズ推論モデルではPython3を、強化学習モデルではRを利用します。最後に保存ボタンを押してください（図2-7の④）。

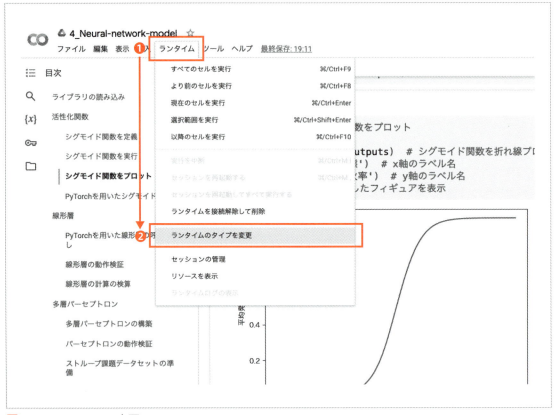

図2-6　ランタイムの変更

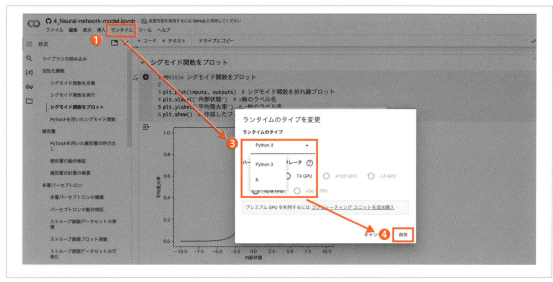

図2-7　ランタイムの変更（続き）

2.2　実行

　Colabには、コードセルと呼ばれる部分にプログラムを記載します。プログラムの実行も、セル単位で行います。マウスカーソルをセルの左側にある「[ ]」ボタンに合わせると、実行ボタンが表示されます（図2-8）。実行ボタンを押すと、コードセルに記載されたプログラムが実行

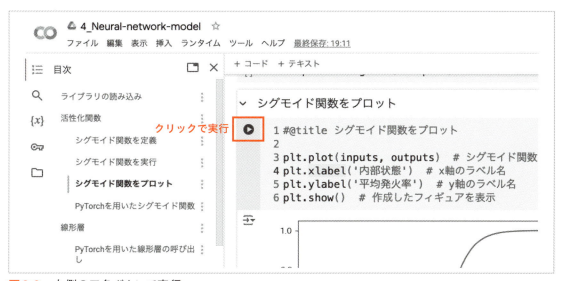

図2-8　左側の三角ボタンで実行

されます。

　なお、初めて開いた Colab のページを実行する際には警告が出ます（図 2-9）。この場合には「このまま実行」を選択してください。

　コードセルを実行すると、実行ボタンがぐるぐる回ります（図 2-10）。正常に実行できた場合には緑のチェックマークがつきます（図 2-11）。

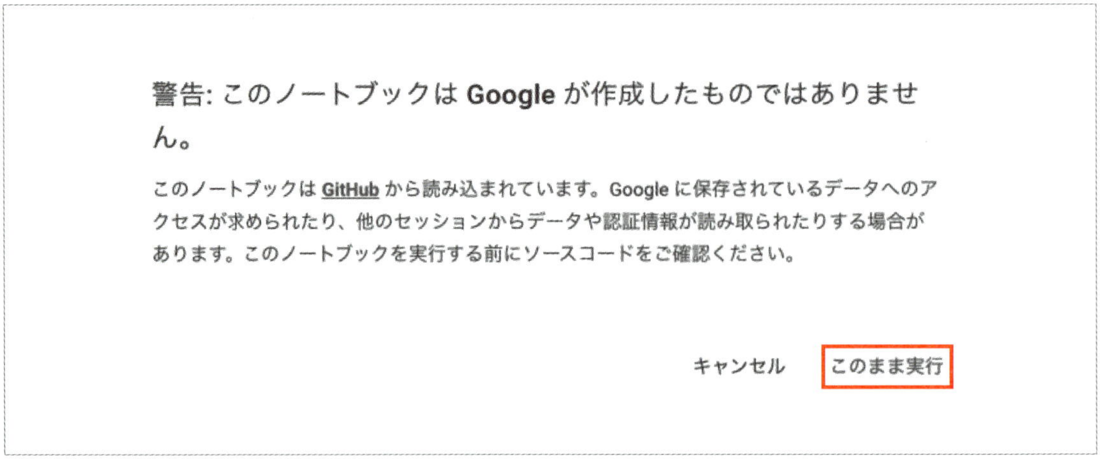

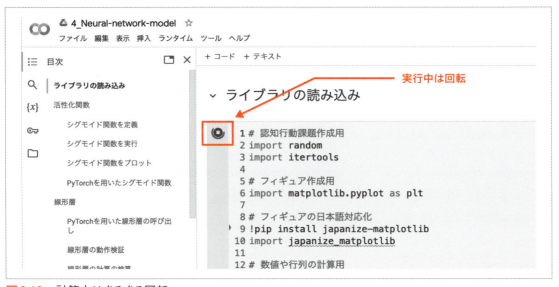

図 2-9　初回実行時の警告

図 2-10　計算中はぐるぐる回転

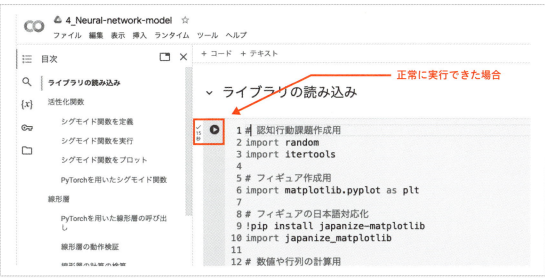

図 2-11 正常に実行できた場合には緑のチェックマークがつく

3. 発展的な内容

3.1 困ったときには......

　Colabでは、一定時間が経過するとランタイム接続が切断されてしまいます。ランタイム接続が切断されると、それまでに実行した結果も消去されるため、その場合には最初から実行をし直す必要があります。その際、セルを1つずつ実行するのではなく、全てのセルを実行することも可能です。画面上部の「ランタイム」から「すべてのセルを実行」を選択してください（**図2-12**）。

　コードを実行すると、変数の値が上書きされる場合があります。この際、意図せぬ値が変数に保存されると、エラーの原因になります。その場合には、実行された結果をリフレッシュし、一番はじめのセルから順に実行し直すことがオススメです。実行された結果をリフレッシュし更新された変数を消去するには、セッションを再起動することで可能です。画面上部「ランタイム」から「セッションを再起動する」を選択してください（**図2-13**）。なお、セッションの再起動は、Webページを更新（再読み込み）することでも可能です。

　コードを実行した結果、表示されるテキストや画像を削除することも可能です。画面上部「編集」から「出力をすべて消去」を選択してください（**図2-14**）。

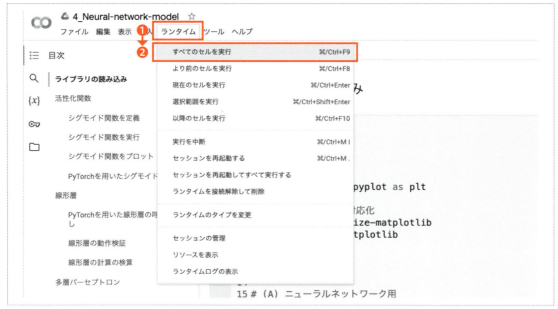

図2-12 すべてのセルを実行

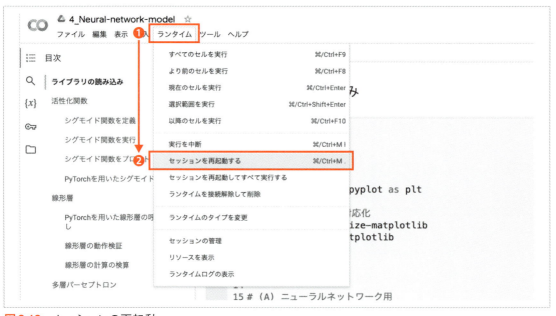

図2-13 セッションの再起動

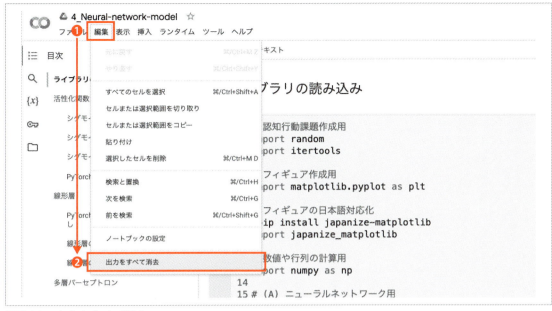

図 2-14　出力をすべて消去

3.2 セルの追加

　本書のコードを最低限実行・確認する際には上記で十分ですが、コードの理解を助ける応用的な使い方を紹介します。

　コードセルを追加する際には、画面上部にある「＋ コード」ボタンをクリックしてください（図2-15）。

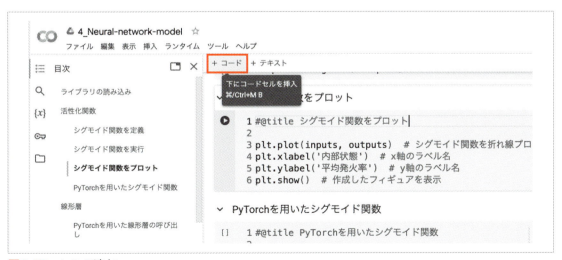

図 2-15　セルの追加

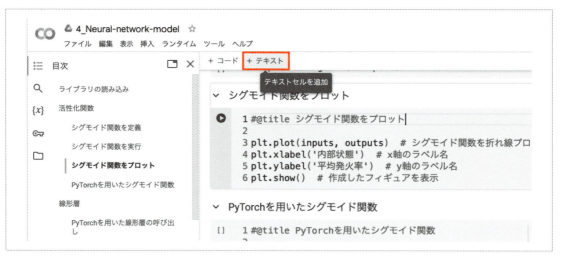

図 2-16　テキストセルの追加

　コードではなく文章を入力可能なテキストセルも追加できます。テキストセルを追加する際は、画面上部の「＋テキスト」ボタンをクリックしてください（図 2-16）。テキストセルは、メモ代わりに利用可能です。

　テキストセルには、マークダウン方式で文章を残すことが可能です。マークダウンの記載はマークダウンガイド（https://colab.research.google.com/notebooks/markdown_guide.ipynb）を参照ください。

3.3　役立つ機能

　自身でプログラムを書き実行すると、エラーが出たり意図せぬ動作をしたりする場合があります（図 2-17）。このような場合に、エラーを取り除き意図する動作へとプログラムを修正する作業を「デバッグ」と呼びます。Colab 上でデバッグ作業を行う際には、「変数インスペクタ」と「スクラッチコードセル」を利用すると便利です。変数インスペクタは、画面左側の「{x}」ボタンを押すと表示されます。変数インスペクタでは、変数に保存されている値や型を確認可能です（図 2-18）。エラーが起きた際に、その原因を突き詰めるために、それぞれの変数に保存されている値や型が意図したものかどうかを確認するために変数インスペクタを利用します。

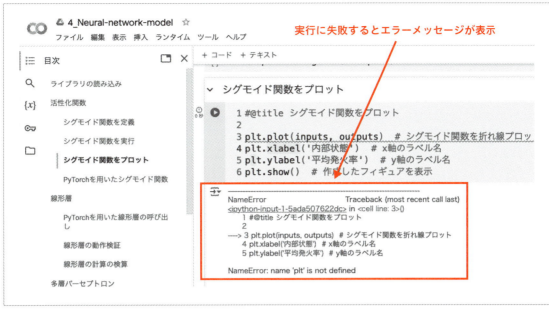

図2-17　Colabにおけるエラーの例

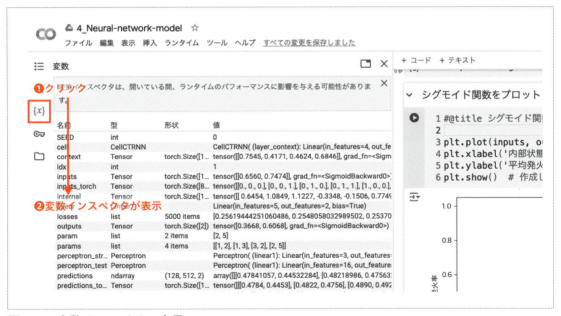

図2-18　変数インスペクタの表示

3. 発展的な内容　　19

デバッグを行う際にはスクラッチコードセルも便利です。スクラッチコードセルは、「挿入」から「スクラッチコードセル」をクリックすると表示できます（図2-19）。

スクラッチコードセルを編集し実行した結果は、本体の実装や実行には影響を与えません（図2-20）。

変数の詳細を確認するだけでなく、プログラムを変更・修正した場合の挙動をチェックすることもできます。そのため、デバッグに限らず、変数の値が変更された場合の挙動を確認する際にも、スクラッチコードセルは便利です。

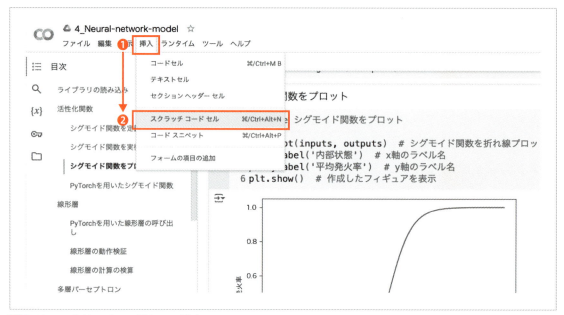

図2-19 スクラッチコードセルの追加

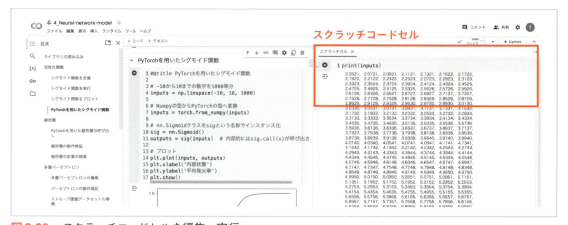

図2-20 スクラッチコードセルを編集・実行

3章

生物物理学的モデル

1. 生物物理学的モデルを体験してみよう
2. 膜電位とスパイクのモデル
3. イオンチャネルのモデル
4. NMDA受容体付き神経細胞
5. ワーキングメモリモデル

1. 生物物理学的モデルを体験してみよう

　本章では、Python を用いて生物物理学的モデルを学んでいきます。6ページに記載したリンクにアクセスして、Colab のコードを実行しつつ読んでください。

1.1　本章の目標

　本章では、「生物物理学的モデル」を用いて、神経細胞のモデル化や神経細胞が相互に接続したネットワークのシミュレーションを行います。精神障害の背後には、神経系における何らかの変化が存在すると考えられています。そのため、神経細胞や神経系の振る舞いを数理モデルとして表現したいという発想は自然です。神経細胞は、化学的物質の受け渡しや電気的伝導によってその情報処理を行っていると考えられています。そのため、神経細胞の特性は、物理学的理論や非線形力学のテクニックで定式化でき、このような手法を用いて神経細胞の電気化学的特性をモデル化するアプローチは、特に神経細胞の生物物理学と呼ばれます。

　生物物理学的モデルは、他のモデルと比較し脳のミクロな現象を再現できる点に特色があります。精神障害で明らかになりつつあるさまざまな生物学的知見を数式に取り込み、神経細胞の受容体や伝達物質といったレベルから、精神障害の脳の変調をモデル化できる可能性を秘めています。そのため、生物物理学的モデルは、精神障害の神経システムの動態のシミュレーションをスコープとしており、このようなシミュレーションを通じて病態仮説や薬物療法をはじめとした生物学的な治療への理論的検証や示唆ができる可能性があります。これは、他のモデルにはない生物物理学的モデルが計算論的精神医学において果たす意義だと考えられます。

　本章の目的は、神経細胞の受容体機能に変化が生じた際に認知機能が低下するという現象のシミュレーションを題材として、生物物理学的モデルを用いた計算論的精神医学研究の一連の流れを掴むことです。ただし、生物物理学的モデルを一から理解するためには、生物学・物理学・数学の高度な知識が必要となり、初学者にとって大きなハードルとなることが懸念されました。そこで、本章では、難易度の高い生物物理学的モデルに少しでも取り組みやすくなるように、理論や実装を飛ばし、先に生物物理学的モデルを用いたシミュレーションを体験できるようにしました。シミュレーションの背後にある数理モデルやプログラムの詳細は、本章第2節以降に譲ります。

　本節では、まず神経細胞に関する最小の基礎的知見を概観します。その後、今回の目標である「受容体機能の変化による認知機能低下シミュレーション」の設定を確認し、実際に生物物理学的モデルを用いたシミュレーションを体験してみましょう。

1.2 そもそも脳とは何だろう

思考や判断などの高次機能を担う脳は、複数の神経細胞（ニューロン）から構成されます（図3-1）。神経細胞は、大まかには樹状突起、細胞体、軸索に区分され、それぞれ情報の入力、統合、出力を担います。樹状突起は細胞体から複雑に多数分岐しています。軸索は、通常1本だけ細胞体から出て先端で枝分かれし、複数の神経細胞に出力します。ある神経細胞の軸索から別の神経細胞の樹状突起へと至る神経細胞間の連絡部分はシナプスと呼ばれます（図3-1）。シナプスにおいて、情報のやり取りを担う物質は神経伝達物質と呼ばれます。軸索のシナプス前終末部から神経伝達物質が放出され、シナプス後細胞の樹状突起上の受容体に神経伝達物質が結合することで、神経細胞間の連絡が行われます。

神経細胞内における情報処理の要は、細胞膜内における電気活動だと考えられています。神経細胞の内外を満たす液体中には、正や負の電荷を有したナトリウムイオンやカリウムイオン、塩化物イオンなどが含まれています。神経細胞の表面は、イオンを通さない脂質二重膜（細胞膜）とイオンを通すイオンチャネルで構成され

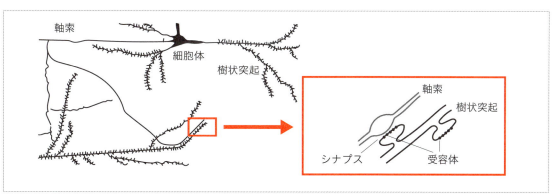

図3-1 神経細胞とシナプスの模式図（文献1、2を参考に作成）

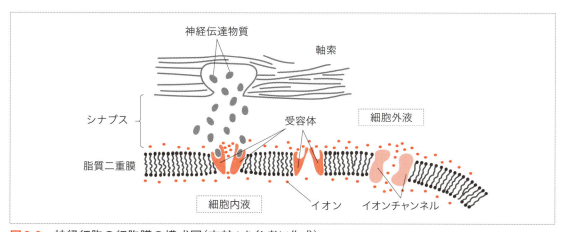

図3-2 神経細胞の細胞膜の模式図（文献1を参考に作成）

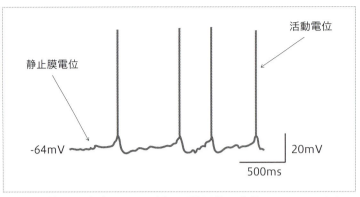

図3-3 神経細胞（マウスの脳）の膜電位の変化。-64 mV あたりでわずかに揺れながら維持されている状態と、一時的な活動電位が確認できます（文献1、3を参考に作成）

ています（図3-2）。イオンを通さない細胞膜（脂質二重膜）の表面にはナトリウムイオンやカリウムイオンなどのプラスイオン、塩化物イオンなどのマイナスイオンが互いに引き寄せられてとどまり、神経細胞の内外に電位差を生じさせます。この電位差は「膜電位」と呼ばれます。

神経細胞内の膜電位は、通常は細胞外より低く、ほぼ一定の値に保たれており、「静止膜電位」と呼ばれます（図3-3）。ところで、イオンチャネルはずっと開いているわけではなく、動的に開閉することがあります。例えば、他の神経細胞から放出された神経伝達物質を、シナプス後細胞の受容体が受け取ることで開くイオンチャネルが存在します。その結果、イオンチャネルを通じて、正や負の電荷を有したイオンが移動し、神経細胞内外の各イオンの濃度ひいては膜電位が変化します。この際、いくつかの入力がタイミングよく重なった場合には、膜電位が一時的に大きく正に振れます（活動電位やスパイク、発火と呼ばれます）。神経細胞の膜電位が活動電位に達すると、その神経細胞自体が興奮して神経伝達物質を放出し、他の神経細胞への出力を行います。このように、神経細胞の相互作用には活動電位が重要であり、脳内の情報のキャリアは神経細胞の活動電位であると考えられています。

これから体験する認知機能低下シミュレーションでは、神経細胞に存在する受容体機能を変化させることで、情報の伝達を行う神経細胞の電活気動にどのような変化が見受けられるのかを検討するものです。

1.3　受容体機能の変化によるワーキングメモリ障害

1.3.1　ワーキングメモリ

本章のシミュレーションでは、認知機能としてワーキングメモリを取り上げます。ワーキングメモリとは、視覚や聴覚などを通じて得られた知覚情報を一時的に保持し、それに対して操作を行う認知機能のことです。こ

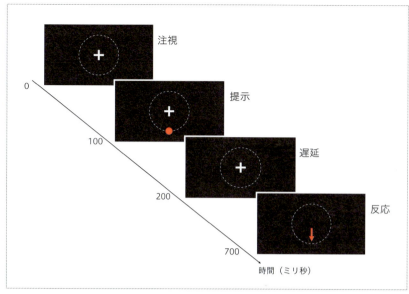

図3-4 ワーキングメモリ課題

のワーキングメモリは、計算や思考、会話といった、より高次な認知機能の基礎であると考えられており、動物研究からヒトを対象にした脳画像研究まで、さまざまなドメインにおいて精力的に研究されています。いくつかの精神障害において、ワーキングメモリの機能が低下していることが知られており、精神医学研究においてワーキングメモリは重要なトピックです。

ワーキングメモリを測定する検査方法の一つとして、遅延反応課題（delayed-response paradigm）が挙げられます（図3-4）。この課題ではまず、円周上に刺激（キュー）が数秒の間だけ提示されたのち、刺激は消失します。実験参加者は、刺激の位置を記憶しておき、刺激の提示された方向を視線やボタンで正しく反応する必要があります。最初に提示された位置を記憶し、正しく反応できた場合にワーキングメモリ機能が高いと考えられます。

これまで、いくつかの実験結果から、神経細胞群の発火維持がワーキングメモリと関与することが報告されてきました。このような知見に基づいて、生物物理学的モデルを用いた研究では、神経細胞の持続発火をワーキングメモリと見立てた上で、ワーキングメモリ機能の神経基盤が検討されてきました。特に、統合失調症において、ワーキングメモリの低下と前頭前野でのドーパミン濃度[1]の減少が関連するという知見が報告されたことが引き金となり、生物物理学的モデルを用いてワーキングメモリ課題のパフォーマンスの低下と神経伝達物質の機能変化との関連が検討されてきました。本節では、生物物理学的モデルを用いて、ワーキングメモリ機能を再現したシンプルな神経回路モデルを構

---

[1] ドーパミンは神経伝達物質の一種です。

築します。そして、この神経回路に対して、受容体機能の変化を模した仮想障害を設定することで、神経細胞間における情報伝達の変調を引き起こし、ワーキングメモリ課題の遂行に何らかの異変が生じることを再現します。

1.3.2 仮想障害シミュレーション

神経回路にワーキングメモリを単純化した課題を遂行させるにあたり、シミュレーションの設定を確認します（図3-5）。

ある位置からの刺激は、対応する神経細胞の発火を引き起こし、刺激入力があった神経細胞は数秒間発火を維持することが求められます。神経細胞は円周上に配置され、回路を構成するとします。この回路の空間的な配置が、実際の視空間上の配置に対応すると考え、神経細胞はキュー電流（刺激）の入力があった位置を数秒間維持することが求められます。刺激時間はわずかですが、刺激が消失した後も持続して発火ができていればワーキングメモリ課題は成功、持続発火が失敗すればワーキングメモリ課題ができなかったと判定します。

生物物理学的モデルでは、神経生理学をはじめとした実験的研究の知見を利用し、実際の神経細胞の生理学的・生物学的現象をできる限り精度良く近似することが試みられてきました。このような生物物理学的モデルで精神障害のモデルを作成する際には、神経生理学の知見として知られていることを、モデル上の変数の値の変化として対応させます。詳細は本章5節に譲るとして、まずは導入としてNMDA型グルタミン酸受容体に注目してみましょう。NMDA型グルタミン酸受容体は、チャネルが開くことでシナプス後細胞が興奮することに寄与し、そのチャネルは相対的にゆっくりと開閉する性質があります。この受容体機能が変化することで、ワーキングメモリ機能にどのような影響がみられるか、シミュレーションを通じて確認してみましょう。

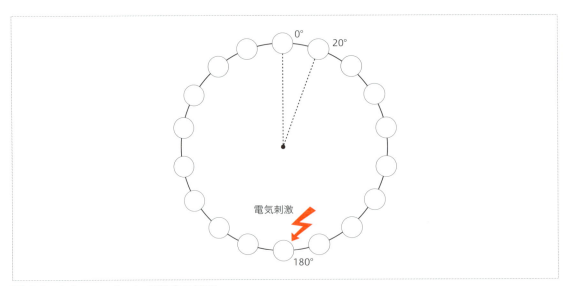

図3-5 シミュレーションの設定の概要

1.4 シミュレーションをしてみよう！

では、いよいよワーキングメモリ課題のシミュレーションに取り組んでみましょう。

1.4.1 ライブラリの準備

プログラミングの準備として、まずは Python ライブラリのインポートをしましょう。日本語の文字を描画する際には `matplotlib_fontja` ライブラリが必要ですが、Colab にはデフォルトでは存在しません。`matplotlib_fontja` をインストールし、ライブラリをインポートします。

```
# フィギュアの日本語対応化
!pip3 install matplotlib_fontja  # Colab 上にインストール
import matplotlib_fontja
```

併せて、Colab に記載されている以下のコードも実行してください。

```
# GitHub レポジトリから Python ファイルをダウンロード
!wget https://github.com/CPcolloquium/cp_programming_book/raw/main/3_Biophysical-model/src/BiophysicalModelSimulator.py
!wget https://github.com/CPcolloquium/cp_programming_book/raw/main/3_Biophysical-model/src/Visualizer.py

# Colab 上に src ディレクトリを作成
!mkdir src

# ダウンロードした Python ファイルを src ディレクトリに移動
!mv BiophysicalModelSimulator.py Visualizer.py src/

# シミュレーション用の関数などのライブラリを読み込む
import src.BiophysicalModelSimulator as bms

# 可視化用の関数などのライブラリを読み込む
import src.Visualizer as vis
```

本章のシミュレーションでは、Colabだけでなく GitHub レポジトリ上に存在する2つの Python ファイルを利用します。一つ目の `BiophysicalModelSimulator.py` はシミュレーション用の関数や定数を含んでいます。一方で、`Visualizer.py` は、シミュレーションの結果をプロットする関数を定義しています。上記のコードでは、GitHub レポジトリからこれら2つの Python ファイルをダウンロードし、それぞれ `bms`、`vis` という名前でインポートしています。これにより、GitHub 上のレポジトリに存在する Python ファイルの関数を Colab 上で実行することが可能になりました。このようにすることで、実装の詳細に一旦は深く立ち入らずに、シミュレーションを体験できるようにしています。

1.4.2 正常機能の場合

まずは、モデルに何らかの異変を仮定していない正常状態で、ワーキングメモリモデルの実行と可視化を行います。

ワーキングメモリ課題を遂行する神経回路として、円周上のある位置に配置された90個の神経細胞の回路をモデル化します。このような神経回路モデルのアーキテクチャを指定する必要がありますが、そのための関数 `generate_network_architecture()` を用意しましたので、それを実行してください。

```
# 神経回路のアーキテクチャを構築
architecture = bms.generate_network_architecture(num_unit=90)
```

神経回路のアーキテクチャは `plot_network()` 関数を使うことで可視化できます（図3-6）。

```
# 神経回路のアーキテクチャを可視化
vis.plot_network(architecture=architecture)
```

図3-6において、神経細胞は赤線の丸や三角形で表示されています。ワーキングメモリモデルでは、三角形で示される興奮性神経細胞（錐体細胞）と、丸印で示される抑制性神経細胞が存在します。興奮性神経細胞は活性化すると、接続先のシナプス後細胞の興奮に寄与します。一方、抑制性神経細胞が活性化すると、シナプス後細胞の非活性化に寄与します。図3-6からもわかる通り、四角形で囲まれた4つの興奮性神経細胞と1つの抑制性神経細胞は、1つの群を形成しており、カラムと呼ばれます。カラム右下の数字は神経細胞が存在する位置（角度）です。180度のところに存在する赤く塗りつぶされた興奮性神経細胞は、キュー電流の注入対象となっています。神経細胞と神経細胞の間にうっすらと見える線が、神経細胞間の結合強度を反映しています。結合強度は、同じカラム内や近隣のカラム間など、距離が近いほど結合が強くなるように設定されています。

ワーキングメモリ課題を実行するための関数は `simulate_working_memory()` です。この関数は、シミュレーションを行う評価時

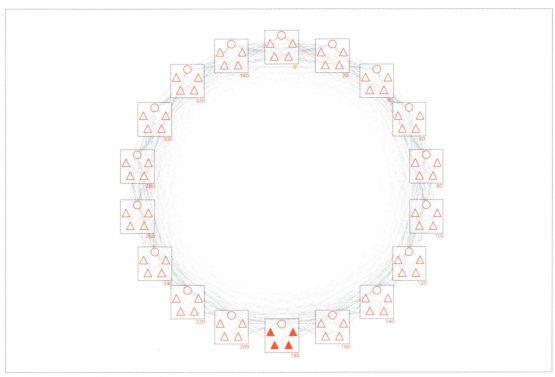

図 3-6　ワーキングメモリモデルのアーキテクチャ

刻 t_eval、ネットワークのアーキテクチャ architecture、仮想障害の設定値 dysfuncs_nmda を受け取ります。t_eval の生成には generate_t_eval() 関数が使えます。

```
# 評価時間を定める
t_eval = bms.generate_t_eval(t_max=700)
```

コードでは、最大時刻 t_max を 700 に設定し t_eval を作成しました。評価時間 t_eval には 0.0,0.1,0.2,0.3,…,700.0 のように、シミュレーションの対象となる時刻が全て保存されています。その後、simulate_working_memory() を実行します。この際、引数に dysfuncs_nmda=1.0 を指定すると、受容体機能の変化を想定しない設定になります。実行には 1 分ほど時間がかかります。

```
# シミュレーションを実行
results = bms.simulate_working_memory(
    t_eval=t_eval,
```

```
        architecture=architecture,
        dysfuncs_nmda=1.0,
)
```

シミュレーションの結果は、辞書型変数 results に保存されており、スパイクの履歴は results['spikes'] と記載することでアクセスできます。結果を可視化してみましょう。

```
# ラスタグラムを表示
vis.plot_raster(
    spikes=results['spikes'][:, architecture['set_exc']],  # 興奮性のみ抽出
    t_eval=t_eval,
    time_span=(100, 200),  # 100, 200ミリ秒に縦線を表示する
)
```

可視化には、神経細胞集団の発火を観察する際によく利用されるラスタグラムを使います。ラスタグラムは、横軸に時間を割り当て、縦軸に神経細胞を並べ、該当の神経細胞が発火した場合に黒点を打ちます。解説は割愛しますが、plot_raster() という名前でラスタ

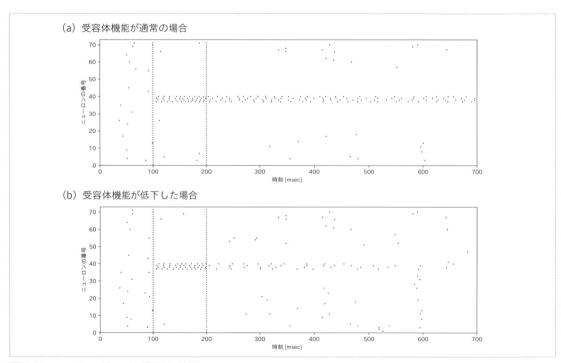

図3-7　ワーキングメモリ課題の結果

グラムを作成する関数を実装しました。引数 spikes, t_eval には、シミュレーションの結果 results['spikes'] と評価時間 t_eval をそれぞれ与えます。また、キュー電流を流した時刻が100から200ミリ秒までであることがわかりやすいように、100ミリ秒と200ミリ秒に縦線を表示させます。プロットの結果、図3-7(a)のような図が得られます。

電流の注入を200ミリ秒で止めたにもかかわらず、200ミリ秒以降も持続して発火していることが確認できました。持続発火している神経細胞も、キュー電流を流した箇所に一致します（ちょうど真ん中の37番から40番の神経細胞が180度にあたります）。このような場合、ワーキングメモリ課題に成功したと判断できます。

1.4.3　NMDA受容体の機能低下

今回の神経回路モデルには、相互に接続した神経細胞の中で、シナプス後細胞の興奮に関わる興奮性神経細胞と、シナプス後細胞の抑制に関与する抑制性神経細胞が存在します。ワーキングメモリのような持続発火を維持する上で、神経細胞群における興奮と抑制のバランスが重要だと考えられます。例えば、抑制と比較し興奮の影響が強い場合には、神経細胞の発火は拡散し、刺激を与えた部位以外でも発火してしまいます。一方で、興奮と比較し抑制性の影響が強い場合には、発火を維持できず途中で発火が消失してしまいます。このような状況下で、イオンチャネルがゆっくりと閉じ、神経細胞の興奮に関与するという特性をもつNMDA受容体の機能が低下した場合、神経細胞集団の持続発火はどのように振る舞うでしょうか。

ここでは、NMDA受容体の機能を低下させるために、dysfuncs_nmda=0.7と設定し、シミュレーションを実行してみます。

```python
# シミュレーションを実行
results = bms.simulate_working_memory(
    t_eval=t_eval,
    architecture=architecture,
    dysfuncs_nmda=0.7,
)

# ラスタグラムを表示
vis.plot_raster(
    spikes=results['spikes'][:, architecture['set_exc']],  # 興奮性のみ抽出
    t_eval=t_eval,
    time_span=(100, 200),  # 100，200ミリ秒に縦線を表示する
)
```

シミュレーションの結果、**図3-7（b）**のように、持続発火が途中で途切れることがわかりました。つまり、NMDA受容体の機能を低下させると、ワーキングメモリ機能が低下するということがシミュレーションできました。

今回シミュレーションされたワーキングメモリの機能低下の背後には、NMDA受容体が有する「シナプス後細胞の興奮に関わる」「イオンチャネルの開閉はゆっくりである」といった特性が影響していると考えられます。NMDA受容体の機能により、イオンチャネルが開くことで通常は神経細胞は興奮状態に移行します。しかし、NMDA受容体の機能が低下することで、シナプス前細胞に応じてシナプス後細胞が興奮する可能性が下がってしまいます。また、もしNMDA受容体の機能が正常であれば、一度発火した神経細胞は、チャネルが閉じるまでの間、興奮しやすい状態が長く続きます。しかし、受容体機能が低下したため、チャネルが開いている状態が短くなってしまいます。これらの要因の結果、回路全体では、神経細胞の抑制が興奮よりも相対的に強くなり、発火を維持することができなくなったと考えられます。

1.5 本章の構成について

ここから先は、前節までに体験したワーキングメモリの仮想障害シミュレーションの仕組みを理解するための各論です。

本章では、最終目標であるワーキングメモリモデルを理解するまでの道のりを段階的に進めるように設計しました（**表3-1**）。まず、生物物理学的モデルの基礎である積分発火モデルを通じて、神経細胞の「膜電位」の変化をモデル化します。次に、重みづけ係数を表現した行列を用いて積分発火モデルを結合させることで、単純な神経回路の構築の仕方を学びます。こちらの神経回路モデルは、紙幅の都合上本文には掲載しませんでしたので、Colab上の**補足：積分発火モデルを用いた神経回路の設計**をご確認く

表3-1　生物物理学的モデルを用いてワーキングメモリとその仮想障害をシミュレーションするまでの道のり

モデル	理解の目標
膜電位とスパイク	積分発火モデルを用いて膜電位の変化を定式化する
積分発火モデルを用いた神経回路	重みづけ係数を導入して神経回路を構築する（Colabのみ）
イオンチャネル	コンダクタンスを導入してイオンチャネルをモデル化する
NMDA受容体付き神経細胞	時定数などのパラメータにより異なる受容体機能を実装する
ワーキングメモリ	これまでの知見を総合し持続発火可能な神経回路を構築する

ださい。また、神経細胞のイオンチャネルや受容体の機能を「コンダクタンス」を用いて数理モデル化し、その値が動的に変化するモデルについて理解を深めます。実際にNMDA型受容体を例として、イオンチャネルを装備した神経細胞のモデリングを行います。最後に、冒頭で実演を行ったワーキングメモリモデルの解説を行います。ワーキングメモリモデルは、「積分発火モデル」「重みづけ係数」「コンダクタンス」といった要素を総括したコンテンツになっています。受容体機能の変調をコンダクタンスモデルの変化として定式化し、受容体の機能変化がワーキングメモリ課題の遂行に影響を及ぼすことを改めて確認します。

　2節以降を読み進めるにあたり、いくつか補足があります。第一に、本章の読み方についてです。本章では、それぞれのモデルごとに「シミュレーションをしてみよう！」「理論編」「実装編」という順序で紹介されていますが、この順序を守る必要はありません。生物物理学的モデルは、数理理論やプログラムが複雑であるため、読み飛ばしや拾い読みをすることも重要です。例えば、全くの初学者で生物物理学的モデルの雰囲気を味わえれば十分な読者は、「理論編」や「実装編」は飛ばし、一通り最後までコードを動かしシミュレーションを行うのが良いでしょう。

また、理解をじっくりと試みる読者であっても数式が苦手であれば、「実装編」を確認した上で「理論編」を読み込むのもオススメです。

　二つ目の補足は、本文中に記載されたプログラムコードに関することです。「シミュレーションをしてみよう！」のセクションで掲載されているコードは、シミュレーションを実行する上で必要となる最小限のコードになっており、Colabに掲載されているものと対応しています。一方、「実装編」のセクションで説明されているコードは、先ほどダウンロードを行った2つのPythonファイル（BiophysicalModelSimulator.pyとVisualizer.py）に掲載されています。シミュレーションの体験を超え、実装の詳細を確認したい方は、これらのPythonファイルを開き、中身を確認する必要があります。また、BiophysicalModelSimulator.pyでは、シミュレーションで必要となる関数だけでなく、各変数の定数値の宣言も行っています。本文中やコードで、変数の値を明確化していないもの（全て大文字で表記されています）については、BiophysicalModelSimulator.pyを開き、その値を確認してください。また、Colab上の可視化関数のコードは仮想障害シミュレーションにおいて本質的ではないため、解説は割愛しました。Visualizer.pyにコメントを付けていますので、そちらを参照ください。

2. 膜電位とスパイクのモデル

2.1 シミュレーションをしてみよう！

ここでは、神経系における情報処理の要である活動電位のモデル化を行います。神経細胞の電位特性の変化を表現したシンプルなモデルとして、積分発火モデル (integrate-and-fire モデル) があります。このモデルは、静止膜電位や活動電位の近似モデルとして応用範囲が広く、理論的にも比較的単純という特徴があり、生物物理学的モデルの基礎を学ぶ上で非常に有益です。

神経細胞の膜電位の変化 (図 3-3) を簡略化し、今回は、以下のような膜電位の変化を積分発火モデルによって表現してみます (図 3-8)。

1. 膜電位はほぼ一定で平衡した状態 (静止膜電位)
2. 電流が流入することで徐々に膜電位が上がる (静止膜電位付近)
3. 膜電位が発火閾値を超えた場合、スパイクが生じる (活動電位)
4. スパイクの後、膜電位は急激に低下し、しばらく発火しない (不応期)
5. 膜電位が平衡した状態に戻る (静止膜電位)

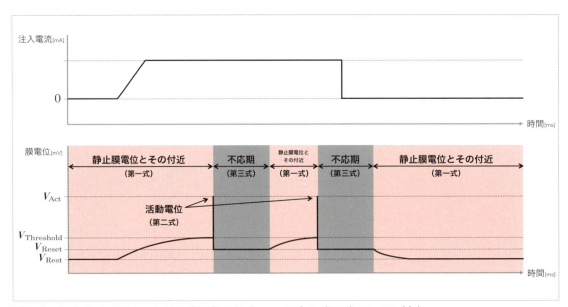

図 3-8 積分発火モデルにおける膜電位の概念図。図中の式は式 (3-1) に対応

では、さっそく積分発火モデルのシミュレーションをしてみましょう。

積分発火モデルをシミュレーションする関数 simulate_lif() は、引数に評価時間 t_eval に加えて、注入電流の最大値 current_max をとります。ここでは、積分発火モデルによって記述される神経細胞に対して、注入する電流の強さを変えた場合に、スパイクがどのように変化するのかを可視化してみます。先ほどと同様に、評価時間のリスト t_eval を作成し、シミュレーションを実行し、可視化を行います。まずは、電流の最大値が20.0（current_max=20.0）の場合です。

```
# 評価時間を設定
t_eval = bms.generate_t_eval(t_max=120)

# 積分発火モデルのシミュレーションを実行
results = bms.simulate_lif(
    t_eval=t_eval,
    current_max=20.0,
)

# シミュレーション結果の可視化
vis.plot_current_and_potential(
    t_eval=t_eval,
    current=results['current'],
    potential=results['potential'],
    title='積分発火モデル',
)
```

可視化関数 plot_current_and_potential() は、評価時刻 t_eval、電流 current、膜電位 potential の時系列、ならびにフィギュアのタイトル title を引数にとります。実行すると、引数として与えた電流と膜電位を同時にプロットします。このコードを実行した結果、図3-9 が表示されます。

図3-9 に示された電流と膜電位の変化について考察してみましょう。時刻30から60ミリ秒までは、電流が徐々に大きくなります。それに伴い、微小ではありますが膜電位の値が上昇していることが確認できます。そして45ミリ秒あたりで、膜電位が急上昇し、スパイクが観察されました。その後わずか（2ミリ秒ほど）の間は膜電位は一定となり発火しません。しかしまたしばらくすると、膜電位が上がりスパイクが生じ、再び膜電位が一定になります。注入電流が止まる90ミリ秒付近まではこのような挙動が繰り返し観察されます。このように積分発火モデルを用いることで、本来の膜電位で観察され

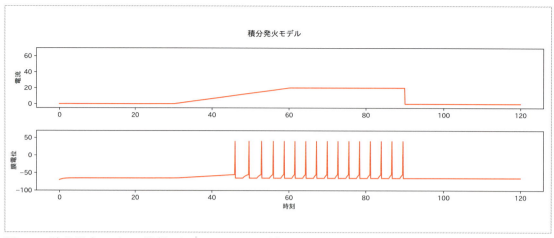

図3-9 積分発火モデルの数値シミュレーションの結果

る静止膜電位や活動電位、不応期を表現できることがわかります。

同様にして、電流を弱めた場合（current_max=10.0）や強めた場合（current_max=60.0）をプロットしてみましょう。ここでは、for文を使うことで繰り返し処理を簡便化しています。

```
# for文を用いてさまざまな設定でシミュレーションを行う
power_list = [10.0, 60.0]
for power in power_list:
    # 積分発火モデルのシミュレーションを実行
    results = bms.simulate_lif(
        t_eval=t_eval,
        current_max=power,
    )
    # 可視化
    vis.plot_current_and_potential(
        t_eval=t_eval,
        current=results['current'],
        potential=results['potential'],
        title='積分発火モデル（電流：{}）'.format(power),
    )
```

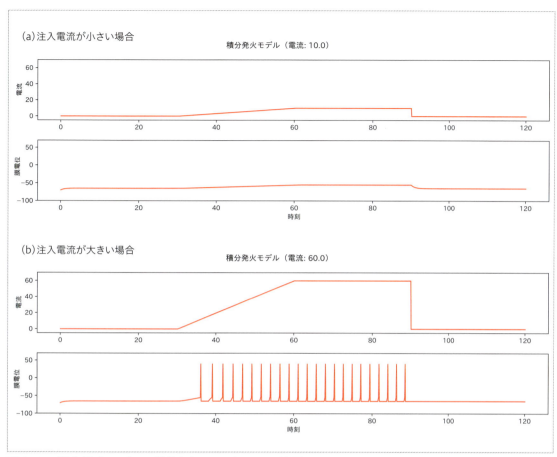

図3-10 積分発火モデルの数値シミュレーションの結果

　電流が弱い場合には、スパイクが一切生じないことがわかります（図3-10 (a)）。一方、電流が大きい場合には、スパイクがより早くよりたくさん生じていることがわかります（図3-10 (b)）。

　積分発火モデルは、膜電位や活動電位を簡便に記述して計算効率の高さを重要視したモデルと言えます。すなわち、いつ、どのくらいの頻度で活動電位が生じるのかを重要視し、それ以外、例えば、活動電位の形を決める方程式を省略したり、閾値や不応期時間の固定などをします。そのために、より細かい膜電位の振る舞いを表現する場合は工夫が必要になります。

2.2　理論編

　ここからは、数式を用いて積分発火モデルを掘り下げてみましょう。積分発火モデルでは、時刻 t における膜電位 $v(t)$ を以下の数式で記述します。

$$
\begin{aligned}
C\frac{dv(t)}{dt} &= -g_{\text{Rest}}(v(t) - E_{\text{Rest}}) + I_{\text{Ext}}(t) \\
& \quad (\text{if } v(t) < V_{\text{Threshold}}) \\
v(t) &= V_{\text{Act}} \\
& \quad (\text{if } v(t) \geq V_{\text{Threshold}}) \\
v(t) &= V_{\text{Reset}} \\
& \quad (\text{if } v(t') = V_{\text{Act}} \ \& \ t' < t \leq t' + t_{\text{Ref}}) \\
v(0) &= V_{\text{Init}}
\end{aligned}
\tag{3-1}
$$

　第一式は、膜電位 $v(t)$ が閾値 $V_{\text{Threshold}}$ を超えない場合の膜電位の数式であり、静止膜電位付近での膜電位の変化を表します（図3-8 の淡赤色背景部分）。第二式は、膜電位が活動電位に跳ね上がるダイナミクスを表現するものです。膜電位 $v(t)$ が閾値 $V_{\text{Threshold}}$ を超えた場合に、膜電位 $v(t)$ を活動電位 V_{Act} に固定します。このように、積分発火モデルでは明示的に閾値 $V_{\text{Threshold}}$ を導入することで、活動電位のモデル化を行います。第三式は、発火後の不応期の挙動を表現しています（図3-8 の灰色背景部分）。t_{Ref} は不応期の時間、V_{Reset} は不応期における電位の値（リセット電位）を示します。この第三式では、発火した時刻を t' と置き、もし現在の時刻 t が、t' から $t' + t_{\text{Ref}}$ の間の場合は、リセット電位 V_{Reset} に維持されるとしています。なお、式 (3-1) の条件部分は互いに両立し得るため、厳密ではありません。正確な条件については、実装をご確認ください。

　静止膜電位付近における膜電位の変化を表現する第一式を掘り下げてみましょう。左辺は、膜電位 $v(t)$ の時間 t による微分になっています。ですので、右辺は $v(t)$ が微小時間 dt だけ変化した際の変化量を表現しています。話を単純化するため、$I_{\text{Ext}}(t) = 0$ として右辺第一項の影響を分析しましょう。右辺に含まれる E_{Rest} は、神経細胞の内外におけるイオン濃度や電荷のアンバランスを解消した際に収束する値であり、平衡電位（もしくは起電力）と呼ばれます。右辺第一項は、現在の膜電位 $v(t)$ と平衡電位 E_{Rest} との差分に $-g_{\text{Rest}}$ を乗じたものになります（ただし $g_{\text{Rest}} > 0$）。もし、$v(t) > E_{\text{Rest}}$ の場合には右辺第一項は負の値となるため、$v(t)$ の変化量は下がる方に向かいます。一方、$v(t) < E_{\text{Rest}}$ の場合には右辺第一項が正の値となるため、$v(t)$ の変化量は上がる方向に向かいます。これらの考察からも確認ができるように、第一項は、$v(t)$ を平衡電位 E_{Rest} へと向かわせる力になります。

　第一式における g_{Rest} はコンダクタンスと呼ばれ、電荷の通り道であるイオンチャネルの開き具合に相当します。コンダクタンスは電気回路における抵抗の逆数に相当します（詳細は Colab 上の 補足：神経細胞と電気回路 を参照ください）。コンダクタンス g_{Rest} は、膜電位 $v(t)$ と平衡電位 E_{Rest} との差分を乗じるため、電位の変化量を加速させることになります。そのため、起電力によって駆動されたイオンは、コンダクタンス g_{Rest} によってどの程度スムーズに動けるかどうかが決まると考えられます。一方、右辺第二項は、外部からの流入電流 $I_{\text{Ext}}(t)$ であり、外部電流による電位変化を表現するものと理解できます。以上を整理すると、第一式では、静止膜電位付近における電位

変化が、平衡電位に引き戻す力（右辺第一項）と、外部電流により膜電位を引き上げる力（右辺第二項）とのバランスとして表現されていると考えられます。

　第四式は、膜電位の時刻 $t = 0$ における値で、V_{Init} は初期値と呼ばれます。微分方程式を用いてダイナミクスを表現する場合、微分方程式は時間に応じた変化量の情報のみを有するため、ある時刻の値を具体的に1つ定めなければ、そのダイナミクスを固定できません。

　実際に積分発火モデルをプログラミングし数値計算する際には、プログラミングが非常に困難である連続時間の微分方程式（第一式）を離散時間で近似する必要があります。今回は、離散時間にするための計算法の1つであるオイラー法を微分方程式に適用し、少し粗めの時間幅（ステップ幅とも呼ばれます）Δt における膜電位 $v(t)$ の変化量を考えることにします。オイラー法の結果、第一式は以下の更新式（漸化式）に置き換わります。

$$
\begin{aligned}
v(t + \Delta t) &\sim v(t) + \Delta t \frac{dv(t)}{dt} \\
&= v(t) + \Delta t \left(-g_{\text{Rest}}(v(t) - E_{\text{Rest}}) + I_{\text{Ext}}(t) \right)
\end{aligned}
\tag{3-2}
$$

　この式を用いることで、現時刻 t の膜電位 $v(t)$ から、次の時刻 $t + \Delta t$ の膜電位 $v(t + \Delta t)$ へと更新ができます。この更新を $t = 0$ から順に繰り返すことで、全ての時刻にわたる計算が可能となります。なお、微分方程式の数値計算の詳細は本書の領分を超えますが、**コラム：微分方程式と数値計算**にて簡単に解説しましたので、そちらを参照ください。

COLUMN

微分方程式と数値計算

　オイラー法の計算過程について補足します。オイラー法は、微分方程式 $\frac{dy(t)}{dt} = f(t, y)$ が与えられた際に、時刻 t から時刻 $t + \Delta t$ における状態 y の変化量を $\Delta t f(t, y)$ とみなす方略です。なお、ここでの $y(t)$ は膜電位に限らない一般的な変量を表します。

　オイラー法の計算では、状態 y の変化量 $\Delta y(t)$ と、時刻 t の変化量 Δt との比 $\frac{\Delta y(t)}{\Delta t}$ が、

$$
\frac{\Delta y(t)}{\Delta t} \simeq \frac{dy(t)}{dt} = f(t, y)
$$

と、微分 $\frac{dy(t)}{dt}$ で近似できるとしています。

　本来であれば、微分は $\frac{\Delta y(t)}{\Delta t}$ について $\Delta t \to 0$ の極限を考えますが、極限ではなく微小な時間幅 Δt を使うわけです。これを、$\Delta y(t) = y(t + \Delta t) - y(t)$ として具体的に書き下します。

$$
\frac{y(t + \Delta t) - y(t)}{(t + \Delta t) - t} = f(t, y)
$$

COLUMN

この式を整理すると、

$$y(t + \Delta t) - y(t) = \Delta t f(t, y)$$
$$y(t + \Delta t) = y(t) + \Delta t f(t, y)$$

となり、先ほどの数式が出てきます。オイラー法によるこのような計算過程を視覚的に表現すると、図3-11のようになります。

本来であれば状態 $y(t)$ の真のダイナミクスは不明ですが、図では $y = F(t)$ によって定まるとしました。実際のシミュレーション場面では、その微分 $\frac{dy(t)}{dt} = f(t, y)$ のみが明らかになっています。時刻の増分 Δt に対するオイラー法による状態 y の増分 $\Delta t \frac{dy}{dt}$ は、図3-11における赤の実線と赤の点線を足したものになります。図からもわかるように、実はこの近似方法では真の値 $y(t' + \Delta t)$ との間に誤差が生じます。真の状態 y の増分は図3-11における赤の実線となるため、赤の点線が誤差に相当します。このような誤差は、時間幅 Δt を小さくすることで緩和できることが図から汲み取れます。

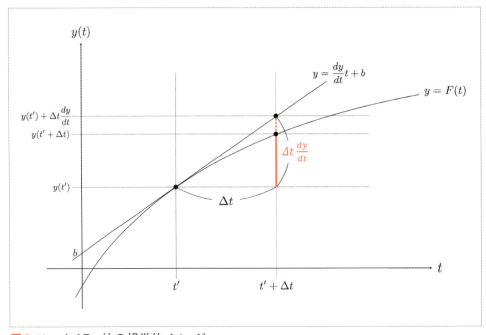

図3-11 オイラー法の視覚的イメージ

2.3 実装編

本セクションで実装を行う関数は**表3-2**の通りです。

表3-2 積分発火モデルにおいて実装を行う関数

関数名	用途
generate_t_eval()	シミュレーション時の評価時間を生成
calc_lif()	一時刻における積分発火モデルを計算する
simulate_lif()	積分発火モデルのシミュレーションを行う

まずは評価時間を演算する generate_t_eval() 関数を構築しましょう。

generate_t_eval() 関数は、最大時刻 t_max を受け取り、評価時間を保存した配列 t_eval を返します。引数 delta_t は、評価時間の時間幅です。本章では、基本的に $\Delta t = 0.1$ （コードにおける DELTA_T の値）と設定しており、0.0, 0.1, 0.2, 0.3,... というように連続時間を 0.1 ミリ秒の時間幅で離散近似しています。

```
def generate_t_eval(t_max, delta_t=DELTA_T):
    # 最大時刻から最大ステップ数を作成
    step_max = int(t_max / delta_t) + 1

    # 0 から t_max まで step_max 個に等分
    t_eval = np.linspace(0, t_max, step_max)
    return t_eval
```

続いて、オイラー法を用いて積分発火モデルを実装します。実装は、全時刻にわたる計算を行うシミュレーションの実行用関数と、各時刻における計算を行う関数とに分けて行います。全時刻にわたるシミュレーション実行用関数は、評価時間 t_eval を引数に取り、膜電位の変化などシミュレーションの結果を保存した変数 results を返します。

全時刻にわたるシミュレーション実行用関数は、以下の構造をもちます。

```
def simulate_example(t_eval):
    # [A] シミュレーションの設定
    # [B] 初期値の設定
    # [C] 結果保存用変数の準備

    for t in t_eval:
        # [D] 計算結果を保存
        # [E] 各時刻における計算

    # [F] 戻り値の準備
    return results
```

シミュレーション実行用関数は、大まかに上記のような構造になっています（なお、積分発火モデルに限らず、本章で実装するシミュレーション実行用関数は、共通して上記のような構造を有しており、関数名に simulate_ という接頭辞を持ちます）。

シミュレーションにおいて、本質的な計算を行う部分は for ループの中で行う各時刻における計算 [E] であり、この部分は一番実装に苦戦する箇所でもあります。そのため、解説では for ループ内の [E] について重点を置くように心がけています。

シミュレーション実行用関数の引数である t_eval は、計算を実行する時刻を全て保存しています。for t in t_eval という表記で、t_eval に保存されている各々の値（時刻）を t という変数名で取得し、for 文内で各々の時刻 t における計算を行います。例えば、もし t_eval = [0.0, 0.1, 0.2] であれば、t=0.0, t=0.1, t=0.2 を順に計算します。なお、「[E] 各時刻における計算」より先に「[D] 計算結果を保存」しているのは、時刻 t=0.0 における値（初期値）を保存するためです。

具体的に、積分発火モデルのシミュレーション実行用関数は以下のようになります。

```
def simulate_lif(t_eval, current_max=20.0):
    # [B] 初期値の設定
    potential = V_INIT
    current = 0
    spike = 0
    last_spike = -100

    # [C] 結果保存用変数の準備
    results = {
```

```python
    'potential': [],
    'current': [],
    'spike': [],
}

for t in t_eval:
    # [D] 計算結果を保存
    results['potential'].append(potential)
    results['current'].append(current)
    results['spike'].append(spike)

    # [E] 各時刻における計算
    # [E-a] 各時刻における注入電流の作成
    if t < 30.0:
        current = 0
    elif t < 60.0:
        # 30から60ミリ秒にかけて徐々に電流は増加
        current = (current_max / 30.0) * (t - 30.0)
    elif t < 90.0:
        current = current_max
    else:
        current = 0

    # [E-b] 各時刻における膜電位の更新
    potential = calc_lif(
        t=t,
        potential=potential,
        current_ext=current,
        last_spike=last_spike,
    )

    # [E-c] スパイクの判定
    spike = 1 if potential >= V_ACT else 0

    # [E-d] 直近の発火時刻の更新
```

```
            last_spike = t if spike == 1 else last_spike

    return results
```

　この関数の重要な点は、forループの中身にある「[E] 各時刻における計算」です。ここでは、各時刻における積分発火モデルの計算を行うことで、全時刻にわたる膜電位やスパイクの変化を計算しています。具体的に、[E-a] では、それぞれの時刻における注入電流を作成しています。[E-b] では、calc_lif() を繰り返し適用し膜電位の計算をします。calc_lif() 関数自体の解説は後述します。[E-c] では、膜電位が閾値 V_ACT 以上の場合にスパイクあり (spike = 1) とし、それ以外の場合にはスパイクなし (spike = 0) とします〔式(3-1) 第二式〕。[E-d] では、不応期を計算するために必要となる、直近で発火した時刻を変数 last_spike に保存しています〔式 (3-1) 第三式の t'〕。

　[C] ならびに [D] では、simulate_lif() 関数の戻り値 (results) の準備・作成を行っています。[C] では、シミュレーションの結果を保存するための変数を、値が空リストである辞書型変数 results を用いて作成しています。[D] では、この results の値であるリストに、各時刻のシミュレーション結果である膜電位 potential や電流 current を保存しています。

　では、一時刻の膜電位の処理を行う calc_lif() 関数の中身を確認しましょう。大まかには、この関数で 式 (3-1) の計算を処理します。

```
def calc_lif(t, potential, current_ext, last_spike):
    if last_spike < t and t <= last_spike + T_REF:
        # 不応期の間は膜電位をリセット電位に固定
        # 式 (3-1) の第三式に対応
        potential_next = V_RESET
    elif potential >= V_THERESHOLD:
        # 不応期ではなく，かつ発火閾値に達した場合は活動電位に固定
        # 式 (3-1) の第二式に対応
        potential_next = V_ACT
    else:
        # 不応期ではなく，かつ発火閾値に達しない場合は微分方程式を用いた更新
        # 式 (3-1) の第一式や式 (3-2) に対応
        potential_delta = DELTA_T * (1.0 / C_LIF) * (
            - G_MAX_REST * (potential - E_REST) + current_ext)
        potential_next = potential + potential_delta
    return potential_next
```

この calc_lif() 関数は、現時刻の膜電位 potential、外部電流 current_ext、直近の発火時刻 last_spike を入力として、次の時刻の膜電位 potential_next を返します。具体的に potential_next を計算する際には、if 文を用いて条件ごとに分岐を行い、数式に従って異なる計算処理を適用します。

一つ目の分岐では、不応期の処理を行っています〔式（3-1）第三式〕。現時刻 t が、直近の発火時刻 last_spike を起点として不応期の時間帯 T_REF が経過した時刻の間に収まっていれば、不応期と判定しています。二つ目、三つ目の分岐では、不応期以外の場合で、かつ膜電位が発火閾値を超えるかどうかで分岐しています。二つ目の条件ブロックは 式(3-1) 第二式、三つ目の条件ブロックは 式（3-1）第一式〔実際にはオイラー法適用後の 式（3-2）〕にそれぞれ対応します。

3. イオンチャネルのモデル

3.1　シミュレーションをしてみよう！

　イオンは、神経系における電気的信号のやりとりの担い手であり、イオンの移動が電流の増加や減少に直結します。例えば、シナプス前細胞から放出された神経伝達物質が、シナプス後細胞の受容体に結合することで、イオンチャネルが開き、シナプス後細胞にイオンが流入する（電流が流れる）のでした。そのため、神経回路における電流の流入・流出を理解する上では、イオンチャネルのダイナミクスも含めてモデル化する必要があります。イオンチャネルは、神経細胞間における情報のやりとりに直接的に関与するため、幅広い認知機能を実現する上で重要であると考えられています。さらに、精神障害では、イオンチャネルの働きに直結する神経伝達物質や受容体に何らかの変異が生じていると想定されています。そのため、計算論的精神医学研究を行う上で、イオンチャネルをモデル化することは重要です。本節では、イオンチャネルのダイナミクスを電気回路におけるコンダクタンスの変化ととらえ、コンダクタンスの数式と実装を解説します。

　イオンチャネルにはいくつかの種類がありますが、今回は、神経回路を考察する上で重要な、神経伝達物質など化学物質が受容体に結合することによって開閉するイオンチャネルをモデル化します。一例を挙げると、このようなイオンチャネルの一つに AMPA 型グルタミン酸受容体があります。AMPA 型グルタミン酸受容体は、ある神経細胞からグルタミン酸を受け取ると、受容体の中にあるイオンチャネルが開いて通過率が上がり、ナトリウムイオン、カリウムイオン、カルシウムイオンが通過しやすくなります。この際、グルタミン酸は受容体に結合するだけで、イオンチャネルを通過するのは、イオンのみであることに注意してください。逆に、受容体から神経伝達物質が外れると、イオンチャネルは閉じて通過率が下がり、イオンは通過しにくくなります。神経伝達物質は、イオンチャネ

ルというゲートを開閉する「鍵」の役割を担い、このゲートがコンダクタンスに相当します。

　AMPA型グルタミン酸受容体以外にもさまざまなイオンチャネルが存在し、イオンチャネルの開閉速度、興奮性と抑制性の違いなど、それぞれ異なる機能を有します。本節におけるシミュレーションでは、興奮性・抑制性という機能は一旦無視し、ゲートの開閉速度の違いに着目しイオンチャネル（＝コンダクタンス）機能の差異をシミュレーションで確認します。このゲートの開閉速度は、コンダクタンスモデルのパラメータの一つである時定数によってコントロールされます。時定数が小さい場合にはイオンチャネルが素早く閉じたり（AMPA型グルタミン酸受容体に相当）、時定数が大きい場合にはイオンチャネルがゆっくり閉じたり（NMDA型グルタミン酸受容体に相当）する振る舞いをシミュレーションします。

　では、シミュレーションに移りましょう。イオンチャネル（コンダクタンス）の振る舞いをシミュレーションする関数としてsimulate_channel()関数を作成しました。このsimulate_channel()関数は、評価時刻t_evalに加えて、コンダクタンスモデルが有する2つの時定数に対応する引数tau_1とtau_2を受け取ります。

```python
# 評価時間を定める
t_eval = bms.generate_t_eval(t_max=300)

# 設定値を定める
tau_list = [
    [1.0, 5.0],    # AMPA/GABA の設定値
    [10.0, 100.0], # NMDA の設定値
]

for tau_1, tau_2 in tau_list:
    # 実行
    results = bms.simulate_channel(
        t_eval=t_eval,
        tau_1=tau_1,
        tau_2=tau_2,
    )

    # 結果の可視化
    vis.plot_conductance(
        t_eval=t_eval,
        cond_diff=results['f_receptor'],
```

```
        conductances=results['g_receptor'],
        title='tau_1={}, tau_2={}'.format(
            tau_1, tau_2
        ),
    )
```

イオンチャネルの開閉時間が素早い AMPA 受容体は `tau_1=1.0`, `tau_2=5.0` と仮定し、開閉時間が長い NMDA 受容体は `tau_1=10.0`, `tau_2=100.0` と仮定して実行します（この値はワーキングメモリモデルで利用する値でもあります）。これらの設定値を `tau_list` に保存し、`for` ループを用いて、それぞれの受容体の設定値でコンダクタンスモデルのシミュレーションを行っています。`plot_conductance()` 関数は、コンダクタンスモデルの振る舞いを可視化します。上記のプログラムを実行した結果、図3-12 が得られます。

図3-12 のように、時定数が小さい場合にはコンダクタンスのダイナミクスが素早く切り替わり、時定数が大きい場合にはコンダクタンスのダイナミクスがゆっくりと変化する様子が、シミュレーションできます（黒点線の `dgdt(f)` は理論編で解説します）。

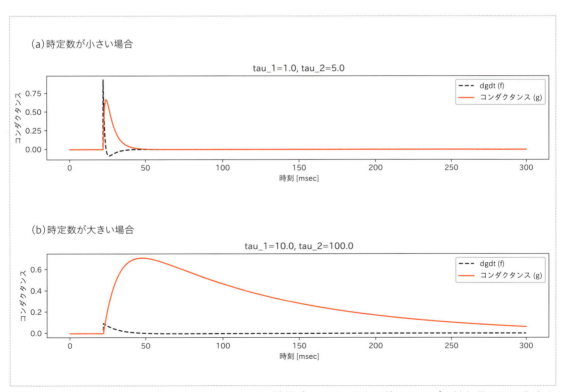

図3-12　コンダクタンスモデルのシミュレーション結果（10から20ミリ秒にシナプス前細胞からの入力を受けたと仮定）

3. イオンチャネルのモデル

なお、「ワーキングメモリモデル」では、今回用いたコンダクタンスモデルの発展形として、神経細胞の抑制に重要であるGABA受容体を実装することや、1つの神経細胞に複数種類のイオンチャネルを装備することを行っています。また、本章の最終目標である仮想障害シミュレーションでは、イオンチャネルの受容体機能を変化させることになります。このように、コンダクタンスモデルの応用範囲は非常に広く、本章における仮想障害シミュレーションの核心となります。

3.2 理論編

本章で利用するコンダクタンスモデルは、時定数などのパラメータ値や神経回路のアーキテクチャを変更することで、複数種類のイオンチャネルを実装することが可能です[4]。このコンダクタンスモデルは3段階の計算からなります。まず、j番目のシナプス前細胞から、i番目のシナプス後細胞に存在する受容体への影響度 $e_{r,ij}(t)$ の計算です。

$$e_{r,ij}(t) = \bar{g}_r \cdot w_{ij} \cdot \frac{S_j(t)}{\Delta t} \quad (3\text{-}3)$$

r は、受容体の種類を示し、本書では NMDA、AMPA、GABA のいずれかになります。

$e_{r,ij}(t)$ は、3つの要素の積で構成されます。まず、3番目の要素の分子 $S_j(t)$ は、シナプス前細胞からの入力の有無を表現しています。具体的には、シナプス前細胞が発火した場合には1、シナプス前細胞が発火していない場合には0となります。w_{ij} は重みづけ係数で、$\bar{g}_r$ は最大コンダクタンス値です。このモデルでは、シナプスの影響度 $e_{r,ij}(t)$ は、受容体の種別ごとに共通した最大コンダクタンス値 $\bar{g}_r$、任意の2つの神経細胞間のシナプスの結合の強度 w_{ij} に依存すると仮定しています。

次に、コンダクタンス $g_{r,ij}(t)$ の時間変化の計算をします。

$$\frac{d^2 g_{r,ij}(t)}{dt^2} + \left(\frac{1}{\tau_1} + \frac{1}{\tau_2}\right)\frac{dg_{r,ij}(t)}{dt} + \frac{1}{\tau_1 \tau_2} g_{r,ij}(t) = \left(\frac{1}{\tau_1} + \frac{1}{\tau_2}\right) e_{r,ij}(t)$$

この式には二階微分が含まれているため、一階微分を異なる変数で置き換え、一階微分の連立方程式に変形します。具体的には、$f_{r,ij}(t) = \frac{dg_{r,ij}(t)}{dt}$ と置きかえ、式を展開すると以下のようになります。

$$\begin{aligned}\frac{df_{r,ij}(t)}{dt} &= -\left(\frac{1}{\tau_1} + \frac{1}{\tau_2}\right) f_{r,ij}(t) - \frac{1}{\tau_1 \tau_2} g_{r,ij}(t) \\ &\quad + \left(\frac{1}{\tau_1} + \frac{1}{\tau_2}\right) e_{r,ij}(t)\end{aligned} \quad (3\text{-}4)$$

$$\frac{dg_{r,ij}(t)}{dt} = f_{r,ij}(t) \quad (3\text{-}5)$$

このように一階の微分方程式へと変形することで、これまで通りの数値計算法と同じように計算ができます。

3.3 実装編 **

3.3.1 微分方程式の数値計算用関数

イオンチャネルのダイナミクスをシミュレーションする上で、微分方程式を離散近似し数値計算することが必要になります。前節においては、積分発火モデルにオイラー法を適用し更新式を実際に導出しましたが、微分方程式は今後何度も繰り返され、その度にオイラー法を適用して更新式を導出することは労力が大きいです。そこで、数値計算の詳細をブラックボックス化し、自動的に数値計算を行う関数 solve_differential_equation() を準備しました。

このsolve_differential_equation()関数は、状態 $y(t)$ を入力すると、次の時刻における状態 $y(t+\Delta t)$ の近似値を出力します。そのため、時間軸に沿って solve_differential_equation() 関数を繰り返し適用することで、全時刻にわたる状態 $y(t)$ の系列データを作成できます（図3-13）。

正確には、solve_differential_equation() 関数には、状態 y だけでなく、微分方程式 dydt、時刻 t や時間幅 delta_t、計算に必要となるその他の付加的な変数を引数として与える必要があります（図3-13）。これらの変数を引数に与えることで、微分方程式の形状や時刻が変わったとしても、次の時刻における状態 y の近似値を出力してくれます。solve_differential_equation() 関数に関する詳細な仕様は、Colabに掲載した補足：微分方程式の汎用数値計算関数や補足：数値計算の誤差をご覧ください。

繰り返しになりますが、重要なことは、solve_differential_equation() を用いることで、数式を解かずとも微分方程式を用いたシミュレーションが可能になったということです。言葉の説明のみでは解りづらいため、次節で具体的な使い方を確認しましょう。

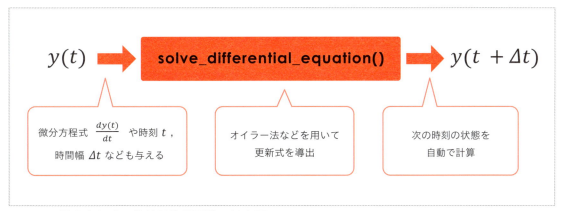

図3-13 微分方程式の数値計算用関数の概念図

3.3.2 コンダクタンス

本セクションで実装を行う関数は**表3-3**の通りです。

表3-3 イオンチャネルのモデルにおいて実装を行う関数

関数名	用途
calc_synaptic_effect()	シナプスの影響度を計算する
calc_dfdt()	コンダクタンスの二階微分を計算する
differentiate_channel()	コンダクタンスの微分方程式
simulate_channel()	コンダクタンスのシミュレーションを行う

各時刻における計算は、以下のように行われます。

- [E-a] 微分方程式による更新
  - [E-a-i] シナプスの影響度 $e_{r,ij}(t)$ の計算
  - [E-a-ii] コンダクタンスの微分 $f_{r,ij}(t)$ の計算（微分）
  - [E-a-iii] コンダクタンス $g_{r,ij}(t)$ の計算（微分）
- [E-b] スパイクの判定
- [E-c] 直近の発火時刻の更新

コンダクタンスの計算以外にも、直近の発火時刻の保存など、コンダクタンスモデル以外の付加的な処理が必要になることには注意が必要です。これを頭に残しつつ、まずはコンダクタンスモデルの計算から実装しましょう。

コンダクタンスモデルでは、コンダクタンスの微分 $f_{r,ij}(t)$ とコンダクタンス $g_{r,ij}(t)$ に関する微分方程式が登場します。これらの微分方程式を数値計算するために、solve_differential_equation() 関数の引数 dydt に指定する微分方程式 differentiate_channel() を準備します。具体的には、シナプスの影響度 $e_{r,ij}(t)$〔式（3-3）〕、コンダクタンスの微分 $f_{r,ij}(t)$ の微分〔式（3-4）〕、コンダクタンス $g_{r,ij}(t)$ の微分〔式（3-5）〕という3つの数式を実装することが必要になります。

まずは、第一段階のシナプスの影響度 $e_{r,ij}(t)$ の計算を行う関数を定義します〔式（3-3）〕。

```python
def calc_synaptic_effect(last_spikes, t, weights, g_max):
    # 直近の時刻から，シナプス前細胞におけるスパイクを判定
    # 配列の形状：num_unit_pre x 1
    spikes_pre = np.where(
        (t - 2 * DELTA_T < last_spikes + T_DELAY) & (last_spikes + T_DELAY <= t - DELTA_T),
        1.0, 0.0
```

```
)

    # スパイク発火の行列を整形
    # 配列の形状：num_unit_post x num_unit_pre
    spikes_pre = np.tile(spikes_pre.T, reps=(weights.shape[0], 1))

    # 配列の形状：num_unit_post x num_unit_pre
    e = g_max * weights * (spikes_pre / DELTA_T)
    return e
```

　ここから先の実装には行列を利用します。なぜなら、Pythonの場合には、複数の神経細胞の結合の強度 w_{ij} などは、スカラーで扱うよりも行列で処理した方が効率的に記述できるためです。

　行列に不慣れな方は、先にColabに掲載した**補足：行列の演算**や**補足：積分発火モデルを用いた神経回路の設計**をご覧ください。前者の補足資料では、行列積や要素積など行列の基本的な演算について解説を行っています。後者の資料では、神経細胞が3つの極めて単純な事例で、行列を用いた神経回路モデルについて実装と解説を行っています。また行列を用いて計算を行う場合、それぞれの変数のサイズ（行数や列数）や演算方法に注意してください。例えばこの calc_synaptic_effect() 関数の場合、引数 t や g_max はスカラー値ですが、last_spikes や weights は、それぞれ、＜シナプス前細胞の数×1＞の行列、＜シナプス後細胞の数×シナプス前細胞の数＞の行列になっています。

　calc_synaptic_effect() 関数では、はじめに、式（3-3）の $S_j(t)$ に相当する計算を行いますが、実装に際して処理が複雑となるため、順に説明します。まず、発火の判定には通常の if ではなく、np.where() を用いています。np.where() を利用すると、第一引数の行列の要素ごとに条件判定を行い、真となる要素には第二引数を、偽となる要素には第三引数を埋め込んだ行列を返します。

　発火判定の実際の実装は、$t'_j + t_{\text{Delay}} \in (t - 2\Delta t, t - \Delta t)$ という数式に対応し、直感的には「シナプス前細胞の発火時刻（左辺）」が「指定した時刻幅（右辺）」に含まれるかどうかを判定しています。この発火判定の左辺には、シナプス間の信号伝達に必要となる遅延を考慮し、シナプス前細胞の直近の発火時刻 t'_j に遅延時間 t_{Delay} を加算した $t'_j + t_{\text{Delay}}$ を利用しています。また、発火判定の右辺では、1つ前のタイムステップに発火したかどうかを判定するために、$(t - \Delta t, t)$ ではなく $(t - 2\Delta t, t - \Delta t)$ を利用しています[2]。

　さらに、spikes_pre を転置し、＜1×シナプス前細胞の数＞の行列に変形した後、

---

[2] 発火判定の実装は離散近似の方法にも依存します。そのため、本書で採用した方法以外の実装方法も存在します。

np.tile()関数を用いて縦に繰り返し並べ、＜シナプス後細胞の数×シナプス前細胞の数＞の行列に整形しています。

最後のg_max * weights * (spikes_pre / DELTA_T)が、式（3-3）に対応する部分です。ここで利用されている変数は、Numpyの配列（np.ndarray型）になっているため、アスタリスク演算子（*）を適用することで、要素積が計算できます。

第二段階として、コンダクタンスの微分$f_{r,ij}(t)$の微分を計算する関数calc_dfdt()を作成しましょう〔式（3-4）〕。

```
def calc_dfdt(f, g, e, tau_1, tau_2):
    tau_sumprod = (1 / tau_1) + (1 / tau_2)
    dfdt = - tau_sumprod * f \
        - (1 / (tau_1 * tau_2)) * g \
        + tau_sumprod * e
    return dfdt
```

こちらも、それぞれの変数の行列のサイズに注意が必要です。f、g、eは全て、＜シナプス後細胞の数×シナプス前細胞の数＞の行列です。

第三段階のコンダクタンスの微分ですが、コンダクタンス$g_{r,ij}(t)$の微分は$\frac{dg_{r,ij}(t)}{dt} = f_{r,ij}(t)$となるため、コンダクタンスの微分を計算する関数は準備しないことにします〔式（3-5）〕。

```
def differentiate_channel(t, y, **kwargs):
    # 変数の取得
    last_spikes = kwargs['last_spikes']
    weights = kwargs['weights']
    tau_1 = kwargs['tau_1']
    tau_2 = kwargs['tau_2']

    # 状態yをコンダクタンスの微分fとコンダクタンスgに分解
    f_receptor, g_receptor = np.split(y, [1], axis=1)

    # [E-a-i] シナプスの影響度eの計算
    # 式（3-3）に相当
    e_receptor = calc_synaptic_effect(
        last_spikes=last_spikes,
        t=t,
        weights=weights,
```

```python
        g_max=1.0,
    )

    # [E-a-ii] コンダクタンスの微分 f の計算（微分）
    # 式 (3-4) に相当
    dfdt = calc_dfdt(
        f=f_receptor,
        g=g_receptor,
        e=e_receptor,
        tau_1=tau_1,
        tau_2=tau_2,
    )

    # [E-a-iii] コンダクタンス g の計算（微分）
    # 式 (3-5) に相当
    dgdt = f_receptor

    # 微分の値を一つの変数にまとめる
    dydt = np.hstack([dfdt, dgdt])
    return dydt
```

　この differentiate_channel() 関数は、solve_differential_equation() 関数の引数 dydt となる微分方程式であり、コンダクタンスの微分とコンダクタンスを束ねた変数 y を受け取り、それらの微分を返します。実際には、先ほど定義した関数を用いて、式 (3-3)、式 (3-4)、式 (3-5) を計算しています。

　微分用の関数 dydt に付加的な引数を渡すために、可変長キーワード引数 **kwargs を追加しておきます。このようにすることで、solve_differential_equation() に付加的に渡された引数を、last_spikes = kwargs['last_spikes'] というように辞書型変数 kwargs から取り出すことができます。付加的な引数としては、weights、tau_1、tau_2 を利用しています（現時点でわからない場合は、simulate_channel() 関数も参照してから振り返るとわかりやすいかもしれません）。また、Colab に掲載した**補足：微分方程式の汎用数値計算関数**で **kwargs の説明をしています）。

　実際の計算の手続きとしては、先ほど実装した calc_synaptic_effect() や calc_dfdt() を順に実行しています。最後は、コンダクタンスの二階微分 dfdt とコンダクタンスの微分 dgdt を横に並べ 1 つの行列にしています。

3. イオンチャネルのモデル　53

では、シミュレーション用のメイン関数を書きましょう。

```python
def simulate_channel(t_eval, tau_1, tau_2):
    # [A] シミュレーションの設定
    # 重みづけ係数は，値が1の1 x 1の行列とする．
    # 神経細胞数は1
    weights = np.ones((1, 1))

    # [B] 初期値の設定
    last_spikes = -100 * np.ones((1, 1))
    f_receptor = np.zeros((1, 1))
    g_receptor = np.zeros((1, 1))

    # 変数を一つにまとめる
    y = np.hstack([f_receptor, g_receptor])

    # [C] 結果保存用変数の準備
    results = {
        'f_receptor': [],
        'g_receptor': [],
    }

    for t in t_eval:
        # [D] 計算結果を保存
        results['f_receptor'].append(f_receptor)
        results['g_receptor'].append(g_receptor)

        # [E] 各時刻における計算
        # [E-a] 微分方程式による更新
        y = solve_differential_equation(
            dydt=differentiate_channel,
            t=t,
            y=y,
            delta_t=DELTA_T,
```

```python
        method='rk4',
        last_spikes=last_spikes,
        weights=weights,
        tau_1=tau_1,
        tau_2=tau_2,
    )
    f_receptor, g_receptor = np.split(y, [1], axis=1)

    # [E-b] スパイクの判定
    # 10-20msec は常時発火と仮定
    spikes = np.where(10 < t and t < 20, 1, 0).reshape(1, 1)

    # [E-c] 直近の発火時刻の更新
    last_spikes = np.where(spikes == 1, t, last_spikes)

# [F] 戻り値の準備
for key, value in results.items():
    # 結果の値を Numpy 型に整形
    results[key] = np.hstack(value).T
return results
```

　simulate_channel() 関数では、時定数に応じたコンダクタンスモデルの振る舞いを調べるために、tau_1、tau_2 を引数として渡せるように設定しておきます。

　「[A] シミュレーションの設定」や「[B] 初期値の設定」において、注意が必要な点は、全ての変数を行列で宣言していることです。np.ones() や np.zeros() は、それぞれ、要素の値を1や0とする配列を、引数で指定したサイズで作成します。今回のコンダクタンスモデルのシミュレーションでは、神経細胞の数は1としたため、重みづけ係数 weights は<1×1>の行列になります。

　[E-a]にて、前節で実装した solve_differential_equation() を呼び出しています。この際、引数 dydt に先ほど実装した微分用の関数 differentiate_channel() を指定します。付加的な引数に、last_spikes、weights、tau_1、tau_2 を指定することを忘れないでください。[E-b]では、時刻が10から20ミリ秒の間はスパイクが常に発火していると仮想的に（実際には不応期が存在するため考えにくい状況ですが）設定しています。[E-b]、[E-c]においても、行列を利用しているため、if 文ではなく np.where() を利用していることに注意してください。

3. イオンチャネルのモデル　55

4. NMDA 受容体付き神経細胞

4.1 シミュレーションをしてみよう！

　ここでは、コンダクタンスモデルの応用として、NMDA 受容体イオンチャネルを装備した神経細胞を実装します。ここで実装をする NMDA 受容体イオンチャネルは、イオンチャネルの開閉時間が AMPA 受容体よりも長い点や、マグネシウムブロックを装備しているという点に特徴があります。NMDA 受容体イオンチャネルを装備した神経細胞を実装することで、神経細胞に対する入力が一過性であっても、発火が持続する様子をシミュレーションしてみましょう。

　NMDA 受容体付き神経細胞の挙動をシミュレーションする関数を `simulate_nmda_unit()` という名前で作成しました。ここでも、先ほどと同様、時定数 `tau_1`、`tau_2` の値を変えてみましょう。

```
# 評価時間を定める
t_eval = bms.generate_t_eval(t_max=500)

# 設定値を定める
tau_list = [
    [1.0, 5.0],    # AMPA/GABA の設定値
    [10.0, 100.0], # NMDA の設定値
]

for tau_1, tau_2 in tau_list:
    # 実行
    results = bms.simulate_nmda_unit(
        t_eval=t_eval,
        weight=4.0,
        tau_1=tau_1,
        tau_2=tau_2,
    )

    # 可視化
    vis.plot_potentials(
        t_eval=t_eval,
```

```
        potentials=results['potentials'],
        time_span=(100, 150),
        title='NMDA受容体付き神経細胞 (tau_1={}, tau_2={})'.format(
            tau_1, tau_2
        ),
    )
```

　こちらを実行すると、図3-14が表示されました。

　図3-14において2本の黒の破線に挟まれている箇所が電流を注入した時間帯です。電流を注入する前は発火していませんが、電流を注入することで、膜電位が上昇し活動電位に達することがわかります。さらに、時定数が大きい場合には、注入電流が停止したあと（150ミリ秒以降）でも、発火が維持されていることが確認できます。これが、NMDA受容体イオンチャネルの特徴です。仮に、NMDA受容体の時定数が小さかったとしたら、それ以外の設定は全て同じであるにもかかわらず、発火を維持するのが難しくなります。このような発火を持続させる特性は、ワーキングメモリモデルでも重要となります。

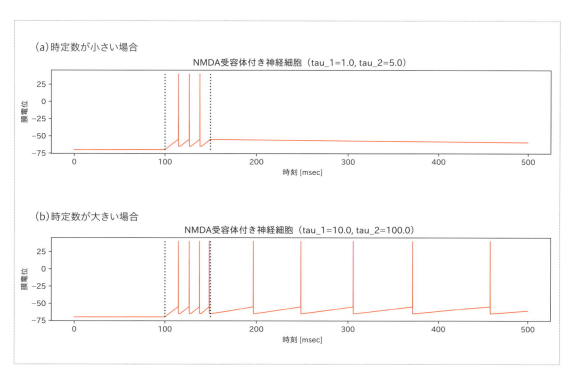

図3-14　NMDA受容体付き神経細胞のシミュレーション結果

4.2 理論編

モデルの数式を具体的に検討します。

NMDA 受容体は神経細胞の興奮に寄与するため、膜電位の電流は、NMDA 受容体を通過する電流 I_NMDA や注入電流 I_Cue に加えて、静止膜電位付近へと引き戻す電流 I_Leak も装備します。

$$I_i = I_{\mathrm{NMDA},i} + I_{\mathrm{Leak},i} + I_{\mathrm{Cue},i} \tag{3-6}$$

$$I_{\mathrm{Leak},i} = -g_{\mathrm{Leak},i}(V - E_{\mathrm{Leak},i}) \tag{3-7}$$

$-g_{\mathrm{Leak},i}$ は定数とします。一方、NMDA 受容体イオンチャネルによって制御されるコンダクタンスは、前節のコンダクタンスモデルです。I_NMDA は以下の数式で定めます。

$$I_{\mathrm{NMDA},i} = -\sum_{j \in J_i} g_{\mathrm{NMDA},ij}(t) b_{\mathrm{Mg},i}(v_i)(v_i - E_\mathrm{NMDA}) \tag{3-8}$$

E_NMDA は、NMDA 受容体に対応した起電力（平衡電位）です。g_NMDA を NMDA 受容体に相当するコンダクタンスの値とします。$j \in J_i$ とありますが、今回は単一の細胞のみを考えます。これは、自らの出力が自らに入力される自己回帰的な接続を想定しています。そのため、今回に限っては総和記号や神経細胞の番号の添え字は無視して構いません。神経細胞が複数になった場合は、次節のワーキングメモリモデルで扱います。

また、NMDA 受容体には、生物学的知見を反映してマグネシウムブロックによるゲート $b_{\mathrm{Mg},i}(v_i)$ を装備しています。ゲート $b_{\mathrm{Mg},i}(v_i)$ は、膜電位に依存するとしてシグモイド関数を利用します。

$$b_{\mathrm{Mg},i}(v_i) = \frac{1}{1 + 0.5\exp\{-0.062 v_i\}} \tag{3-9}$$

膜電位の変化は、積分発火モデルと同様に電流の変化によって生じます。

$$C \frac{dv_i(t)}{dt} = I_i \tag{3-10}$$

スパイクの判定や、発火後のリセット電位への引き戻しは、積分発火モデルと同じように行うことにします。

4.3 実装編

NMDA 受容体付き神経細胞を実装します。今回のシミュレーションでは、各時刻において、

- [E-a] 微分方程式による更新
  - [E-a-i] シナプスの影響度 $e_{r,ij}(t)$ の計算
  - [E-a-ii] コンダクタンスの微分 $f_{r,ij}(t)$ の計算（微分）
  - [E-a-iii] コンダクタンス $g_{r,ij}(t)$ の計算（微分）
  - [E-a-iv] 電流 $I_i(t)$ の計算
  - [E-a-v] 膜電位 $v_i(t)$ の計算（微分）
- [E-b] 積分発火モデルによる更新
- [E-c] スパイクの判定
- [E-d] 直近の発火時刻の更新

という手続きを踏みます。シナプスの影響度 $e_{r,ij}(t)$ や、コンダクタンス $g_{r,ij}(t)$ の計算は、前節と同じで新たに実装を行う必要はありません。算出されたコンダクタンスに基づき流入電流や膜電位の計算を行う処理が新たに増えることがポイントで、これらの実装を行う必要があります（表3-4）。スパイクの計算には、微分方程式による膜電位の更新が必要となるため、微分方程式の外側で実装することになります。

表3-4 NMDA 受容体付き神経細胞において実装を行う関数

関数名	用途
`calc_block_mg()`	マグネシウムブロックを計算する
`differentiate_nmda_unit()`	NMDA 受容体付き神経細胞の微分方程式
`simulate_nmda_unit()`	NMDA 受容体付き神経細胞のシミュレーションを行う

今回のモデルでは、$f_{r,ij}(t)$、$g_{r,ij}(t)$、$v_i(t)$ について微分を行います。まずは、この3つの微分を計算する関数を定めましょう。

```python
def differentiate_nmda_unit(t, y, **kwargs):
    # 変数の取得
    last_spikes = kwargs['last_spikes']
    weights = kwargs['weights']
    tau_1 = kwargs['tau_1']
    tau_2 = kwargs['tau_2']

    # 状態 y をコンダクタンスの微分 f, コンダクタンス g, 膜電位 v に分解
    f_nmda, g_nmda, potentials = np.split(y, [1, 2], axis=1)

    # [E-a-i] シナプスの影響度 e の計算
    # 式 (3-3) に相当
    e_nmda = calc_synaptic_effect(
        last_spikes=last_spikes,
        t=t,
        weights=weights,
        g_max=G_MAX_NMDA,
    )

    # [E-a-ii] コンダクタンスの微分 f の計算（微分）
    # 式 (3-4) に相当
    dfdt = calc_dfdt(
        f=f_nmda,
        g=g_nmda,
        e=e_nmda,
        tau_1=tau_1,
        tau_2=tau_2,
    )

    # [E-a-iii] コンダクタンス g の計算（微分）
    # 式 (3-5) に相当
    dgdt = f_nmda
```

```python
# [E-a-iv] 電流 I の計算
# 式 (3-9) に相当
block_mg = calc_block_mg(potentials)
# 式 (3-8) に相当
currents_nmda = - block_mg * g_nmda * (potentials - E_NMDA)
# 式 (3-7) に相当
currents_leak = - G_MAX_LEAK_NMDA * (potentials - E_LEAK)
# 100 から 150 ミリ秒に注入電流を与える
currents_cue = 1000.0 if t >= 100.0 and t < 150.0 else 0.0
# 式 (3-6) に相当
currents = currents_nmda + currents_leak + currents_cue

# [E-a-v] 膜電位 v の計算 (微分)
# 式 (3-10) に相当
dvdt = currents / C_NMDA

# 微分の値を一つの変数にまとめる
dydt = np.hstack([dfdt, dgdt, dvdt])
return dydt
```

おおよそ前節の differentiate_channel() 関数と同じものであることがわかります。

相違点として、電流〔式 (3-6)、式 (3-7)、式 (3-8)〕や膜電位の微分〔式 (3-10)〕の計算が追加されていることがあります。これらの変数は行列となるため、注意が必要ですが、今回は要素積のためアスタリスク演算子になります。注入電流 currents_cue は 100 から 150 ミリ秒の間に与え、それ以外は 0.0 にします。calc_synaptic_effect() の引数 g_max や、calc_dfdt() の引数 tau_1、tau_2 には、NMDA 受容体の設定値を与えます。

マグネシウムブロックを計算する関数も併せて準備しておきます〔式 (3-9)〕。

```python
def calc_block_mg(potential):
    # 式 (3-9) に相当
    return 1 / (1 + 0.5 * np.exp(- 0.062 * potential))
```

次に、シミュレーションのメイン関数です。

```python
def simulate_nmda_unit(t_eval,
                       weight=4.0,
                       tau_1=10.0,
                       tau_2=100.0):
    # [A] シミュレーションの設定
    # 重みづけ係数は，値が1の1 x 1の行列とする．神経細胞数は1
    weights = weight * np.ones((1, 1))

    # [B] 初期値の設定
    last_spikes = -100 * np.ones((1, 1))
    f_nmda = np.zeros((1, 1))
    g_nmda = np.zeros((1, 1))
    potentials = V_INIT * np.ones((1, 1))

    # [C] 結果保存用変数の準備
    results = {
        'f_nmda': [],
        'g_nmda': [],
        'potentials': [],
    }

    for t in t_eval:
        # [D] 計算結果を保存
        results['f_nmda'].append(f_nmda)
        results['g_nmda'].append(g_nmda)
        results['potentials'].append(potentials)

        # [E] 各時刻における計算
        # 変数を一つにまとめる
        y = np.hstack([f_nmda, g_nmda, potentials])
        # [E-a] 微分方程式による更新
        y = solve_differential_equation(
            dydt=differentiate_nmda_unit,
```

```python
        t=t,
        y=y,
        delta_t=DELTA_T,
        method='rk4',
        last_spikes=last_spikes,
        weights=weights,
        tau_1=tau_1,
        tau_2=tau_2,
    )
    f_nmda, g_nmda, potentials = np.split(y, [1, 2], axis=1)
    # [E-b] 積分発火モデルによる更新
    refractory = (last_spikes < t) & (t <= last_spikes + T_REF)
    active = (potentials >= V_THERESHOLD) & (~ refractory)
    potentials[active] = V_ACT
    potentials[refractory] = V_RESET
    # [E-c] スパイクの判定
    spikes = np.where(potentials == V_ACT, 1, 0)
    # [E-d] 直近の発火時刻の更新
    last_spikes = np.where(spikes == 1, t, last_spikes)

# [F] 戻り値の準備
for key, value in results.items():
    # 結果の値を Numpy 型に整形
    results[key] = np.hstack(value).T

return results
```

　こちらも前節 simulate_channel() と類似していることがわかります。相違点として重要な点は「[E-b] 積分発火モデルによる更新」です。ここでは、膜電位 potential の要素ごとに、不応期かどうか、閾値を超えたかどうかを判定する必要があります。そのため、まず refractory や active という変数に、要素ごとの真偽の判定結果を保存します。そして、potentials[active] や potentials[refractory] と記述することで、条件が真となる要素だけを取り出し、値を活動電位 V_ACT やリセット電位 V_RESET に差し替えます。

COLUMN

ホジキン・ハックスリーモデル

　イオンチャネルは、神経伝達物質以外にもさまざまな要因で開閉します。例えば、膜電位に依存して開閉するイオンチャネルが存在し、電位依存性イオンチャネルと呼ばれます。

　ホジキン・ハックスリーモデルは、電位依存性イオンチャネルを装備した生物物理学的モデルであり、ノーベル賞の受賞につながった成果としても有名です。このモデルは、ナトリウムイオンとカリウムイオンのコンダクタンスが膜電位によって変化する等価回路モデルです。ホジキン (Hodgkin) とハックスリー (Huxley) は、このモデルを使って、膜電位の時間変化を精巧に再構成しました。当時はまだイオンチャネルの存在は十分に明らかではありませんでしたが、このモデルによって、イオン電流の膜の通りやすさの変化の分子的実体として、イオンチャネルというものが細胞膜上に存在し、その開閉率が変化するという理論的な示唆が為されました。活動電位のメカニズムやイオンチャネルの存在を示唆したホジキン・ハックスリーモデルは、計算論的アプローチの重要性を証明する事例だと考えられます。

　ホジキン・ハックスリーモデルの数式や実装は本文には掲載しませんが、Colab 上では、電位依存性イオンチャネルを取り入れたホジキン・ハックスリーモデルの実装が確認できます。ホジキン・ハックスリーモデルでは、積分発火モデルのように条件分岐（if 文）を使ったり、膜電位の値を固定したりすることはありません。微分方程式に従ってコンダクタンスが動的に変化することで、自然とスパイクのような活動電位のダイナミクスが再現できます（図3-15）。微分方程式だけでこのような振る舞いを示すのはすごいですね。ちなみにホジキン・ハックスリーモデルは時間幅 Δt を大きくしてしまうと精度が落ち値が発散してしまいうまく動作しません。シミュレーション時には注意してください。

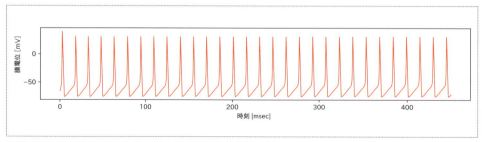

図3-15　ホジキン・ハックスリーモデルの実行結果

5. ワーキングメモリモデル

本節では、ワーキングメモリ課題を遂行可能な神経回路モデルの理論と実装を解説します。この神経回路を構成する神経細胞は、「シナプスの影響度」「コンダクタンス」「電流」「膜電位」「スパイク」といったように、これまで学習したパーツによって構成されており、本節はこれまでのモデルの集大成だと言えます。理論や実装の解説の後、受容体機能の変化をターゲットとした仮想障害シミュレーションを行います。ワーキングメモリモデルのシミュレーションは本章第1節でも行いましたが、それを少し拡張してNMDA受容体に限らない受容体についても考察をします。

5.1 ワーキングメモリモデルの概要

ワーキングメモリモデルは、本章第1節にて概説した通り、円周上に配置された90個の神経細胞の回路をモデル化しています（図3-5）。これらの神経細胞は、イオンチャネルとして、NMDA型グルタミン酸受容体に加え、AMPA型グルタミン酸受容体、GABA受容体を装備しています。それぞれのイオンチャネルの機能は以下の通りです。

AMPA型グルタミン酸受容体：シナプス後細胞の興奮に寄与し、イオンチャネルの開閉は相対的に速い

NMDA型グルタミン酸受容体：シナプス後細胞の興奮に寄与し、イオンチャネルの開閉は相対的に遅い

GABA受容体：シナプス後細胞の抑制に寄与する。イオンチャンネルの開閉速度は受容体の種類により異なるが、本モデルでは開閉が相対的に速いGABA受容体を想定した

本節の仮想障害実験では、これらの受容体機能に変化が生じた際に、認知機能（ワーキングメモリ）がどのように変化するのかをシミュレーションします。今回のワーキングメモリモデルにおいて、イオンチャネル・受容体機能を反映しているモジュールは、コンダクタンスモデルです。特に、コンダクタンスモデルにおける最大コンダクタンス値 $\bar{g}_r$ は、受容体 $r \in \{\mathrm{AMPA}, \mathrm{NMDA}, \mathrm{GABA}\}$ ごとに決められた値であり、受容体の機能を特異的に表現すると考えられます。そのため、具体的には、最大コンダクタンス値を上げたり下げたりすることで、受容体機能の亢進や低下を表現します。

5.2 理論編 **

ワーキングメモリモデルならびに仮想障害実験をよりフォーマルに定式化します。

5.2.1 アーキテクチャ

まずは、ネットワークの構造です。ワーキングメモリモデルでは、数個の神経細胞がカラムを形成し、このカラムが円形に配置されるとします（図3-6）。同一のカラム内の神経細胞は、異なるカラム間の神経細胞よりも強い結びつきをもつとします。神経細胞は、1つのカラム内で興奮性神経細胞と抑制性神経細胞とに4対1の割合で振り分けられます。今回の実装では、4つの興奮性神経細胞と1つの抑制性神経細胞が1つのカラムを形成し、18個のカラム（総計90個の神経細胞）が20度ずつ円周上に配置されています。

このような結合の関係性を具体化した数式として、ガウス関数を用います。

$$w_{ij} = w_{\text{str}} \exp\left\{-\frac{\min(|\theta_i - \theta_j|, 360 - |\theta_i - \theta_j|)^2}{2\sigma^2}\right\} \quad (3\text{-}11)$$

θ_i と θ_j は、それぞれ i 番目と j 番目の神経細胞が配置された角度です（単位は度）。指数内の分母の数式は一見複雑ですが、2つの神経細胞の間の角度のうち小さい方の角度を取り二乗する操作を数式で表現したものです。2つの神経細胞間の距離が大きいほど、指数内の値が小さくなるため、重みづけ係数 w_{ij} は小さくなります。一方、同じカラムの場合には、指数内がゼロとなり、大きな結合をもつことになります。w_{str} は結合の強さを、σ は分散を定めるハイパーパラメータです。

今回は、シナプス前・後細胞が、それぞれ興奮性・抑制性であるかに依存して w_{str}、σ の値を調整しています。この重みづけ係数 w_{ij} は、コンダクタンスモデルにおけるシナプスの影響度 $e_{r,ij}(t)$ の計算で利用されます（式3-3）。

5.2.2 電流・膜電位の計算

今回実装するワーキングメモリモデルは、イオンチャネルとして AMPA/NMDA/GABA チャネルを装備しています。これらのチャネルを通過する電流に加えて、リーク電流、刺激の位置を示すキュー電流、自発発火に必要となるノイズ電流を考えます。

$$\begin{aligned} I_i = \ & I_{\text{AMPA},i} + I_{\text{NMDA},i} + I_{\text{GABA},i} \\ & + I_{\text{Leak},i} + I_{\text{Cue},i} + I_{\text{Noise},i} \end{aligned} \quad (3\text{-}12)$$

キュー電流は、180度に位置する神経細胞に与えます。膜電位の変化はこれまで通り以下の微分方程式に従うとします。

$$C\frac{dv_i}{dt} = I_i \quad (3\text{-}13)$$

スパイクの判定や、発火後のリセット電位への引き戻しは、積分発火モデルと同じように行うことにします。

5.2.3 イオンチャネル

AMPA/NMDA/GABA 受容体イオンチャネル全て前節のコンダクタンスモデルを使用します。前節では、NMDA 受容体イオンチャネルのみを実装しましたが、今回は AMPA や GABA に対してもコンダクタンスの演算を行います。

ワーキングメモリモデルにおいて興奮性神経細胞・抑制性神経細胞の機能は、コンダクタン

スの演算にて実現します。具体的には、まず、AMPA受容体やNMDA受容体は、平衡電位（E_{AMPA}やE_{NMDA}）を0 mVに設定します。このようにすることで、AMPA受容体イオンチャネルやNMDA受容体イオンチャネルのコンダクタンスが大きくなると、膜電位が0 mVに収束するように働きます。一方、GABA受容体イオンチャネルは、平衡電位（E_{GABA}）を-80 mVに設定することで、GABA受容体イオンチャネルのコンダクタンスが大きくなると、膜電位が-80 mVに収束するように働きかけます。このように平衡電位の設定を変えることにより、イオンチャネルの機能の差異を実現します。

そして、興奮性神経細胞のみがAMPA/NMDA受容体に影響し、抑制性神経細胞のみがGABA受容体に結合するとします（**図3-16**）。数式上は、シナプスの影響度$e_{r,ij}(t)$の演算は、興奮性神経細胞の添字集合J_{exc}もしくは抑制性神経細胞の添字集合J_{inh}のみで行います（もしくは該当の結合w_{ij}をゼロにします）。このよう

に設定することで、興奮性の機能を有するシナプス前細胞が発火した場合、AMPAやNMDA受容体イオンチャネルを開くことになり、シナプス後細胞において0 mVに達する力が強くなります。一方、抑制性の機能を有するシナプス前細胞が発火した場合には、GABA受容体イオンチャネルが開き、静止膜電位付近（-80 mV）に引っ張る力が強くなるわけです。

イオンチャネルを通過する電流の計算式は以下の数式になります。

$$\begin{aligned}
I_{\text{AMPA},i} &= -\sum_{j \in J_{\text{exc}}} g_{\text{AMPA},ij}(v_i - E_{\text{AMPA}}) \\
b_{\text{Mg},i}(v_i) &= \frac{1}{1 + 0.5\exp\{-0.062v_i\}} \\
I_{\text{NMDA},i} &= -\sum_{j \in J_{\text{exc}}} g_{\text{NMDA},ij} \cdot b_{\text{Mg}}(v_i) \\
&\quad \cdot (v_i - E_{\text{NMDA}}) \\
I_{\text{GABA},i} &= -\sum_{j \in J_{\text{inh}}} g_{\text{GABA},ij}(v_i - E_{\text{GABA}}) \\
I_{\text{Leak},i} &= -g_{\text{Leak},i}(v_i)(v_i - E_{\text{Leak}})
\end{aligned}$$
(3-14)

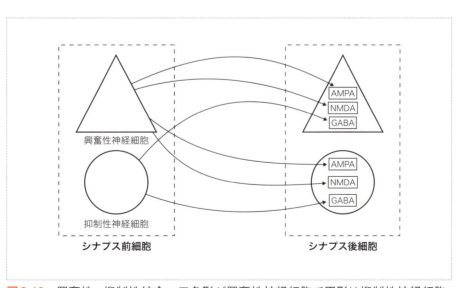

図3-16 興奮性・抑制性結合。三角形が興奮性神経細胞で円形は抑制性神経細胞

NMDA受容体付き神経細胞と同様、NMDA受容体イオンチャネルは生物学的知見に基づきマグネシウムブロックによるゲート $b_{Mg,i}$ を装備しています。概要で確認した通り、今回取り扱う仮想障害である受容体機能の低下は、それぞれのイオンチャネルの最大コンダクタンス値を変えることで実装します。リークチャネルを通過する電流も存在するとします。

5.3 実装編 **

本節のワーキングメモリモデルにて使用する関数を表3-5にまとめました。

表3-5 ワーキングメモリモデルにおいて実装を行う関数

関数名	用途
generate_network_architecture()	ワーキングメモリモデルの設定を計算する
differentiate_working_memory()	ワーキングメモリモデルの微分方程式
simulate_working_memory()	ワーキングメモリモデルのシミュレーションを行う

5.3.1 アーキテクチャ

アーキテクチャの設定はgenerate_network_architecture()で作成できますが、その詳細は、複雑である割に生物物理学的モデルの理解には貢献しないため、本文からは削除しました。詳細は、BiophysicalModelSimulator.pyの該当箇所の実装を確認してください。ここでは、アーキテクチャの設定のデータ構造を簡単に確認しておきましょう。

今回のワーキングメモリモデルでは、アーキテクチャとして、神経細胞の全体数や配置位置、興奮性神経細胞・抑制性神経細胞の割り当て、重みづけ係数の算出などが重要になりますが、これらの設定には以下のようにアクセスが可能です。

```python
# アーキテクチャの設定を作成
architecture = bms.generate_network_architecture(num_unit=90)

# 設定値を確認
print(
    ' 神経細胞の総数 :', architecture['num_unit'],
    '\n 興奮性神経細胞の総数 :', architecture['num_unit_exc'],
    '\n 抑制性神経細胞の総数 :', architecture['num_unit_inh'],
    '\n\n 神経細胞の位置（角度）:\n', architecture['positions'],
    '\n\n キュー電流を与える神経細胞 :\n', architecture['positions_cue'],
    '\n\n 興奮性神経細胞 :\n', architecture['set_exc'],
    '\n\n 抑制性神経細胞 :\n', architecture['set_inh'],
    '\n\n 重みづけ係数 :\n', architecture['weights'],
)
```

　結果を確認したらわかる通り、興奮性神経細胞の数は72、抑制性神経細胞の数は18になります。また、リストのインデックスが神経細胞の番号に対応する[3]とし、それぞれの神経細胞に興奮性や抑制性、角度などの性質を割り当てます（表3-6）。例えば、architecture['positions']には、それぞれの神経細胞の番号に対応したリストのインデックスに、角度が保存されています。

architecture['positions_cue'] では、キュー電流が流れる神経細胞を1に、流れない神経細胞は0として、データを保存しています。興奮性・抑制性の性質は、architecture['excitation_binary'] に1、0で保存するだけでなく、architecture['set_exc'] に興奮性神経細胞に対応する添字集合をリストとして保存しています。

表3-6 アーキテクチャのデータ構造

情報	architecture のキー	値
神経細胞の番号	（リストのインデックス）	1　2　…　36　37　…　72　73　74　…　90
神経細胞の位置	positions	0　0　…　160　180　…　340　0　20　…　340
注入電流の有無	positions_cue	0　0　…　0　1　…　0　0　0　…　0
興奮性か抑制性か	excitation_binary	1　1　…　1　1　…　1　0　0　…　0

[3] 厳密には Python のインデックスが0から始まるため、神経細胞の番号とは1つずれます。ちなみに、plot_network() 関数に引数 display_index=True を指定すると、神経細胞の番号も同時に表示します。

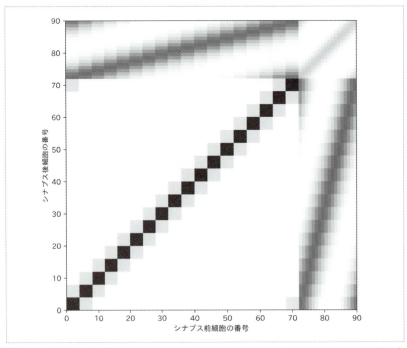

図3-17 ワーキングメモリモデルの結合強度(色が濃いほど結合強度は高い)

　結合強度に関しては、可視化関数 plot_weight() を用意しています。その実行結果が 図3-17 です。図からもわかるように、神経細胞が興奮性か抑制性であるか、神経細胞間の距離がどれくらい近いか、に応じて結合強度が変化していることが確認できます。

```
# 結合強度を可視化
vis.plot_weight(architecture=architecture)
```

5.3.2　シミュレーション用関数

　次に、シミュレーション用関数を通じて、シミュレーションの全体像を確認しましょう。シミュレーション用関数は、simulate_working_memory() という名前で実装しており、これまでと類似した構造を有しています。

- [A] シミュレーションの設定
- [B] 初期値の設定
- [C] 結果保存用変数の準備
- 時刻に関する for ループ
  - [D] 計算結果を保存
  - [E] 各時刻における計算
- [F] 戻り値の準備

　simulate_working_memory() 関数は長いため、関数を分割して説明します。「[B] 初期値の設定」ならびに「[C] 結果保存用変数の準備」は、以下のように実装します。

```python
def simulate_working_memory(t_eval,
                            architecture,
                            dysfuncs_ampa=1.0,
                            dysfuncs_nmda=1.0,
                            dysfuncs_gaba=1.0):
    # [A] シミュレーションの設定
    # シードを固定する
    np.random.seed(SEED)

    # 神経細胞の個数の設定
    num_unit = architecture['num_unit']    # 神経細胞の総数
    num_unit_exc = architecture['num_unit_exc']    # 興奮性神経細胞の総数
    num_unit_inh = architecture['num_unit_inh']    # 抑制性神経細胞の総数

    # [B] 初期値の設定
    f_ampa = np.zeros((num_unit, num_unit_exc))
    g_ampa = np.zeros((num_unit, num_unit_exc))
    f_nmda = np.zeros((num_unit, num_unit_exc))
    g_nmda = np.zeros((num_unit, num_unit_exc))
    f_gaba = np.zeros((num_unit, num_unit_inh))
    g_gaba = np.zeros((num_unit, num_unit_inh))
    potentials= V_INIT * np.ones((num_unit, 1))

    spikes = np.zeros((num_unit, 1))
    last_spikes = -100 * np.ones((num_unit, 1))

    # [C] 結果保存用変数の準備
    results = {
        'potentials': [],
        'spikes': [],
    }
```

このシミュレーション関数は、仮想障害シミュレーションでも使用するため、仮想障害の程度を反映した dysfuncs_ampa、dysfuncs_nmda、dysfuncs_gaba を引数として設定しておきます。詳細は後述しますが、これらの変数が 1.0 の場合は仮想障害を設定しないことになるため、デフォルトの値を 1.0 にしています。

「[B] 初期値の設定」では、微分方程式で数値計算を行う変数である、コンダクタンスの微分 f_ampa、f_nmda、f_gaba、コンダクタンス g_ampa、g_nmda、g_gaba、膜電位 potentials に初期値を与えます。また、last_spike も、プログラムの都合上、初期化をする必要があるため、適当な値で初期値を与えます。「[C] 結果保存用変数の準備」では、膜電位とスパイクを保存する準備をしておきます。

次に、神経回路のシミュレーションの実質的部分を担う「[E] 各時刻における計算」です。今回のワーキングメモリモデルにおいても、各時刻の計算を for ループを用いて繰り返します。各時刻の計算としては、

- [E-a] 微分方程式による更新
- [E-b] 積分発火モデルによる更新
- [E-c] スパイクの判定
- [E-d] 直近の発火時刻の更新

となります。具体的なコードは以下のようになります。

```python
for t in t_eval:
    # [D] 計算結果を保存
    results['potentials'].append(potentials)
    results['spikes'].append(spikes)
    
    # [E] 各時刻における計算
    # 変数を一つにまとめる
    y = np.hstack([
        f_nmda, g_nmda,
        f_ampa, g_ampa,
        f_gaba, g_gaba,
        potentials,
    ])
    
    # ノイズ電流の作成
    currents_noise = np.random.binomial(
        n=1, p=0.1, size=potentials.shape
    ) * CUE_SCALE
    currents_noise_weight = np.where(
        np.array(architecture['excitation_binary']) == 1,
```

```python
        CUE_SCALE_EXT, CUE_SCALE_INH
).reshape(currents_noise.shape)
currents_noise = 1000 * currents_noise_weight * currents_noise

# [E-a] 微分方程式による更新
# コンダクタンスの微分，コンダクタンス，膜電位が対象
y = solve_differential_equation(
    dydt=differentiate_working_memory,
    t=t,
    y=y,
    delta_t=DELTA_T,
    method='rk4',
    last_spikes=last_spikes,
    currents_noise=currents_noise,
    dysfuncs_ampa=dysfuncs_ampa,
    dysfuncs_nmda=dysfuncs_nmda,
    dysfuncs_gaba=dysfuncs_gaba,
    architecture=architecture,
)
(f_nmda, g_nmda, f_ampa, g_ampa, f_gaba, g_gaba, potentials,)=\
 np.split(y, architecture['split_list'], axis=1)

# [E-b] 積分発火モデルによる更新
refractory = (last_spikes < t) & (t <= last_spikes + T_REF)
active = (potentials >= V_THRESHOLD) & (~ refractory)
potentials[active] = V_ACT
potentials[refractory] = V_RESET

# [E-c] スパイクの判定
spikes = np.where(potentials == V_ACT, 1, 0)

# [E-d] 直近の発火時刻の更新
last_spikes = np.where(spikes == 1, t, last_spikes)
```

今回の手続きも、これまでのモデルと類似していることに注意してください。計算の実質は、「[E-a] 微分方程式による更新」です。微分方程式を計算する関数の詳細は次のセクションに譲ります。今の時点では、コンダクタンスの微分 $f_{r,ij}(t)$、コンダクタンス $g_{r,ij}(t)$、膜電位 $v_i(t)$ についてそれぞれの微分を計算し、次の時刻の値を求めている、ということだけ理解しておけば十分です。

微分方程式の数値計算の次に、「[E-b] 積分発火モデルによる更新」、「[E-c] スパイクの判定」、「[E-d] 直近の発火時刻の更新」を行っていますが、これらは NMDA 受容体付き神経細胞モデルと類似です。また、乱数の扱いは難しいですが、今回は簡便に扱うこととし、離散近似の外側で乱数を生成し、それをノイズ電流として与えます（[E] の冒頭部分）。

最後に「[F] 戻り値の準備」を掲載します。

```
# [F] 戻り値の準備
for key, value in results.items():
    # 結果の値を Numpy 型に整形
    results[key] = np.hstack(value).T

return results
```

5.3.3 微分方程式の実装

ワーキングメモリモデルの微分方程式では、
- コンダクタンスの微分 $f_{r,ij}(t)$
- コンダクタンス $g_{r,ij}(t)$
- 膜電位 $v_i(t)$

の3種類の変数が登場します。さらに、コンダクタンスの微分 $f_{r,ij}(t)$、コンダクタンス $g_{r,ij}(t)$ については、シナプスごとに AMPA、NMDA、GABA の3種類が存在していると仮定しているため、計算すべき微分方程式の数は多いです。微分用の関数の具体的な手続きは、
- [E-a-i] シナプスの影響度 $e_{r,ij}(t)$ の計算
- [E-a-ii] コンダクタンスの微分 $f_{r,ij}(t)$ の計算（微分）
- [E-a-iii] コンダクタンス $g_{r,ij}(t)$ の計算（微分）
- [E-a-iv] 電流 $I_i(t)$ の計算
- [E-a-v] 膜電位 $v_i(t)$ の計算（微分）

という流れになります。こちらを見てお気づきかもしれませんが、実はワーキングメモリモデルの微分用の関数は、NMDA 受容体付き神経細胞とほぼ同一です。個々のパーツに関しては既に実装を行っているため、今回行う作業はこれらのパーツを再構成することだけになります。

実際にコードを確認してみましょう。

```python
def differentiate_working_memory(t, y, **kwargs):
    # 引数の取得
    currents_noise = kwargs['currents_noise']
    last_spikes = kwargs['last_spikes']
    dysfuncs_ampa = kwargs['dysfuncs_ampa']
    dysfuncs_nmda = kwargs['dysfuncs_nmda']
    dysfuncs_gaba = kwargs['dysfuncs_gaba']

    architecture = kwargs['architecture']
    set_exc = architecture['set_exc']
    set_inh = architecture['set_inh']

    (f_ampa, g_ampa,f_nmda, g_nmda, f_gaba, g_gaba, potentials, ) =\
     np.split(y, architecture['split_list'], axis=1)

    # [E-a-i] シナプスの影響度 e の計算
    # 式(3-3)に相当
    e_ampa = calc_synaptic_effect(
        last_spikes=last_spikes[set_exc, :],
        t=t,
        weights=architecture['weights'][:, set_exc],
        g_max=G_MAX_AMPA * dysfuncs_ampa,
    )
    e_nmda = calc_synaptic_effect(
        last_spikes=last_spikes[set_exc, :],
        t=t,
        weights=architecture['weights'][:, set_exc],
        g_max=G_MAX_NMDA * dysfuncs_nmda,
    )
    e_gaba = calc_synaptic_effect(
        last_spikes=last_spikes[set_inh, :],
        t=t,
        weights=architecture['weights'][:, set_inh],
```

```python
    g_max=G_MAX_GABA * dysfuncs_gaba,
)

# [E-a-ii] コンダクタンスの微分 f の計算（微分）
# 式(3-4)に相当
dfdt_ampa = calc_dfdt(
    f=f_ampa,
    g=g_ampa,
    e=e_ampa,
    tau_1=TAU_1_AMPA,
    tau_2=TAU_2_AMPA,
)
dfdt_nmda = calc_dfdt(
    f=f_nmda,
    g=g_nmda,
    e=e_nmda,
    tau_1=TAU_1_NMDA,
    tau_2=TAU_2_NMDA,
)
dfdt_gaba = calc_dfdt(
    f=f_gaba,
    g=g_gaba,
    e=e_gaba,
    tau_1=TAU_1_GABA,
    tau_2=TAU_2_GABA,
)

# [E-a-iii] コンダクタンス g の計算（微分）
# 式(3-5)に相当
dgdt_ampa = f_ampa
dgdt_nmda = f_nmda
dgdt_gaba = f_gaba

# [E-a-iv] 電流の計算
# 式(3-14)に相当
```

```python
currents_ampa = - np.sum(
    g_ampa * np.tile(
        potentials - E_AMPA, len(set_exc)),
    axis=1,
    keepdims=True,
)
block_mg = calc_block_mg(potentials)
currents_nmda = - np.sum(
    g_nmda * np.tile(
        block_mg * (potentials - E_NMDA), len(set_exc)),
    axis=1,
    keepdims=True,
)
currents_gaba = - np.sum(
    g_gaba * np.tile(
        potentials - E_GABA, len(set_inh)),
    axis=1,
    keepdims=True,
)
currents_leak = np.empty_like(currents_nmda)
currents_leak[set_exc, :] = \
    - G_MAX_LEAK_EXC * (potentials[set_exc, :] - E_LEAK)
currents_leak[set_inh, :] = \
    - G_MAX_LEAK_INH * (potentials[set_inh, :] - E_LEAK)

# キュー電流の計算。100から200ミリ秒で電流を流す
currents_cue = \
    (C_EXC if 100.0 < t and t <= 200.0 else 0.0) \
    * architecture['positions_cue'].reshape(-1, 1)

# それぞれの電流をまとめる
# 式(3-12)に相当
currents = \
    currents_ampa + currents_nmda + currents_gaba \
    + currents_leak + currents_cue + currents_noise
```

```
# [E-a-v] 膜電位vの計算
# 式(3-13)に相当
dvdt = np.empty_like(potentials)
dvdt[set_exc, :] = currents[set_exc, :] / C_EXC
dvdt[set_inh, :] = currents[set_inh, :] / C_INH

# 全ての微分を1つの配列にまとめる
dydt = np.hstack([
    dfdt_ampa, dgdt_ampa,
    dfdt_nmda, dgdt_nmda,
    dfdt_gaba, dgdt_gaba,
    dvdt,
])
return dydt
```

　行数が増え、一見複雑ですが、内情はAMPA/NMDA/GABAについて同じ計算を繰り返しているだけだと気づくと、シンプルな計算だと思えてくるはずです。さらに、differentiate_working_memory()関数のイオンチャネルのコンダクタンスや膜電位の計算は、differentiate_nmda_unit()関数とほぼ同じ内容です。そのため、ここでは、differentiate_nmda_unit()との相違を中心に解説します。

　注意が必要なことは、第一に、AMPAやNMDA、GABA受容体といったようにコンダクタンスモデルの種類が増えたため、g_max、tau_1、tau_2といった変数には、それぞれの受容体の設定値を与える必要があるということです。

　第二に、G_MAX_GABA * dysfuncs_gabaというように、最大コンダクタンス値に、仮想障害の設定値を乗じることで、それぞれの受容体機能の変化を実現しています。

　第三に、AMPA受容体やNMDA受容体などの興奮に寄与する受容体に対しては興奮性神経細胞のみが影響しています。そのため、AMPA受容体やNMDA受容体に関する計算を行う際、calc_synaptic_effect()の引数には、last_spikes[set_exc, :]というように興奮性神経細胞のみを抽出する必要があります。GABA受容体のコンダクタンスの計算も同様です。

　コンダクタンスの計算が終わった後に、電流の値と膜電位の微分の値を計算することになります。この際、それぞれの電流の計算は、行列の演算になるため注意する必要があります。詳細は、コードのコメントを確認してください。なお、今回は100から200ミリ秒でキュー電流（currents_cue）を流しています。

5.4 シミュレーションをしてみよう！

5.4.1 さまざまな受容体の機能低下

本章冒頭では、NMDA受容体の機能低下にのみ焦点を当てました。ここでは、さまざまな設定で仮想障害シミュレーションを行ってみましょう。

まずは、GABA受容体の機能を低下（dysfuncs_gaba=0.4）させた場合です。

```
# 評価時間を定める
t_eval = bms.generate_t_eval(t_max=700)

# 実行
results = bms.simulate_working_memory(
    t_eval=t_eval,
    architecture=architecture,
    dysfuncs_ampa=1.0,
    dysfuncs_nmda=1.0,
    dysfuncs_gaba=0.4,
)

# ラスタグラム
vis.plot_raster(
    spikes=results['spikes'][:, architecture['set_exc']],
    t_eval=t_eval,
    time_span=(100, 200),
)
```

結果、**図3-18 (a)** のような図が得られます。キュー電流を与えたところとは異なる神経細胞が持続発火していることがわかります。これは、GABA受容体の機能が低下したことで、バックグラウンドノイズによって引き起こされた自発的発火が抑制されずに、持続されてしまったと考えられます。他にも、GABA受容体の機能を亢進させた場合（dysfuncs_gaba=1.3）やAMPA受容体の機能を低下させた場合（dysfuncs_ampa=0.2）には、持続発火が消失する様子が観察されます（**図3-18 (b、c)**）。

Colabに参考となる設定値を掲示していますので、dysfuncs_ampaやdysfuncs_nmda、dysfuncs_gabaの値をさまざまな値に差し替えて仮想障害シミュレーションを試してみてください。

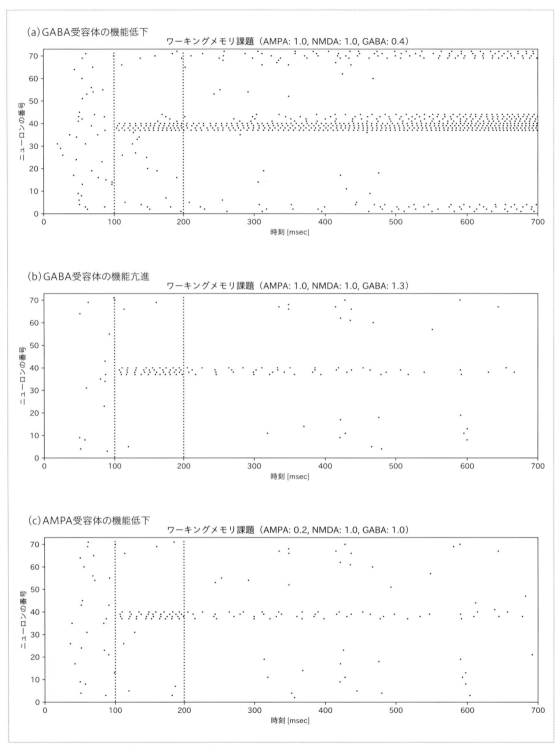

図 3-18　さまざまな条件でのワーキングメモリシミュレーション

5.5 最後に

　生物物理学的モデルを用いた計算論的精神医学研究の章は、以上です。

　本章の内容に関して、生物物理学的モデルの詳細については、文献5を参照ください。本章では十分に取り上げられなかった、神経科学における基本的事柄、数値シミュレーションに関する理論的詳細、実践的なプログラミングなど、充実した内容が平易に解説されています。文献6は、より専門的な見地から生理学や生物物理学について解説しており、生物物理学的モデルを本格的に勉強する場合にはオススメです。また、生物物理学的モデルを用いた実際の計算論的精神医学研究については、文献1をご確認ください。

参考文献

1) 国里愛彦 他．計算論的精神医学．勁草書房．2019．
2) Margo CE and Harman LE. Remembrance of things overlooked: The discovery of dendritic spine function. J Pediatr Ophthalmol Strabismus. 2017; 54: 139-140.
3) Yoon I et al. Intracellular neural recording with pure carbon nanotube probes. PloS one. 2013; 8: e65715.
4) Tanaka S. Dopamine controls fundamental cognitive operations of multi-target spatial working memory. Neural Netw. 2002; 15: 573-582.
5) 山崎匡，五十嵐潤．はじめての神経回路シミュレーション．森北出版．2021．
6) 宮川博義，井上雅司．ニューロンの生物物理．丸善出版．2013．

4章

ニューラルネットワークモデル

1. 本章の目的
2. 活性化関数
3. 線形層
4. 多層パーセプトロン
5. 誤差逆伝播法
6. 認知行動課題のタスク設定
7. リカレントニューラルネットワークモデル
8. 仮想障害シミュレーション

1. 本章の目標

本章では、Pythonを用いてニューラルネットワークモデルを学んでいきます。6ページに記載したリンクにアクセスして、colabのコードを実行しつつ読んでください。

ヒトの脳には約千億個もの神経細胞（ニューロン）が存在すると言われており[1]、これらが相互に結合し複雑な回路を構成することで、行動・思考・会話などの高次な認知処理が可能になると考えられています。（人工）ニューラルネットワークモデルは、このような複数の神経細胞の相互作用や、マクロなレベルでの神経細胞の入力・応答関係をモデル化したものです。多くの精神障害では、その生物学的基盤として局所の神経回路や単一の脳領域の機能を超え、前頭葉や皮質下など複数のモダリティ間に及ぶマクロなシステムレベルでの異変が存在すると想定されています。ニューラルネットワークモデルは、神経細胞を模したユニットをつなぎ合わせ、大規模なネットワークを構築し、複雑な課題を遂行させることに長けています。そのため、ミクロレベルの細胞からマクロレベルのネットワークを扱うニューラルネットワークモデルは、精神障害の神経基盤をシステムレベルで理解することに非常に有益と言えるでしょう。

本章は、以下のステップを踏み、ニューラルネットワークモデルを用いた計算論的精神医学研究の理解を目指します。

1. 活性化関数
2. 線形層
3. 多層パーセプトロン
4. 誤差逆伝播法
5. 認知行動課題の実装
6. リカレントニューラルネットワークモデル
7. 仮想障害シミュレーション

まず、ニューラルネットワークモデルにおいて、個々の神経細胞内の入出力関係を非線形変換により単純化した活性化関数（第2節）と、複数の神経細胞間の情報伝達に着目した線形層（第3節）の説明と実装を行います。多層パーセプトロンは、この活性化関数と線形層を何度も繰り返すことで、大規模な神経回路網をモデル化したものになります（第4節）。第5節では、誤差逆伝播法を用いて、神経細胞間の結合強度であるシナプス重みづけ係数の学習を行います。この学習則により、大規模な神経回路網の重みづけの調整が効率的に可能となり、ニューラルネットワークモデルが複雑なタスクを遂行することが可能になります。続く第6節では、認知行動課題の一種である「追跡眼球運動」を模した時系列データを作成します。本章の最後に行う仮想障害シミュレーションでは、追跡眼球運動の変調を引き起こす神経回路上の異変について検討します。第7節では、一点の時間のみを考慮する多層パーセプトロンを、時間的広がりのあるデータの予測が行えるリカレントニューラルネットワーク（recurrent neural network: RNN）へと拡張し、RNNが眼球運動課題を適切に遂行できることを確認します。第8節では、仮想障害シミュレーションを行うことで、RNNに「シナプス結合の断絶」や「神経回路における攪乱ノイズの混入」といった障害が生じると、この認知課題の遂行に様々な弊害

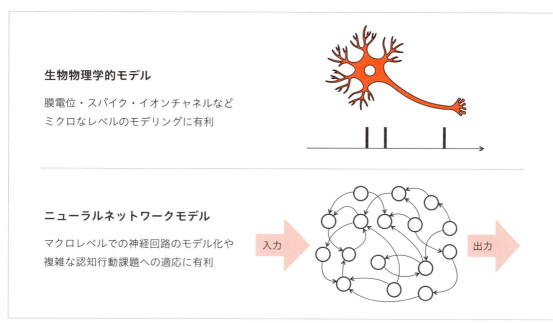

図4-1　生物物理学的モデルとニューラルネットワークモデル

が生じる様子を確認していきましょう。

　神経回路のモデリングは、（人工）ニューラルネットワークモデルに限らず、前章で扱った生物物理学的モデルでも可能です。両者は、神経系のモデル化を試みるという点は共通するものの、いくつかの違いがあります（図4-1）。ニューラルネットワークモデルの強みとして、学習アルゴリズム（誤差逆伝播法）による重みづけ係数の更新と、大規模・複雑なタスクへの適用可能性という点が挙げられます。例えば、ヒトは言語処理や論理的な計画立てが必要となるタスクを日常的に処理しています。このようなタスクは、ニューラルネットワークモデルであれば（ある程度までは）遂行できます。しかし、生物物理学的モデルを用いて、学習アルゴリズムを使わずに、このようなタスクを解くことは現時点では現実的ではありません。また、この学習アルゴリズムのおかげでネットワークを効率的に大規模化できるため、複数の脳モダリティにわたるシステムレベルでの神経回路のモデリングも、生物物理学的モデルと比べると比較的容易です。これらの理由のため、ニューラルネットワークモデルは、よりマクロなレベルでの神経回路のモデリングや、複雑な認知行動課題への適用などが期待されます。一方、ニューラルネットワークモデルで利用される神経細胞ユニット（発火率モデル）は、生物の神経系の近似としては粗く、スパイクやイオンチャネルの挙動などミクロな生理データとの相同を論じる際には、生物物理学的モデルを利用する方が適切な場合もあり得ます。いずれが適切か、研究の目的に応じて使い分けることが重要です。

はじめに本章で使用するライブラリをインポートします。

```python
# 認知行動課題作成用
import itertools

# 乱数生成用
import random

# フィギュア作成用
import matplotlib.pyplot as plt

# フィギュアの日本語対応化
!pip install matplotlib_fontja  # Colab 上にインストール
import matplotlib_fontja

# 数値や行列の計算用
import numpy as np

# [1] ニューラルネットワーク用
import torch
import torch.nn as nn
import torch.nn.functional as F
import torch.optim as optim
```

本章では一貫してプログラミング言語Pythonのライブラリである PyTorch を利用します（プログラム中 [1]）。PyTorch を利用することで、ニューラルネットワークモデルを実装する際の技術的ハードルを大きく引き下げることが可能だからです。

---

[1] 本書校正の折、ニューラルネットワークに関する功績を理由に、ホップフィールドおよびヒントンがノーベル物理学賞を受賞したという報せが届きました。冬の時代を幾度か経験したニューラルネットワークが、現在、幅広い領域において応用されている証だと考えられます。コラム内で言及した視覚野を模したニューラルネットワークや誤差逆伝播法に関しては、ノーベル賞を受賞した両氏と同時期に、福島邦彦先生や甘利俊一先生が先駆的な研究を行ってきました[20]。今後も、国内からニューラルネットワークモデルを駆使した革新的研究が登場することが期待されます。

COLUMN

ニューラルネットワークモデルの歴史から学ぶ脳と人工知能の対照

　ニューラルネットワークモデルの歴史は古く、1940年代のマカロックとピッツによる形式ニューロンモデルの提案や、1950年代のローゼンブラットによるパーセプトロンまで遡るとされています。初期のパーセプトロンでは、実際にコンピュータの電気回路を用いて神経回路網が組まれたそうです[2]。当時は単純な構成であったため、非常に簡単な問題しか解くことができず、知能のモデルとしてはあまり注目されていませんでした。

　1980年代には、ラメルハートやマクレランドを中心に、コネクショニズムや並列分散処理という名称のもとで、ニューラルネットワークモデルは認知科学研究における一大ブームをつくります。この際に鍵となったものが後述する"誤差逆伝播法"の登場です。効率的に計算が可能なアルゴリズムが開発されたことで、ニューラルネットワークモデルの大規模化が可能となり、以前よりも複雑・多様な問題にニューラルネットワークモデルが適用できるようになったのです。この時期に、ホフマンやコーエンによるニューラルネットワークモデルを用いた計算論的精神医学研究も登場します（詳細な解説は文献3を参照ください）。

　2010年代を迎え、ニューラルネットワークモデルは深層学習（Deep learning）という名称で再び注目を集めます。計算機の性能が向上したことで、ニューラルネットワークモデルの層を深くしたり、学習に大量のデータを用いたりすることが可能となり、大幅な性能改善が成し遂げられました。さらに、PyTorchなど"自動微分"の機能を有したライブラリが登場し、ユーザがニューラルネットワークモデルを実装する際の負担が大幅に軽減されます。さらに、この頃、動物の脳と人工ニューラルネットワークモデルの類似を分析したYamins et al.（2014）の研究が注目を集めました。この研究では、画像に含まれる物体のカテゴリ分類を学習したネットワークに、サルの視覚野の神経細胞と類似した反応特性が現れることを報告しています[4]。

　この研究を皮切りに近年では、生物学的ニューラルネットワークと人工ニューラルネットワークモデルの相同を議論した研究や展望論文が数多く出版されました[5-7]。人工神経回路網（ニューラルネットワーク）は人工知能だけでなく、生物学的な研究にも有益である、という認識は一層高まっています。同時に、ニューラルネットワークモデルを精神障害の理解に応用しようという研究も数多く試みられています[8,9]。今では、ニューラルネットワークモデルは、計算論的神経科学・計算論的精神医学における重要な研究ツールの一つになっています[3],[1]。

2. 活性化関数

詳細な説明は第3章 生物物理学的モデルに譲りますが、シナプス後細胞では、他の神経細胞からの信号入力に応じて、細胞内の電気的活動に変化が生じます。この電気的活動が、ある程度の大きさになるとスパイクが生じ、神経伝達物質を介して他の神経細胞への情報伝達が行われます（図4-2 (a)）。生物物理学的モデルには、神経生理学などの実験結果に対する理論的示唆を与えられることや、神経細胞間の発火タイミングの同期性という生物学的妥当性を考慮できることなど、強い魅力があります。一方、生物物理学的モデルは、近似の精確さの代わりに大きな計算量が必要となり、大規模化には数多くの困難が伴います。ニューラルネットワークモデルでは、効率性を上げ大規模な計算を可能とするために、神経細胞の活動をより粗く巨視的にモデル化します（図4-2 (b)）。

具体的には、神経細胞の情報処理を「線形層」と「活性化関数」という2つの計算プロセスに分けてモデル化を行います。「線形層」は、シナプス後細胞に対する入力情報を統合し細胞内の内部状態 u へと変換する計算を担い、次節で詳しく解説します。一方、「活性化関数」は、シナプス後細胞における内部状態を出力へと変換する機構です。この活性化関数は、神経細胞の内部状態 u に対して、神経細胞の平均的な発火頻度を出力すると考えるため、ニューラルネットワークモデルにおける神経細胞のモデルは、特に「発火率モデル」と呼ばれます。

なお、ニューラルネットワークモデルにおいて、神経細胞を模したユニット（ニューロン素子）は、電気的活動を厳密にモデル化しないため、ここでは電気的活動ではなく内部状態と呼ぶことにしています。また、ニューラルネットワークモデルにおけるニューロン素子やニューロン素子間の結合は、生物学的な神経細胞やシナプスと完全には一致しないことから、シナプス前細胞・シナプス後細胞という用語は一般的ではありませんが、本章ではわかりやすさを優先し、これらの用語を使用しています。

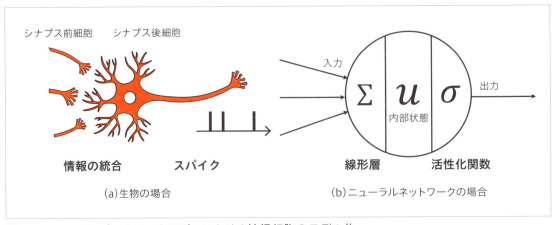

図4-2　ニューラルネットワークモデルにおける神経細胞のモデル化

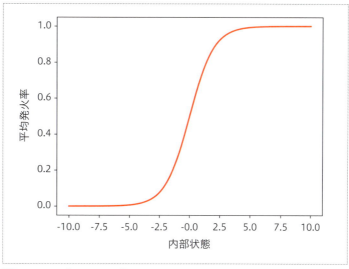

図4-3　シグモイド関数

活性化関数として、典型的には図4-3のような形を有するシグモイド関数が利用されます。

この図4-3から、活性化関数（シグモイド関数）の性質を分析してみましょう。神経細胞の電気活動が低い場合にはスパイクが生じないことを反映し、シグモイド関数は入力値が小さいときに出力は0に近い値を取ります（横軸が-10あたり）。シグモイド関数に対する入力値が大きくなるにつれ、出力値は次第に大きくなります（横軸が-2から2のあたり）。そして、シグモイド関数は、より大きな入力値になると1へと収束し、それより大きい値にはなりません（横軸が10のあたり）。このようなシグモイド関数の性質は、神経細胞の発火頻度には上限があるという現象を反映しています。

では、図4-3と同じ図形を生成するシグモイド関数をPythonで描いてみましょう。まず、シグモイド関数は以下の式で与えられます。

$$\sigma(u) = \frac{1}{1+e^{-u}} \quad (4\text{-}1)$$

ここで、eはネイピア数であり、$\sigma(\ )$はシグモイド関数を表します。シグモイド関数をPythonで実装した場合は以下のようになります。

```
def sigmoid(u):
    y = 1 / (1+np.exp(-u))   # 式（4-1）に相当
    return y
```

このsigmoid()関数は、引数（入力）としてuを受け取り、戻り値（出力）としてyを返す関数になっています。プログラム中2行目にて、具体的なシグモイド関数の計算を定義しています。np.exp()は、Numpyパッケージに存在する指数の計算用関数であり、np.exp(x)という記載でe^xを計算できます。具体的な値を定めることで、シグモイド関数の実際の計算を実行してみましょう。

```
# -10から10までの数字を1000等分
inputs = np.linspace(-10, 10, 1000)

# シグモイド関数の計算
outputs = sigmoid(u=inputs)
```

　このプログラムでは、1行目で-10から10までの数字を1000等分したベクトルを作成し、inputsという変数名で保存しています。次に、作成したsigmoid()関数にinputsを与えることで、inputsに含まれるそれぞれの値に対してシグモイド関数を適用した結果がoutputsに格納されます。

　では次に、活性化関数であるsigmoid()関数を適用した結果をプロットしてみましょう。結果のプロットは以下のように行います。

```
plt.plot(inputs, outputs)    # シグモイド関数を折れ線プロット
plt.xlabel('内部状態')    # x軸のラベル名
plt.ylabel('平均発火率')    # y軸のラベル名
plt.show()    # 作成したフィギュアを表示
```

　これにより、図4-3と同じものが作図できたかと思います。

　さて、ここまでは数値や行列の計算に特化したNumpyパッケージを利用してきました。ここからは、ニューラルネットワークモデルに特化したPyTorchパッケージを利用した場合の活性化関数の実装を説明します。PyTorchでは、シグモイド関数が既に用意されているため、自身で数式の詳細を記述する必要はありません。代わりに、シグモイド関数の呼び出しを行う必要があります。PyTorchではシグモイド関数を以下のように呼び出すことができます。

```python
# -10から10までの数字を1000等分
inputs = np.linspace(-10, 10, 1000)

# Numpyの型からPyTorchの型へ変換
inputs = torch.from_numpy(inputs)

# nn.Sigmoidクラスをsigという名称でインスタンス化
sig = nn.Sigmoid()
outputs = sig(inputs)   # 内部的にはsig.__call__(x)が呼び出される

# プロット
plt.plot(inputs, outputs)
plt.xlabel('内部状態')
plt.ylabel('平均発火率')
plt.show()
```

　このコードでは、まず、inputsをNumpyパッケージの関数（np.linspace()）で作成し、PyTorchパッケージに適したデータ型へと変換しています。NumpyのデータからPyTorchへの変換には、torch.from_numpy()を利用します。NumpyのデータとPyTorchのデータとの間で演算（足し算や掛け算など）はできません。このデータの型変換の処理がなければエラーを吐き出してしまうため、異なるパッケージで作成した数字や行列を計算する際には気をつける必要があります。その次に、シグモイド関数の計算を行うnn.Sigmoidクラスを呼び出し、インスタンスをsigという変数名に格納しています。

　なお、活性化関数は、シグモイド関数以外にもさまざまな関数が提案されています。神経科学の分野ではシグモイド関数に加えてハイパボリックタンジェント（双曲線正接）関数がよく使われます。一方、機械学習分野ではReLU関数がよく利用されます。これらの活性化関数は、線形変換（入力と出力の間が直線関係）ではありません。このおかげで、ニューラルネットワークモデルのダイナミクスに非線形性がもたらされ、複雑で多様な出力を生成することが可能になります。

> **COLUMN**

速習・オブジェクト指向言語

　ここで、PythonやPyTorchにおける「クラス」や「インスタンス」と呼ばれる概念について簡単に説明をしておきます。本コラムはプログラムに関する技術的詳細であり、深く立ち入らずとも以降の実装は可能です。しかし、事前に知っておいた方が今後の理解がよりスムーズになるかもしれません。

　Pythonを含めたオブジェクト指向言語では、「クラス」と呼ばれる抽象的概念を定義します。そして、このクラスをインスタンス化（初期化）することで、具体的な設定値をもったインスタンスを作成します。PyTorchでは、ニューラルネットワークモデルそのものやニューラルネットワークモデルに関連した機能が、「クラス」として既に実装されています。そのため、ニューラルネットワークモデルの「クラス」を「インスタンス」化することで、ユーザは自由かつ効率的にニューラルネットワークモデルの実装ができるのです。

　本節で利用したシグモイド関数を例に、「クラス」と「インスタンス」の具体的な使い方を確認してみましょう。ここでは、PyTorchから nn.Sigmoid というクラスを呼び出しています。本文中のプログラムでは、sig = nn.Sigmoid() という処理を行うことで、nn.Sigmoid クラスを sig という変数名でインスタンス化しました。このインスタンス化の際には、設定値として引数を与えることも可能です。実例は、線形層の計算を行う nn.Module クラスを利用する際に確認します。

　クラスやインスタンスは、内部に変数や関数（特にメソッドと呼ばれます）をもちます。作成したインスタンスに "."（ドット）をつけることで、これらの変数や関数にアクセスし、呼び出すことが可能です。Pythonでは、ドット以降の関数名を省略した場合、__call__() 関数が呼び出されます。上記のコードにおける y = sig(x) では、実際には __call__() 関数が呼び出され、この関数の中にシグモイド関数の計算処理が記載されています。

　多層パーセプトロンを実装する際には、自分自身でPythonでクラスを定義することになります。Pythonでクラスを定義する場合には class <クラス名>(継承元クラス): と記載します。関数を定義する際の def の代わりに class を利用すると考えるのがわかりやすいでしょう。継承元クラスは省略しても構いませんが、指定した場合には、その継承元クラスの変数や関数を引き継ぐことが可能です。PyTorchでニューラルネットワークモデルを実装する際は、継承元クラスに nn.Module を指定します。これにより、ニューラルネットワークモデルに必要となる機能が自動的に引き継がれます。

COLUMN

　クラスを定義する際に重要なことは、初期化関数 `__init__()` を定義することです。クラスをインスタンス化した際には、自動的に `__init__()` 関数が呼び出されます。そのため、インスタンス化の際に必ず行いたい手続きは `__init__()` 関数内で定義します。特に、インスタンスに引数として与える設定値の処理が重要です。例えば、`nn.Linear` や `Perceptron` クラスでは、インスタンス化の際に引数として入力次元数や出力次元数を定めることが可能です。このような入力次元数や出力次元数の引数は `__init__()` の引数として定義します。具体例としては、多層パーセプトロンの実装を確認ください。

　インスタンスを特徴づけ、様々な関数から呼び出したい値は、`__init__()` 関数内で `self` 付きで宣言します。変数名の前に `self` を付けることで、そのクラスのインスタンス自身であれば `__init__()` 関数以外の関数からでも、参照ができるようになります。逆に `self` をつけ忘れると、参照に失敗しエラーのきっかけになるため注意が必要です。

　本書を通じてわかる通り、プログラミングにおいては再利用可能性や効率性を高める上で「関数」が重要です。オブジェクト指向言語で利用される「クラス」も、関数と同様に計算処理を抽象化するため、プログラミングの再利用可能性や効率性を向上させます。その強力さは、今後、多層パーセプトロンを実装する際に実感できるでしょう。

3. 線形層

　線形層は、複数の神経細胞の結合関係やシナプス後細胞における入力情報の統合処理を数理モデル化したものです。この線形層では、情報の受け手である1つのシナプス後細胞は、情報の発信者である複数のシナプス前細胞から信号を受信すると考えます（図4-4）。その際、シナプス前細胞とシナプス後細胞との結合の強さ（影響度の強さ）が存在することを仮定します。この結合の強さを、重みづけ係数 w_{ij} を用いて表すことにします（i と j はそれぞれシナプス後細胞とシナプス前細胞の番号を示す添え字です。i と j の順序と前後が逆になっていることに注意してください）。このようにすると、あるシナプス後細胞の内部状態 u_i は、複数のニューロン素子からの信号を w_{ij} によって重みづけ、それらの総和を取ったものとしてモデル化できます。

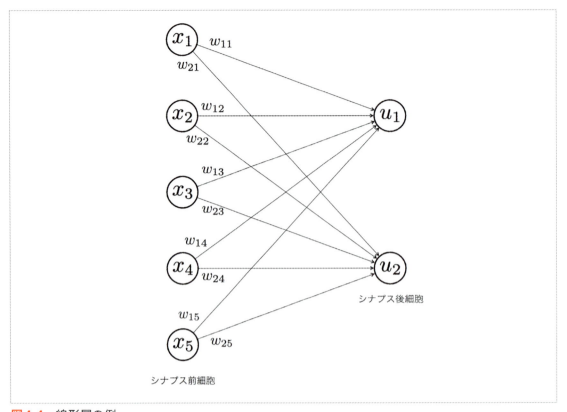

図 4-4 線形層の例

具体例として図4-4を用いて、線形層の数式とPyTorchでの実装を確認していきましょう。図4-4の例では、シナプス前細胞（発信側）は5つのニューロン素子で構成され、シナプス後細胞（受信側）は2つのニューロン素子で構成されています。まず、図4-4のシナプス後細胞の一つ u_1 に着目してみましょう。このニューロン素子 u_1 は、複数のニューロン素子から入力 $x_j (j = 1, 2, ..., 5)$ を受け取ります。この入力は、シナプス重みづけ係数 $w_{1j}(j = 1, 2, ..., 5)$ によって重みづけられます。具体的に数式として書き下すと、$u_1 = w_{11}x_1 + w_{12}x_2 + w_{13}x_3 + w_{14}x_4 + w_{15}x_5$ となります。このように、線形層は1つのニューロン素子に着目した場合、多変数を用いた一次関数（統計学の言葉では重回帰モデル）になっています。これを、総和記号 Σ を用いて表現してみると、

$$u_1 = \sum_{i=1}^{5} w_{1i} x_i$$

となります。同様の考えで、

$$\begin{aligned} u_2 &= w_{21}x_1 + w_{22}x_2 + w_{23}x_3 + w_{24}x_4 + w_{25}x_5 \\ &= \sum_{i=1}^{5} w_{2i} x_i \end{aligned}$$

となります。

ところで、PyTorchでは、これらの計算を行

列を用いて行っています。行列計算とすることで、計算式がシンプルとなるだけでなく、GPU（graphics processing unit）を用いた計算の並列化が可能となり、結果として計算速度の向上が見込めます。そこで、この u_1 と u_2 の計算を上下に重ね、ベクトルと行列を用いた計算として表現をしてみましょう。

$$\begin{pmatrix} u_1 \\ u_2 \end{pmatrix}$$

$$= \begin{pmatrix} w_{11} & w_{12} & w_{13} & w_{14} & w_{15} \\ w_{21} & w_{22} & w_{23} & w_{24} & w_{25} \end{pmatrix} \begin{pmatrix} x_1 \\ x_2 \\ x_3 \\ x_4 \\ x_5 \end{pmatrix}$$

$$= \begin{pmatrix} w_{11}x_1 + w_{12}x_2 + w_{13}x_3 + w_{14}x_4 + w_{15}x_5 \\ w_{21}x_2 + w_{22}x_2 + w_{23}x_3 + w_{24}x_4 + w_{25}x_5 \end{pmatrix}$$

ここで、W は、2×5 の行列であり、i 行目 j 番目の要素に重みづけ係数 w_{ij} を含んでいるとします。また、$\mathbf{u}$、$\mathbf{x}$ は、それぞれシナプス後細胞の内部状態、シナプス前細胞の出力を束ねたベクトルとします。それぞれの要素数は、2、5です。すると、

$$\underbrace{\begin{pmatrix} u_1 \\ u_2 \end{pmatrix}}_{\mathbf{u}} = \underbrace{\begin{pmatrix} w_{11} & w_{12} & w_{13} & w_{14} & w_{15} \\ w_{21} & w_{22} & w_{23} & w_{24} & w_{25} \end{pmatrix}}_{W} \underbrace{\begin{pmatrix} x_1 \\ x_2 \\ x_3 \\ x_4 \\ x_5 \end{pmatrix}}_{\mathbf{x}}$$

であるので、つまり、

$$\mathbf{u} = W\mathbf{x} \quad (4\text{-}2)$$

となります。このように、行列を使うことで線形層の計算式をシンプルに書き下すことが可能です。なお、行列の演算については**第3章 生物物理学的モデル**の Colab ファイルに存在する**補足：行列の演算**もご確認ください。

図4-4で表現されるニューロン素子間の関係性は、PyTorch では nn.Linear クラスを用います。

```
# 線形層のインスタンス化
# インスタンス化の際に，重みはランダムに決定される
linear = nn.Linear(in_features=5, out_features=2)
```

nn.Linear の第一引数である in_features には線形層への入力次元数（シナプス前細胞のユニット数）である5を与えます。同様に、第二引数 out_features には線形層の出力次元数（シナプス後細胞のユニット数）である2を与えます。試しに、実装した線形層を動かしてみます。先ほど指摘した通り、PyTorch では、入力・出力がベクトルや行列になります。例えば、以下のように、要素数が5であるベクトルを入力として与え、出力を確認してみましょう。

```
# 入力用変数の作成
inputs = torch.tensor([0.1, 0.2, 0.3, 0.4, 0.5])

# 線形層の計算．式 (4-2) に相当
outputs = linear(inputs)

# 結果を表示
print('outputs:', outputs)
```

PyTorch では、`torch.Tensor` を用いることで、リストや Numpy データを PyTorch 用のデータに変換します。このコードの1行目では、線形層 `linear` に入力する要素数が5のベクトルを作成しています。このベクトルを `linear()` に渡すことで、要素数が2のベクトルが出力されたかと思います。

```
outputs: tensor([0.5810,  0.1216], grad_fn=<ViewBackward0>)
```

上記のような出力が表示されたかと思いますが、環境によって具体的な数値は異なります。現時点では `grad_fn` は無視してください。また、`print(linear.weight)` を実行することで、線形層の `linear` の重みづけ行列を PyTorch でも確認できます。

```
print('weight:', linear.weight)    # 線形層の重みを出力
weight: Parameter containing:
tensor([[ 0.3419,  0.3712, -0.1048,  0.4108, -0.0980],
        [ 0.0902, -0.2177,  0.2626,  0.3942, -0.3281]], requires_grad=True)
```

PyTorch の `nn.Linear` では、重みづけ係数の初期値はランダムに決まります。そのため、環境によって表示される結果が異なります。

以上で線形層に関する平易な説明はおしまいですが、1つ補足をします。出力された重みづけ係数を用いて実際に検算をすると、プログラムを実行した結果と検算の結果とは一致しないかと思います。実は、線形層を計算する際には実際には切片ベクトル $\mathbf{b} = (b_1, b_2)$ を加算しています。図4-4に相当する線形層の正確な式は以下になります。

$$\mathbf{u} = W\mathbf{x} + \mathbf{b}$$

この $\mathbf{b}$ はバイアス項と呼ばれ、シナプス前細胞の内部状態の大小に依存しない、シナプス後細胞のベースラインとなる内部状態の値です（もしくは、発火のために必要な閾値とも解釈されます）。PyTorch を利用する際には意識することはありませんが、一般には注意が必要です。バイアス項は `linear.bias` でアクセス可

能です。バイアス項を考慮に入れて検算をすると、数字が一致します。試しに確認をしてみましょう。

```
print('bias:', linear.bias)   # 線形層のバイアスを出力
bias: Parameter containing:
tensor([0.3887, 0.0837], requires_grad=True)
```

　print(linear.bias) を実行すると、著者の環境では上記が表示されました。そのため、著者の場合、u_1 の値を求める計算式は、0.3419 × 0.1 + 0.3712 × 0.2 − 0.1048 × 0.3 + 0.4108 × 0.4 − 0.0980 × 0.5 + 0.3887 になります。これを実際に計算してみると、0.58101 になります。小数第五位で四捨五入すると、先ほど表示された結果である 0.5810 に一致しました。

　次のセクションでは、活性化関数と線形層を組み合わせ、多層パーセプトロンを構築していきましょう。

4. 多層パーセプトロン

4.1 モデルと数式

　脳の情報処理は、個々の神経細胞の発火と、複数の神経細胞間での情報の伝達に基づいていると考えられます。ニューラルネットワークモデルでは、神経細胞の発火特性を活性化関数でモデル化し、神経細胞の情報の伝達を線形層でモデル化します。線形層と活性化関数を繰り返したニューラルネットワークモデルは特に多層パーセプトロン（順伝播型ニューラルネットワークモデル）と呼ばれています（図4-5）。本節では、多層パーセプトロンを構築し、単純な予測問題に挑戦します。

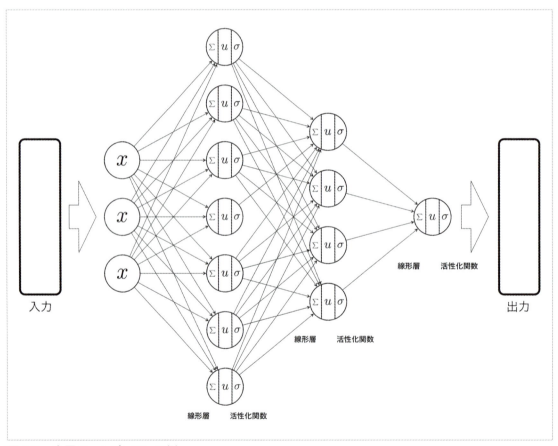

図4-5　多層パーセプトロンの例

はじめに、線形層と活性化関数の処理を一度だけ施す単純なモデルを考えてみましょう。このような処理は、数式で表すと、以下のようになります。

$$y_j(x) = \sigma\left(\sum_i^I w_{ji} x_i\right) \quad (4\text{-}3)$$

$\sigma(\ )$ はシグモイド関数（活性化関数）です。シグモイド関数の（ ）の中身である $\sum_i^I w_{ji} x_i$ は、線形層の演算です。つまり、$x_i (i = 0, ..., I)$ に対して、線形層の処理を施した結果得られた値に、さらにシグモイド関数を施す、という流れになっています。この処理を2回繰り返すモデルに拡張すると、以下のようになります。

$$x_j^{(1)}(x) = \sigma\left(\sum_i^I w_{ji} x_i^{(0)}\right)$$

$$x_k^{(2)}(y) = \sigma\left(\sum_j^J w_{kj} x_j^{(1)}\right)$$

右肩の括弧付きの数字が層を表した数字です。1行目で、入力 $x_i^{(0)}$ に対して、線形層と活性化関数の処理を行い、出力 $x_j^{(1)}$ を得ています。そして、この出力 $x_j^{(1)}$ を入力として、線形層と活性化関数の処理を施し出力 $x_k^{(2)}$ を得ています。この式から予想されるように、多層パーセプトロンは、線形層→活性化関数→線形層→活性化関数→線形層→活性化関数 …… と繰り返したものになります。

4.2 実装

次に、PyTorch を用いて、活性化関数をシグモイド関数として、線形層と活性化関数を3回繰り返す多層パーセプトロンを実装してみましょう。これまでは、`nn.Linear` や `nn.Sigmoid` のように既に PyTorch によって構築されたクラスを呼び出す（インポートする）だけでした。今回は自分自身で新たにクラスを作る必要があります。

```
class Perceptron(nn.Module):  # [1] クラスの定義
    def __init__(self, dim_input, dim_output):  # [2] 初期化関数の定義
        # [3] 継承元クラスの初期化関数を実行
        super().__init__()

        # 1つ目の線形層と活性化関数のインスタンス化
        self.linear1 = nn.Linear(dim_input, 7)
        self.act1 = nn.Sigmoid()
        # 2つ目の線形層と活性化関数のインスタンス化
        self.linear2 = nn.Linear(7, 4)
        self.act2 = nn.Sigmoid()
        # 3つ目の線形層と活性化関数のインスタンス化
        self.linear3 = nn.Linear(4, dim_output)
        self.act3 = nn.Sigmoid()

    def forward(self, x):
        # 1回目の線形層と活性化関数の計算．式(4-3)に相当
        x = self.act1(self.linear1(x))
        # 2回目の線形層と活性化関数の計算．式(4-3)に相当
        x = self.act2(self.linear2(x))
        # 3回目の線形層と活性化関数の計算．式(4-3)に相当
        x = self.act3(self.linear3(x))
        return x
```

とても長いコードですので順を追って解説します。

PyTorchでニューラルネットワークモデルをクラスとして実装する際には、大まかには、「クラスの定義」「初期化関数の定義」「前向き計算の定義」という3つのプロセスが必要になります。なお、Pythonでクラスを自作する方法について、理解を深めたい方は、コラム：速習・オブジェクト指向言語（92ページ）もご参照ください。

4.2.1 クラスの定義

まず、[1]では、今回実装するパーセプトロンのクラスをPerceptronという名前で定義しています。クラス定義の際に、継承元クラスとしてnn.Moduleを指定しています。PyTorchが提供するニューラルネットワークの機能をnn.Moduleが保持しているため、新しく定義したPerceptronクラスもその機能を継承することができます。難しい場合は、PyTorchを用いてニューラルネットワークモデルを構築す

る際に必要な「おまじない」だと思っていただいても構いません。

4.2.2　初期化関数の定義

初期化関数である `__init__()` 関数では、変数の定義を行います（プログラム中 [2]）。まず、`__init__()` 関数の引数として、入力次元数 `dim_input` と `dim_output` を受け取るように設計します。このように初期化関数を設計することで、異なる入力次元数や出力次元数を有するパーセプトロンを、目的に応じてインスタンス化することが可能となり、プログラミングの柔軟性や再利用可能性が高まります。

[3] では、今回実装した `Perceptron` クラスの親である `nn.Module` クラスの初期化関数である `__init__()` を呼び出しています。この処理により、ニューラルネットワークの実装に必要となる処理を自動的に行ってくれます。実用上は、こちらも PyTorch でニューラルネットワークを書く際に必要となるおまじないと認識していただいて構いません。

関数の中では、3つの線形層と3つの活性化関数をインスタンス化しています。変数名は変わっていますが、以前のセクションで `nn.Linear` や `nn.Sigmoid` を呼び出したときと同じ方法です。今回は多層パーセプトロンを構築するにあたり、中間層のユニット数は根拠なく適当な値を用いて実装しています。本来であれば、予測能力と計算時間との塩梅を吟味して、適切な値にチューニングを行う必要があります。

4.2.3　前向き計算の定義

`forward()` 関数では、実際のパーセプトロンの計算処理を担います。まず、x という名前で、入力（引数）を受け取ります。そして、線形層、活性化関数に3度通しています。なお、PyTorch の内部処理としては、`__call__()` 関数を実行したときに `forward()` 関数が実行されることになります。

ニューラルネットワークモデルのクラスの定義は以上です。PyTorch の実装を通じてでも、多層パーセプトロンが、線形層と活性化関数の組み合わせであることが、理解できたでしょうか。説明は複雑だったかもしれませんが、この `Perceptron` クラスの本質は、`forward()` 関数に記載されている線形層（`self.linear1()` や `self.linear2()`）と活性化関数（`self.act1()` や `self.act2()`）の繰り返しになります。

4.3　パーセプトロンの動作検証

実装したパーセプトロンを実際に動かしてみましょう。まずは適当な入力値を作成し、動作を検証してみます。

```
# 多層パーセプトロンをインスタンス化
perceptron_test = Perceptron(dim_input=16, dim_output=2)

# パーセプトロンの入力用に適当な値をもつ要素16の配列を作成
inputs = torch.Tensor([
    0.1, 0.2, 0.3, 0.4,
    0.5, 0.6, 0.7, 0.8,
    0.9, 1.0, 1.1, 1.2,
    1.3, 1.4, 1.5, 1.6
])

# 前向き計算を実行
outputs = perceptron_test(inputs)

# 出力された値を確認．要素数が2であることが確認できる
print('Output:', outputs)
Output: tensor([0.3668, 0.6068], grad_fn=<SigmoidBackward0>)
```

まず、Perceptronクラスをperceptron_testという名前でインスタンス化をしています。ここでは、入力次元（dim_input）を16に設定し、出力次元数dim_outputは2に設定してみました。次に、動作検証用に要素数が16のベクトルを作成しています。この作成した変数を引数として、前向き計算を実行することで、forawrd()関数が呼び出されます。内部的には、先ほどforward()関数に定義した通り、xに線形層・活性化関数の計算を3回繰り返します。outputsをプリントすると、要素数が2の変数が確認できるはずです。

4.4　ストループ課題への適用

次は実装した多層パーセプトロンを実際のデータに適用してみましょう。今回はストループ課題のデータを擬似的に作成し、多層パーセプトロンに予測させてみます。

ストループ課題は、入力刺激の有する情報がデータモダリティごとに相反する場合に、条件に即したデータモダリティを選択し、その情報を回答する課題になります（図4-6）。例えば「赤」色のインクで書かれた「黒」という文字の意味を答える課題になります。この例の場合、インクの色というモダリティでは情報として「赤」を保持していますが、文字の意味というモダリティでは「黒」という情報を保持しており、互いに相反しています。特に、インクの色と文字の意味とが異なるとき、色の識別プロセスと意味を読解するプロセスとが競合するため、反応時

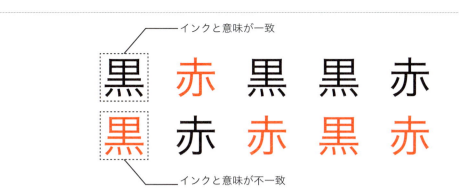

図 4-6 ストループ課題の例

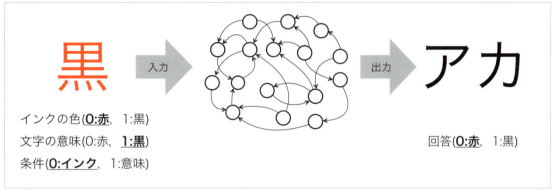

図 4-7 多層パーセプトロンにストループ課題を応用する

間が遅くなる現象が知られており、ストループ効果と呼ばれています。このような現象を用いて、ストループ課題は、実際の臨床場面でも注意制御や処理速度など、脳の認知機能を評価する指標として用いられています。ここでは、反応時間は無視し、文字の意味と色という異なるモダリティへの注意の切り替えプロセスのみをモデル化の標的とします。

具体的には課題を単純化し、以下のように入力データを作成します。

- インクの色：0 or 1（それぞれが赤 or 黒に対応）
- 文字の意味：0 or 1（それぞれが赤 or 黒に対応）
- 条件：0 or 1（それぞれがインク or 意味に対応）

もし、インクの色が「0」、文字の意味が「1」、条件が「0」の場合には、インクの色を回答する必要があるため、多層パーセプトロンは値として「0」を出力する必要があります。もし、インクの色が「0」、文字の意味が「1」、条件が「1」の場合には、文字の意味を回答する必要があるため、多層パーセプトロンは値として「1」を出力する必要があります（**図 4-7**）。

まずは、このようなストループ課題を模したデータ作成コードを構築しましょう。

```python
def load_stroop_dataset():
    # 入力刺激
    inputs = np.array([
        # インクの色(0: 赤, 1: 黒), 文字の意味(0: 赤, 1: 黒)
        # 条件(0: インク, 1: 意味)の順に指定
        [0, 0, 0],
        [0, 0, 1],
        [0, 1, 0],
        [0, 1, 1],
        [1, 0, 0],
        [1, 0, 1],
        [1, 1, 0],
        [1, 1, 1],
    ])
    # 正答データ
    targets = np.array([
        # 0: 赤, 1: 黒
        [0],[0],[0],[1],[1],[0],[1],[1],
    ])
    return inputs, targets

# 作成したストループ課題をロードする
inputs, targets = load_stroop_dataset()

# ロードした結果を確認
print(
    'dimension of inputs:', inputs.shape,
    'dimension of targets:', targets.shape,
)
```

load_stroop_dataset() 関数は、inputs と targets という2つの戻り値をもちます。inputs は、入力刺激のデータであり、サイズは 8×3（データ数 × 入力次元数）です。

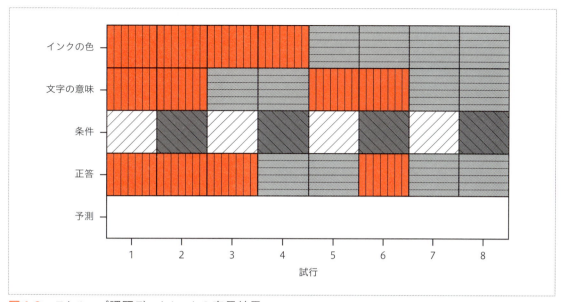

図4-8 ストループ課題データセットの表示結果
縦：赤、横：黒、左下がり斜線：インク、右下がり斜線：意味に相当。予測を省略した場合には白く表示

targetsは、正しい回答データであり、出力次元数が1のため、サイズは8×1になります。

実際に、ストループ課題データセットのデータ点をプロットをしてみます（図4-8）。

```
plot_stroop(inputs=inputs, targets=targets)
```

今回はプロット関数として`plot_stroop()`という関数を作成してみましたので、Colab上のコードを実行してください。実装の詳細の解説は割愛しますが、この関数は引数として入力データ（`inputs`）、正答データ（`targets`）、予測データ（`predictions`）をNumpyのデータ型で受け取ります。関数を呼び出した結果として、上から順に「インクの色」「文字の意味」「条件（左下がり斜線がインク、右下がり斜線が意味に相当します）」「正答」「予測」の色を試行ごとにプロットしてくれます。予測データ`predictions`は省略可能で、省略された場合には白色を表示します。なお、多層パーセプト

ロンの予測値は0から1までの連続値を取りますが、0か1に近い方の値を判定してプロットします。

では、データの準備が終わったので、いよいよパーセプトロンを動かしましょう。まずは、この検証用データに適したパーセプトロンをインスタンス化します。入力次元数（`dim_input`）は3で、出力次元数（`dim_output`）は1です。なお、入力刺激のデータのサイズは8×3（データ数 × 入力次元数）でした。PyTorchのニューラルネットワークでは、1次元目はデータ数と自動的に認識され、ニューラルネットワークの演算が全てのデータに対して並列して独立

に適用されます。今回の場合、8つの刺激データそれぞれに対して、多層パーセプトロンの演算が適用されることになります。

```
# パーセプトロンのインスタンス化（重みはランダムに決まる）
# 今回は入力次元は3（インクの色，文字の意味，条件）
# 出力次元は1（回答の色）
perceptron_stroop = Perceptron(dim_input=3,dim_output=1)
```

　パーセプトロンを用いて実際に予測を行い、プロットをしてみましょう。先ほどと同じように、ストループ課題データセットのデータと予測結果をプロットをしてみます（図4-9）。

```
# Numpy型データをPyTorch型データに変換
inputs_torch = torch.from_numpy(inputs).to(torch.float32)

# 予測を実行
predictions = perceptron_stroop(inputs_torch)

# 予測結果をプリント
print('predictions', predictions)

# 予測結果をプロット
plot_stroop(
    inputs=inputs,
    targets=targets,
    predictions=predictions,
)
```

　現状のperceptron_stroopでは、重みづけ係数がランダムに定められているため、適切な予測値になりません。予測がうまくできている場合には、正答の色と予測値の色は同じになります。次節で解説する誤差逆伝播法による学習を行うことで、シナプス重みづけ係数の値が調整され適切な予測ができるようになります。

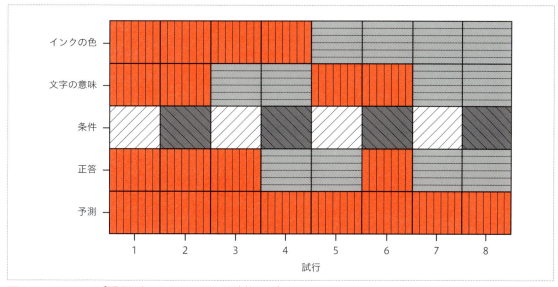

図 4-9 ストループ課題データセットの予測（学習前）
縦：赤、横：黒、左下がり斜線：インク、右下がり斜線：意味に相当

5. 誤差逆伝播法

　多層パーセプトロンにおいて、入出力関係を定めるものは、線形層の重みづけ係数です。この値を変更することで、入出力関係を修正できます。このような、入力に対して適切な出力を行えるように、重みづけ係数を修正することをニューラルネットワークモデルの「学習」と呼びます。また、重みづけ係数のように、モデルの振る舞いを定めるものの、学習により最適化される変数を「パラメータ」と呼びます（正確にはバイアス項も学習の対象であり、パラメータです）。

5.1 原理的理解 ＊＊

　ニューラルネットワークモデルの学習の原理は非常にシンプルです。ニューラルネットワークモデルによる予測値と、実際の観測値の間のズレを計算し、このズレが小さくなるようにパラメータを修正するのです。

　このズレの計算を行う関数は損失関数と呼ばれます。一番平易な損失関数として、平均二乗誤差（mean squared error: MSE）が知られています[1]。

---

[1] ストループ課題の場合、二値変数を予測する問題であるため、本来であればクロスエントロピー損失の方が適切です。ただし今回はわかりやすさを優先して平均二乗誤差を利用しています。

$$Loss = \frac{1}{N}\sum_{n=1}^{N}(y_n - \hat{y}_n)^2$$

ここで、y_n が実際の観測値であり、$\hat{y}_n$ がニューラルネットワークモデルによる予測値です。観測値と予測値との差分（ズレ）を二乗する作業を全てのデータについて行った後、これらの和をとりデータ数 N で割ります。

では、このズレ（損失関数）に基づき、具体的にどのような計算を適用することでパラメータを修正するのでしょうか。その回答が誤差逆伝播法（バックプロパゲーション）と呼ばれる学習のためのアルゴリズムです。PyTorchでは、誤差逆伝播法に必要な微分（勾配）の情報を自動的に算出する自動微分と呼ばれる機能を備えており、ニューラルネットワークの学習を簡易に実装できます。そのため、実装の上では誤差逆伝播法の詳細に立ち寄る必要はありませんので、ここでは誤差逆伝播法の直感的な説明をします。

PyTorchでは、ニューラルネットワークがforward()関数を用いて前向き計算を行う際に、その計算順序を記録しています。計算の最終地点である予測値と目標値とのズレ（損失関数）を起点として、この前向き計算の順序を逆にたどっていき、それぞれのパラメータに対して誤差情報（勾配）を計算します（後ろ向き計算や逆伝播と呼ばれます。図4-10）。最後に、オ

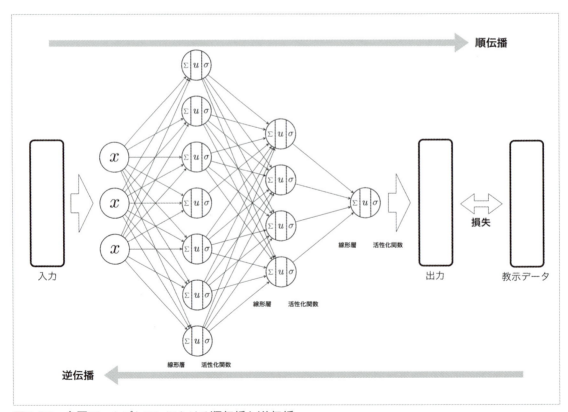

図4-10　多層パーセプトロンにおける順伝播と逆伝播

プティマイザーと呼ばれる手法により誤差情報をもとにパラメータを実際に更新します。

誤差逆伝播法は非常に強力な学習アルゴリズムです。ニューラルネットワークが幅広い問題に適用される理由の一つは、パラメータの学習が、誤差逆伝播法によって、汎用的かつ効率的に行えるためです。誤差逆伝播法の詳細な解説はコラムに譲りました。

COLUMN

誤差逆伝播法の基礎1：勾配降下法

誤差逆伝播法を理解する鍵は、「勾配降下法」と「微分の連鎖律」です。ここでは、勾配降下法について説明します。

まずは具体例を考えてみましょう。例えば、関数 $f(w)$ を考えたとき、w を増やすか減らすか、どちらにすれば $f(w)$ が低下するのかは、関数 $f(w)$ の接線の傾きを調べることで予想できます。接線の傾きが正のときには w の値を少し減らせば $f(w)$ は下がります。逆に接線の傾きが負のときには w の値を少し増やせば $f(w)$ の値が下がります。具体例として、四次関数 $f(w) = w^4 + 4w^3 + 3w^2 - w$ を考えてみましょう（図4-11の黒の実線）。この関数の導関数は $f'(w) = 4w^3 + 12w^2 + 6w - 1$ になります。例えば、$w = -1.4$ のとき、接線の傾きは 3.114 であり正の値となる（図4-11の赤の点線）ため、w の値を少し下げることで、極小値に近づきます。

勾配降下法では、損失関数の最小化を行うために勾配（傾き）を計算し、傾きを利用して損失関数が減少する方向へとパラメータを変更します。このように、勾配降下法を利用することで最適なパラメータを求めることができます。関数の値が下がる情報を保持している勾配（傾き）によって、ボールが関数の上を転がるように、関数の値が極小となるパラメータを求めることができます。

この考えを一般化して数式で記述すると、以下のようになります。

$$w_{ij}^{(\text{new})} \leftarrow w_{ij}^{(\text{old})} - \alpha \frac{\partial Loss}{\partial w_{ij}}$$

左辺 $w_{ij}^{(\text{new})}$ は、更新後のパラメータを示し、右辺は更新後の値を決める数式です。$\frac{\partial Loss}{\partial w_{ij}}$ が勾配です。α は、実際に得られた勾配をどの程度パラメータの修正に反映させるのかを調整する値で学習率（learning rate）と呼ばれます。

COLUMN

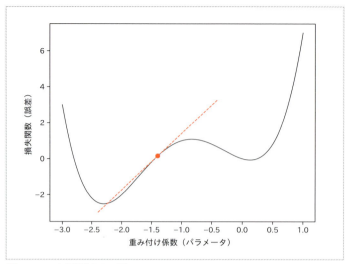

図4-11　勾配降下の例

　勾配降下法は強力なアルゴリズムですが、最小値に収束することを保証できず、場合によっては局所解に陥る可能性があります（例えば図4-11の右側の谷が局所解です）。また、設定する学習率の値が大きすぎるとパラメータが収束せず、一方小さすぎると学習が遅くなるなど、学習率の調整は非常に難しい問題です。このような問題を解決するために、勾配降下法を修正したアルゴリズムが実際には適用されており、これらのアルゴリズムはオプティマイザー（最適化手法）と総称されます。PyTorchにもさまざまに実装されており手軽に利用することが可能です[2]。

---

[2] 詳細は https://pytorch.org/docs/stable/optim.html を参照ください。

COLUMN

誤差逆伝播法の基礎2：微分の連鎖律

コラム：誤差逆伝播法の基礎1（109ページ）で、勾配は、パラメータの修正量を反映した値であり、ニューラルネットワークモデルの学習に重要な値だということが明らかになりました。

この勾配の計算は、「微分の連鎖律」を利用することで効果的に行うことが可能です。微分の連鎖律とは、入力 x に対して、$y = f(g(x))$ という変換を施した場合に、y の x による微分 $\frac{dy}{dx}$ を、以下のように計算することを指します。

$$\frac{dy}{dx} = \frac{df}{dg} \cdot \frac{dg}{dx}$$

この抽象的な微分の連鎖律を視覚的に書くと、以下のようになります（図4-12）。

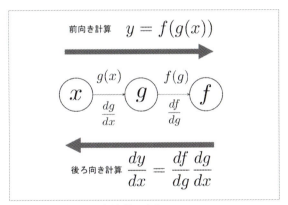

図4-12 微分の連鎖律の例1

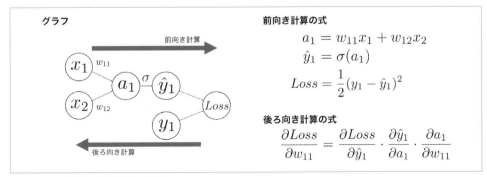

図4-13 微分の連鎖律の例2

COLUMN

$y = f(g(x))$ という計算の流れは前向き計算や順伝播、一方、$\frac{dy}{dx} = \frac{df}{dg} \cdot \frac{dg}{dx}$ という計算の流れは後ろ向き計算や逆伝播と呼ばれます。もう少し具体的な例で確認をしましょう（図4-13）。

この例の前向き計算では、2つの入力ニューロン素子から1つのニューロン素子へと流れ込む線形層の計算の後、シグモイド関数が適用され、二乗誤差を計算するものになっています。x_1とa_1とをつなぐ重みづけ係数w_{11}の勾配 $\frac{\partial Loss}{\partial w_{11}}$ を考えます。これは、微分の連鎖律により、

$$\frac{\partial Loss}{\partial w_{11}} = \frac{\partial Loss}{\partial \hat{y}_1} \cdot \frac{\partial \hat{y}_1}{\partial a_1} \cdot \frac{\partial a_1}{\partial w_{11}}$$

と分解できます。後は、分解後の $\frac{\partial Loss}{\partial \hat{y}_1}, \frac{\partial \hat{y}_1}{\partial a_1}, \frac{\partial a_1}{\partial w_{11}}$ をそれぞれ計算し、乗算を取れば完了です。多層パーセプトロンでは、線形層（掛け算・足し算）と活性化関数（シグモイド関数）しか使用していません。そのため、これらの演算の微分（導関数）を計算し、前向き計算の逆順で適用することで、損失関数に対するパラメータによる微分を求めることが可能です。

本文中で述べたように、PyTorch では、forward() 関数を用いて前向き計算を行う際に、前向き計算を行う神経回路の結合様式を記録します。PyTorch では、この結合の記録を後ろ向きに辿る際に、微分の連鎖律を順に適用することで、全ての勾配を自動的に計算することができるのです（図4-10）。これまで、ニューラルネットワークモデルの出力に print() 関数を適用すると、requires_grad や grad_fn などの記載があったかと思います。これらは、勾配やネットワークの結合に関する情報であり、誤差逆伝播で必要となるために変数に保存されています。

5.2　PyTorch による実装

　PyTorch を用いて、誤差逆伝播法により勾配を計算し、パラメータを学習すること自体は非常に簡単です。例えば、ニューラルネットワークモデルによる予測の結果、損失の値が loss となった場合には、`loss.backward()` と実行するだけで、誤差逆伝播法が実行され、それぞれのパラメータに対して誤差情報（勾配）が戻ります。ただし、いくつかの考慮すべき事柄があります。

5.2.1　損失関数の選択

　まずは損失関数としてどのような数式を採用するのか選択する必要があります。平均二乗誤差を損失関数として利用する場合には、`nn.MSELoss` クラスをインスタンス化します。

```
criterion = nn.MSELoss()
```

　nn.MSELoss クラスは、nn.Module を継承しています。そのため、実際に二乗誤差を計算するときには、`criterion()` の引数に予測値と目標値を渡すだけで計算できます。

5.2.2　最適化手法の選択

　パラメータの学習は最適化とも呼ばれ、その処理の実際を担うアルゴリズムはオプティマイザー（最適化手法）と呼ばれます。今回はオプティマイザーとして、シンプルな確率的勾配降下法（stochastic gradient descent: SGD）を利用します。

```
optimizer = optim.SGD(net.parameters(), lr = 0.01)
```

　オプティマイザーのインスタンス化を行う際に、学習の対象となるパラメータを渡す必要があります（例えば、多層パーセプトロンを net とした際、`net.parameters()` によってパラメータにアクセス可能です）。また、`lr` 引数を用いて学習率を指定することも可能です。`optimizer.step()` により、パラメータの修正を実際に行います。

5.2.3　繰り返し計算

　一度のパラメータの更新のみでは、パラメータは適した値になりません。そのため、for ループを使い繰り返し修正を行います。繰り返し数はエポック数と呼ばれます。

5.2.4　まとめ

　上記の要素を盛り込んだ結果、学習の手続きをまとめた関数は以下のようになります。

```python
def train_perceptron(net,    # [1] 学習用関数の引数を定める
                     inputs,
                     targets,
                     epoch_length,
                     lr):
    # [2] 学習のための設定
    # 最適化手法（確率的勾配降下法）をインスタンス化
    # 引数には学習の対象となるパラメータと学習率を与える
    optimizer = optim.SGD(net.parameters(), lr=lr)

    # 損失関数（最小二乗誤差）をインスタンス化
    # ゼロイチ予測の場合クロスエントロピー損失が適切だが今回は簡便にMSEを用いる
    criterion = nn.MSELoss()
    # 学習時の損失保存用リスト
    losses = []

    # [3] 学習のメインとなる繰り返し計算
    for epoch in range(1, epoch_length + 1):
        optimizer.zero_grad()   # 勾配をリセット
        outputs = net(inputs)   # 予測を実行
        loss = criterion(outputs, targets)   # 損失の計算
        loss.backward()   # 誤差逆伝播による勾配の計算
        optimizer.step()   # 勾配に基づきパラメータを更新
        losses.append(   # 各エポックにおける損失を保存
            loss.item()   # .item()により値にのみ取得
        )
        if epoch % 1000 == 0:
            # 1000エポックごとに損失をプリントする
            print(epoch, ': ', loss.item())
    return net, losses
```

　この関数は、ニューラルネットワークnet、入力値inputs、目標値targets、エポック数epoch_length、学習率lrを引数に取り、学習後のニューラルネットワークnetとエポックごとの損失の値を保持したlossesを返します（プログラム中[1]）。

　[2]の部分では、学習時の設定として、オプティマイザーと損失関数を定めています。実

際の学習の計算を行うのは [3] 以降です。ここでは、epoch_length の大きさで展開される for ループになっています。このループ計算では、これまで説明してきたように、前向き計算、前向き計算による予測値 outputs と目標値 targets との間の損失を計算します。そして、この損失の値を起点にして後ろ向き計算により勾配が順に算出され、パラメータが更新される、という処理が行われます。

5.3 多層パーセプトロンの学習

実際に学習を行ってみましょう。

```python
# ストループ課題データの取得
inputs, targets = load_stroop_dataset()

# Numpy 型のデータを PyTorch 型に変換
inputs_torch = torch.tensor(inputs, dtype=torch.float32)
targets_torch = torch.tensor(targets, dtype=torch.float32)

# パーセプトロンのインスタンス化
perceptron_stroop = Perceptron(dim_input=3, dim_output=1)

# 学習を実行
perceptron_stroop, losses = train_perceptron(
    net=perceptron_stroop,   # 多層パーセプトロン
    inputs=inputs_torch,     # 入力データ
    targets=targets_torch,   # 正答データ
    epoch_length=5000,       # 学習の繰り返し回数
    lr=0.5   # 学習率
)
```

損失の変化を可視化します。学習がうまく進み、平均二乗誤差が低下していることを確認します（図4-14）。

```
plt.plot(range(len(losses)), losses)
plt.xlabel('エポック(繰り返し回数)')
plt.ylabel('損失')
plt.show()
```

　図4-14のように、学習に応じた損失の変化を可視化したものは学習曲線と呼ばれます。改めて、学習後の予測結果もプロットしてみましょう。

```
# 学習後のパーセプトロンによる予測を実行
predictions = perceptron_stroop(inputs_torch)

# 予測結果から勾配情報を削除しNumpy型に変換
predictions = predictions.detach().numpy()

# 予測した値をプリントし確認する
print('predictions', predictions)

# ストループ課題の結果を可視化
plot_stroop(
    inputs=inputs,
    targets=targets,
    predictions=predictions,
)
```

　学習後の多層パーセプトロンを用いて予測を行った後、その予測結果を predictions に保存しています。単純な予測結果を確認するだけであれば、これで十分ですが、勾配情報を含んだ PyTorch のデータ型で処理が行われているため、可視化に際して不要な情報を含んでいます。そのため .detach() で勾配情報を削除し、.numpy() で Numpy のデータ型に変換を行っています。

　うまくできましたね（図4-15）！　多層パーセプトロンの予測と実際の正答とが一致しています。誤差逆伝播法による学習が適切に進んだのだと考えられます。

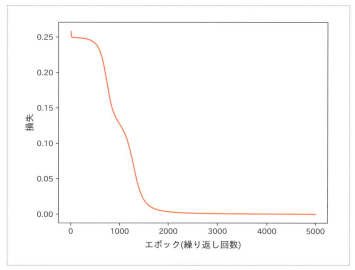

図4-14 ストループ課題の学習曲線

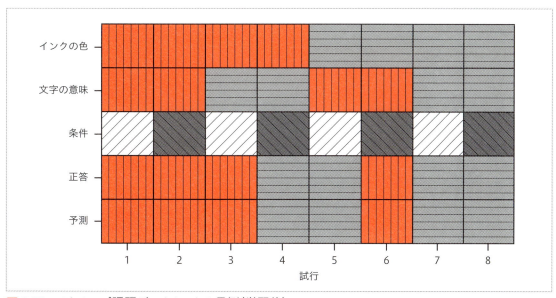

図4-15 ストループ課題データセットの予測(学習後)
縦：赤、横：黒、左下がり斜線：インク、右下がり斜線：意味に相当。予測を省略した場合には白く表示

6. 認知行動課題のタスク設定

本節では、仮想障害シミュレーションの準備として、ニューラルネットワークに馴染むような形で認知行動課題を定式化し、課題データの準備を行います。

認知行動課題にはさまざまな種類がありますが、シンプルな例として、追跡眼球運動（smooth pursuit eye movement）を考えましょう。追跡眼球運動とは、視野内の物体を眼で追うことを指し、例えば、ディスプレイ上に表示された点を注視し、その点の動きを滑らかに追従するような課題です。眼球運動や視線に関する変調は、統合失調症や自閉スペクトラム症をはじめ、幅広い精神障害において報告されています。例えば、統合失調症者における追跡眼球運動を調べた論文から引用した画像が図4-16 [10] になります。この図の場合、薄い灰色の線で描かれた曲線が、追従の対象となる物体の軌道を示します。一方、色が濃い線が視線の追従データです。こちらの図から、統合失調症者では、点を追跡する際、滑らかに追従することができず、眼球運動の軌道がガタガタしていることがわかります。

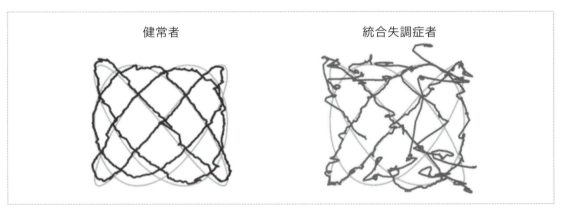

図4-16 健常者と統合失調症者の追跡眼球運動
（文献10を参考に作成）

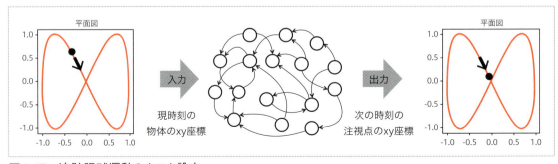

図4-17 追跡眼球運動のタスク設定

このような眼球や視線に関する行動レベルの変調は、精神障害を特徴づける1つの中間表現型である可能性がありますが、その機序については明らかではありません。本節以降では、ニューラルネットワークモデルを用いて、追跡眼球運動を模したごくシンプルなシミュレーションを通じて、計算論的精神医学の実際の研究で行われる「仮想障害シミュレーション」のイメージをつかむことを試みます。

ディスプレイ上に表示された点を追従するという問題を、ニューラルネットワークモデルが遂行可能な枠組みに落とし込むため、**図4-17**のようなタスク設定を考えます。ニューラルネットワークモデルは、現時刻の物体の位置をxy平面上の座標点として受け取ります。これは、実際のディスプレイ上に表示された視覚入力に相当すると考えられます。そして、次の時刻における注視点をxy平面上の座標点として出力します。これは、次の時刻における物体の位置を予測し、その位置を見るように眼球運動を行うことに相当すると考えられます。

追跡眼球運動の視覚入力データに相当する時系列データを作成しましょう。先行研究では、参加者は、リサジュー曲線と呼ばれる経路に従って移動する物体を追従する設定になっています。本書でも物体はリサジュー曲線に従って移動すると想定し、リサジュー曲線の軌道データを作成します。リサジュー曲線 $\mathbf{l}(t) = (x(t), y(t))$ は、2つのサイン波を組み合わせ平面状にプロットしたもので、以下の方程式で与えられます。

$$
\begin{aligned}
x(t) &= A_\mathrm{x} \sin f_\mathrm{x} t \\
y(t) &= A_\mathrm{y} \sin(f_\mathrm{y} t + c)
\end{aligned}
\tag{4-4}
$$

ここで、$x(t), y(t)$ は、それぞれ時刻 t における x 座標、y 座標の値であり、ともにサイン波を構成します。$A_\mathrm{x}, A_\mathrm{y}$ は振幅、$f_\mathrm{x}, f_\mathrm{y}$ は角周波数、c は位相差になります。まずは、これらのパラメータを引数にとり、1本のリサジュー曲線を出力する関数 `generate_lissajous()` を作成します。

```
def generate_lissajous(duration,
                       amplitude_x=1,
                       amplitude_y=1,
                       freq_x=1,
                       freq_y=1,
                       delta=0):
    # 評価する時間を作成
    times = np.linspace(1, duration, duration)

    # 180ステップで時刻が円周率になるように調整
    times = (times/180) * np.pi

    # リサジュー曲線を作成．式(4-4)に相当
    x = amplitude_x * np.sin(freq_x*times)
    y = amplitude_y * np.sin(freq_y*times+delta)

    # 時刻 x 観測次元に整形
    seq = np.vstack([x, y]).T
    return seq
```

このgenerate_lissajous()関数の戻り値のサイズは、時間ステップ数 × 入力次元数（今回はxy平面なので2）となります。リサジュー曲線がうまく作成できたかどうか、プロットして確認しましょう。時系列データのプロットは何度か使い回すので、関数として実装しておきます。

```
def plot_lissajous(lissajous):
    fig = plt.figure(figsize=(16, 3))
    ax1 = fig.add_subplot(1, 5, (1))
    ax2 = fig.add_subplot(1, 5, (2, 5))
    ax1.plot(lissajous[:, 0], lissajous[:, 1], color='tab:gray')
    ax1.set_title('平面図')
    ax2.plot(lissajous[:, 0], color='tab:orange', linestyle='solid',
label='x')
    ax2.plot(lissajous[:, 1], color='black', linestyle='solid',
label='y')
```

```
    ax2.legend()
    ax2.set_title('シーケンス図')
    plt.show()
```

`plot_lissajous()`関数には、リサジュー曲線のデータを渡します。

```
# 動作確認のためにパラメータの値を1,2と設定してプロットしてみる
seq = generate_lissajous(duration=1024, freq_x=1, freq_y=2)
plot_lissajous(lissajous=seq)
```

図4-18がプロットの結果です。図4-18左の平面図では、グラフの横軸、縦軸に、それぞれ、リサジュー曲線の $x(t),y(t)$ の値をプロットしています。この平面図だけではリサジュー曲線の時間的変化はわからないため、図4-18右のシーケンス図では、グラフの横軸を時間として、縦軸に $x(t),y(t)$ の値をプロットしています。

`generate_lissajous()`関数を組み合わせ、複数のリサジュー曲線をまとめたデータセットを作成します。

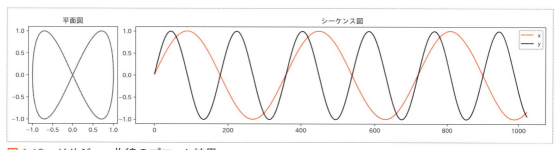

図4-18　リサジュー曲線のプロット結果

```python
def load_lissajous_dataset(duration, num_seq):
    # 生成したシーケンスの保存用リスト
    seqs = []

    # 1から32までの整数から要素数が2となる直積を計算し，
    # 網羅的に設定値を含むリストを作成
    params = list(itertools.product(range(1, 32), range(1, 32)))

    # x，y軸の一方に高い周波数が生じることを防ぐためにソート
    params_sum = [sum(param) for param in params]
    params = np.array(params)[np.argsort(params_sum)].tolist()

    for i in range(num_seq):
        seq = generate_lissajous(
            duration=duration,
            # シグモイド関数の値域 (0から1) よりも少し狭くする
            amplitude_x=0.3,
            amplitude_y=0.3,
            freq_x=params[i][0],
            freq_y=params[i][1],
            # 位相差は0に設定
            delta=0,
        )

        # シグモイド関数の値域に収まるように調整
        seq = seq + 0.5

        # 作成した1本のシーケンスを保存
        seqs.append(seq)
    return np.array(seqs)
```

この load_lissajous_dataset() 関数は、シーケンスのステップ数 duration とデータ数 num_seq を引数として受け取り、データ数 (num_seq) × 時間 (duration) × 入力次元数 (2) というサイズのデータを返します (図 4-19)。

このデータセットに含まれるリサジュー曲線は、一つ一つ異なる設定値によって生成されて

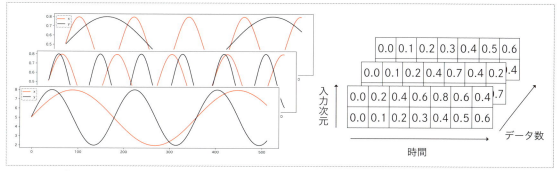

図4-19　データセットのサイズのイメージ

います。具体的な処理として、forループの中で、一つ一つのリサジュー曲線を生成していますが、この際、さまざまな設定値を含んだリストであるparamsからx(t),y(t)の周波数を取り出しています。paramsを作成するにあたっては、itertools.product()関数を利用しました。この関数は、引数として与えられた複数のリストをもとに直積集合を作成できます。このデータセットで作成できる最大のシーケンス数である961本を超える場合にはエラーを吐き出すことに注意してください。

このload_lissajous_dataset()関数の挙動も確認するため、試しに3つのリサジュー曲線を取り出しプロットしてみます（図4-20）。

```
# データセットを作成
seqs = load_lissajous_dataset(duration=512, num_seq=128)

# データのサイズをチェック
print('sequence shape:', seqs.shape)

# 試しにシーケンスをプロット
for idx in [1, 4, 16]:
    plot_lissajous(lissajous=seqs[idx, :, :])
```

プロットの結果から、うまくリサジュー曲線のデータセットが作成できていることがわかります。インデックスの小さい曲線は比較的類似した単純な曲線となるため、可視化の際にはインデックスが1、4、16であるリサジュー曲線を取り出してみました。動作検証も兼ねて、他の曲線についても可視化をしてみてください。単純なサインカーブの組み合わせによって多様な曲線を描画できることがわかるかと思います。これで、追跡眼球運動課題における、入力刺激用データの作成は完了です。次に、この入力に対して追跡運動を行うニューラルネットワークモデルを構築しましょう。

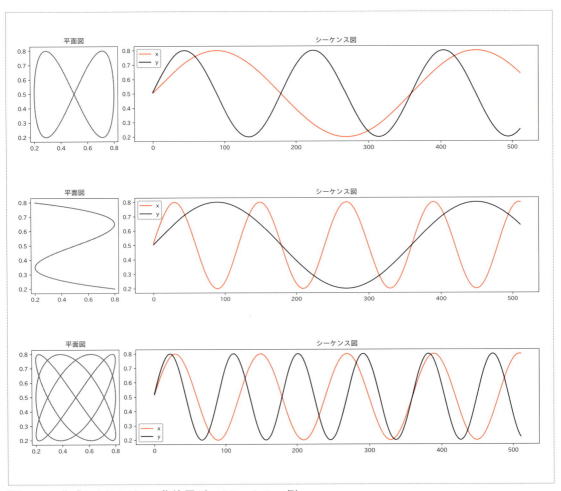

図 4-20 作成したリサジュー曲線用データセットの一例

7. リカレントニューラルネットワークモデル

　本節では、多層パーセプトロンを拡張し、時間情報も処理可能なニューラルネットワークモデルの導入を行います。多層パーセプトロンは、一試行・一時点で完結するタスクのモデル化には有効です。しかし、追跡眼球運動をはじめとして、精神障害の認知機能を評価する検査には、文脈や時間変化する情報を扱う機能を評価する課題が多くあります。例えば、追跡眼球運動でディスプレイ上の物体を追う場合、ある時刻における単一の座標点だけが与えられるよりも、「右から左へと勢いよく移動している」「左上からゆっくり降下している」など、その物体の時間的な移動情報を知っておいた方が予測しやすいと想像できます。そのような課題を遂行する際には、ニューラルネットワークモデルも現在の情報だけでなく、過去の情報も利用することが必要です。加えて、生物物理学的モデルにおいて扱ったように、神経細胞自体にも時間的な変化があります。例えば、シナプス入力が定常的にある場合には、徐々に神経細胞の活動が高まることが知られています。また、シナプス入力が途絶えたとしても、すぐに神経細胞の活動が0になるわけではなく、徐々に低下していくという特性があります。

　時間情報も考慮したニューラルネットワークは、リカレントニューラルネットワークと呼ばれます。その中でも、本節は特に、ニューロン素子の内部状態の連続的な変化という生物学的な妥当性を考慮し、感覚や運動制御などの連続データの予測に馴染む、連続時間型RNN（continuous time RNN: CTRNN）の解説と実装を行います。

7.1　モデルと数式

　CTRNNのニューロン素子の内部状態の変化を考えましょう。このニューロン素子の時刻tの内部状態$\mathbf{u}(t)$は、

- 時刻$t-1$の自身の内部状態 $\mathbf{u}(t-1)$
- 他のニューロン素子からの入力 $\mathbf{c}(t-1)$
- 外界（対象とする神経システムの外）から入ってきた入力 $\mathbf{x}(t)$

に影響されるとします（図4-21）。

　1番目の「時刻$t-1$の自身の内部状態$\mathbf{u}(t-1)$」からの影響は、図4-21でいう$\mathbf{u}(t-1)$から$\mathbf{u}(t)$への矢印が相当します。外界からの入力、ならびに他のニューロン素子からの入力は、重みづけ係数に影響されているとしましょう。これは、図4-21における$\mathbf{x}(t)$と$\mathbf{c}(t-1)$から$\mathbf{u}(t)$への矢印に相当します。これらを踏まえ、あるニューロン素子の内部状態$u_i(t)$は、

$$u_i(t) = \left(1 - \frac{1}{\tau}\right) u_i(t-1) + \frac{1}{\tau}\left(\sum_{j=1}^{J} w_{c,ij}\, c_j(t-1) + \sum_{k=1}^{K} w_{x,ik}\, x_k(t)\right)$$

(4-5)

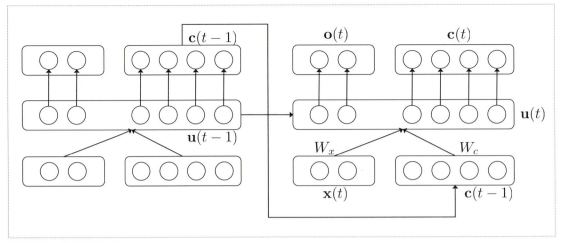

図4-21 CTRNN の構造

と定めることが自然となります。ここで、J、K はそれぞれ、文脈層のユニット数ならびに入力の次元数です。$\frac{1}{\tau}$ は、該当ニューロン素子の過去の内部状態 $u_i(t-1)$ による影響と、そのニューロン素子の外側からの入力（$c_j(t-1)$、$x_k(t)$）による影響との間のバランスを決める定数になります。τ が大きいと、$u_i(t-1)$ の係数が大きくなるため、過去の内部状態が強く影響します。その結果、ニューロン素子の内部状態の変化は、素子外部からの影響を受けにくく、ゆっくりとしたものになります。一方、τ が小さいと、素子外部からの影響を受けやすくなり、内部状態 $u_i(t)$ は素子外部からの影響による急激な変化が生じやすくなります。このように、内部状態の時間的変化の性質を決定づけるため、τ は時定数とも呼ばれます[3]。

ベクトルと行列を用いて表現すると、以下のようになります。

$$\mathbf{u}(t)$$
$$= \left(1 - \frac{1}{\tau}\right)\mathbf{u}(t-1) + \frac{1}{\tau}\left(W_c \mathbf{c}(t-1) + W_x \mathbf{x}(t)\right)$$
$$= \left(1 - \frac{1}{\tau}\right)\begin{pmatrix} u_1 \\ u_2 \\ \vdots \\ u_I \end{pmatrix}$$
$$+ \frac{1}{\tau}\left(\begin{pmatrix} w_{c,11} & w_{c,12} & \cdots & w_{c,1J} \\ w_{c,21} & w_{c,22} & & w_{c,2J} \\ \vdots & & \ddots & \vdots \\ w_{c,I1} & w_{c,I2} & \cdots & w_{c,IJ} \end{pmatrix}\begin{pmatrix} c_1 \\ c_2 \\ \vdots \\ c_J \end{pmatrix}\right.$$
$$\left. + \begin{pmatrix} w_{x,11} & w_{x,12} & \cdots & w_{x,1K} \\ w_{x,21} & w_{x,22} & & w_{x,2K} \\ \vdots & & \ddots & \vdots \\ w_{x,I1} & w_{x,I2} & \cdots & w_{x,IK} \end{pmatrix}\begin{pmatrix} x_1 \\ x_2 \\ \vdots \\ x_K \end{pmatrix}\right)$$

ここで、W_c は、文脈層のニューロン素子から内部状態への重みづけ係数を表した行列です。$I \times J$ の行列になります。一方、W_x は、入力から内部状態への重みづけ係数で $I \times K$ の行列になります。I は内部状態の個数です（実際には、上記に線形層のバイアス項が加わります）。

---

[3] 「連続時間」という言葉からもわかるように、本来 CTRNN は微分方程式として記述されます。本章で登場する数式はオイラー法を用いた離散近似を適用した後の形です。

また、出力 $\mathbf{o}(t)$ と文脈層ニューロン素子の発火率 $\mathbf{c}(t)$ は、内部状態 $\mathbf{u}(t)$ にシグモイド関数を適用することで得られることにします。これは、多層パーセプトロンと同様です。

$$\begin{aligned} \mathbf{o}(t) &= \sigma(\mathbf{u}_o(t)) \\ \mathbf{c}(t) &= \sigma(\mathbf{u}_c(t)) \end{aligned} \quad (4\text{-}6)$$

ここで、

$$\mathbf{u} = \begin{pmatrix} \mathbf{u}_o \\ \mathbf{u}_c \end{pmatrix} = \begin{pmatrix} u_1 \\ \vdots \\ u_K \\ u_{K+1} \\ \vdots \\ u_{K+J} \end{pmatrix} \quad (4\text{-}7)$$

というように、合計で I 個の内部状態 $\mathbf{u}$ を、出力層用の内部状態 $\mathbf{u}_o$ と、文脈層用の内部状態 $\mathbf{u}_c$ とに分割して表記しています。数式で書くと複雑ですが、**図4-21** において、合計で6個の内部状態が、出力層側で2つ、文脈層側で4つに区別されていることに相当します。この例からわかるように、今回のモデルの想定では $I = J + K$ になります。また、今回の追跡眼球運動の問題設定において、予測対象は将来の入力値になるため、出力 $\mathbf{o}$ の次元は入力 $\mathbf{x}$ の次元と同じになります。

以上が CTRNN のダイナミクスを定める数式です。これらの式から明らかとなったように、CTRNN において時間的な情報処理の中核は、$\mathbf{u}(t-1)$ と $\mathbf{u}(t)$ との関係を表した更新式（漸化式）になります。加えて、$\mathbf{c}(t)$ は、時間的情報を含んだ $\mathbf{u}(t)$ によって定められるため、過去の情報を保持しています。これらの $\mathbf{u}$ や $\mathbf{c}$ を通じて、過去の情報が予測 $\mathbf{o}(t)$ に役立てられることになります。

なお、実際に計算を行う際には、一番始めの時刻の $\mathbf{c}$ や $\mathbf{u}$ は過去から決めることはできないため、自分自身で何らかの初期値を定める必要があります。

7.2 | 実装

PyTorch を用いて CTRNN を実装します。

PyTorch を利用して RNN を実装する場合には、セルというクラスを定義することが多いです（**図4-22** の薄い赤色の部分）。このセルは、一時刻の処理を行う更新式の計算を行います。一方、RNN 本体のクラスでは、セルを繰り返し呼び出すことで、時系列全体の処理を行います（**図4-22** の灰色の部分）。本書の扱う範囲内では、その有用性はあまり感じられないですが、複雑なアーキテクチャを有する RNN を構築する場合には、セル単位での実装は使い回しができるため有益です。なお、この「セル」は RNN の構成モジュールを指す機械学習上の言葉であり、現実の神経細胞（ニューロン）に対応するわけではないため、混同に注意してください。

CTRNN セルと CTRNN 本体の関係を整理すると以下のようになります。

CTRNN セル

- 一時刻の計算
- 入力：現在の観測データ $\mathbf{x}(t)$、一時刻前の文脈層 $\mathbf{c}(t-1)$、一時刻前の内部状態 $\mathbf{u}(t-1)$
- 出力：観測データの予測値 $\mathbf{o}(t)$、現在の文脈層 $\mathbf{c}(t)$、現在の内部状態 $\mathbf{u}(t)$

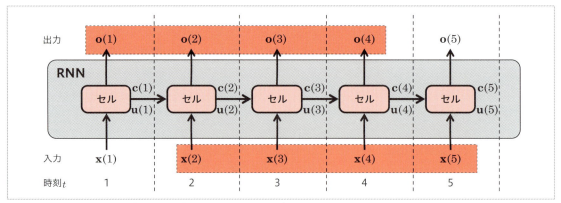

図4-22 CTRNNセル（薄い赤色）とCTRNN本体（灰色）

CTRNN本体
- 全時刻の計算
- 入力：時系列データ全体
- 出力：時系列データ全体の予測値

セルの実装から始めましょう。

```python
class CellCTRNN(nn.Module):
    # [1] 初期化関数の定義
    def __init__(self, dim_inputs, dim_context, tau):
        super().__init__()

        # 初期化関数に渡された設定値を保存しておく
        self.dim_inputs = dim_inputs
        self.dim_context = dim_context
        self.tau = tau

        # 線形層のインスタンス化
        self.layer_context = nn.Linear(
            dim_context, dim_inputs + dim_context)
        self.layer_inputs = nn.Linear(
            dim_inputs, dim_inputs + dim_context)

        # 活性化関数のインスタンス化
        self.activation = nn.Sigmoid()
```

```python
def forward(self, inputs, context, internal):
    # [2] 内部状態の更新
    # 式(4-5)に相当
    internal = (1-(1/self.tau))*internal \
        + (1/self.tau)*(
            self.layer_context(context) \
            + self.layer_inputs(inputs)
        )

    # [3] 内部状態を出力用と文脈層用に分離する
    # 式(4-7)に相当
    internal_outputs, internal_context = torch.split(
        internal,
        [self.dim_inputs, self.dim_context],
        dim=1
    )

    # [4] 活性化関数の処理
    # 式(4-6)に相当
    context = self.activation(internal_context)
    outputs = self.activation(internal_outputs)

    # 出力に加えて次の時刻の計算で必要となる context, internal も戻り値にする
    return outputs, context, internal
```

　このCellCTRNNは、引数として、入力変数の次元数dim_inputs、文脈層ユニットの次元数dim_context、ならびに時定数tauを受け取ります。これらは、それぞれ数式のK, J, τに相当します[1]。初期化関数__init__()では、文脈層から内部状態へ至る線形層としてself.layer_context(W_c)と、入力から内部状態へ至る線形層としてself.layer_inputs(W_x)を定義しています。内部状態の個数Iは$J+K$に等しいとしているため、これらの線形層の第二引数はdim_inputs + dim_contextになります。

　前向き計算を定めるforward()では、一時刻の更新式の計算と、内部状態の活性化を担います。図4-21や図4-22で示した通り、この一時刻の計算には、入力$\mathbf{x}(t)$、前時刻の内部状態$\mathbf{u}(t-1)$、前時刻の文脈層ユニットの出力$\mathbf{c}(t-1)$が必要になります。そのため、forward()の引数は、inputs、context、internalとなります。更新式の計算は[2]で、

活性化関数は [4] で行われており、これらは計算式の通りです。少々複雑な計算をしているのが [3] になります。ここでは、内部状態 $\mathbf{u}(t)$ を、出力層用の内部状態 $\mathbf{u}_o(t)$ と文脈層用の内部状態 $\mathbf{u}_c(t)$ とに分割をしています。torch.split() 関数は、第一引数に与えられた変数を、引数 dim で与えられた次元軸に沿って、第二引数で与えられた個数ずつに分割します。

実装したセルを、適当に作成した値を用いて動かしてみましょう。

```python
# CTRNN のセルをインスタンス化
# ひとまず入力次元を 2，文脈層の次元を 4，時定数を 2 で設定
cell = CellCTRNN(
    dim_inputs=2,
    dim_context=4,
    tau=2,
)

# 入力と文脈層の初期値を決める
inputs = torch.tensor([[-0.02, -0.03]])
context = torch.tensor([[0.01, 0.02, 0.03, 0.04]])
internal = torch.tensor([[0.01, 0.02, 0.03, 0.04, 0.05, 0.06]])

# 数回分の計算を繰り返す
for step in range(1, 11):
    # 一時刻の前向き計算を実行
    inputs, context, internal = cell(inputs, context, internal)
    print('step:', step, 'inputs:', inputs, 'internal:', internal)
```

ひとまず問題なく動きましたね。このプログラムでは、まず CellCTRNN を cell という名前でインスタンス化しました。次に、テスト用に適当な要素をもった配列を作成しますが、CellCTRNN の forward() の入力は、データ数 (1) × 入力データ次元であるため、2 次元の行列としていることに注意してください。そして、for ループの中で更新式の計算を 10 回繰り返しています。具体的には、セルの forward() に過去の inputs、context、internal を渡すことで、現時刻の inputs、context、internal を受け取るという処理を行っています。

次に CTRNN 本体の実装に移ります。

```python
class CTRNN(nn.Module):
    # [1] 初期化関数の定義
    def __init__(self, dim_inputs, dim_context, tau):
        super().__init__()
        # セルをインスタンス化
        self.cell = CellCTRNN(
            dim_inputs=dim_inputs,
            dim_context=dim_context,
            tau=tau
        )

    def get_initial_values(self, batch_size):
        context = torch.zeros(batch_size, self.cell.dim_context)
        internal = torch.zeros(
            batch_size,
            self.cell.dim_inputs + self.cell.dim_context)
        return context, internal

    def forward(self, seq):
        # 予測結果を保存する変数を準備
        predictions = torch.Tensor()

        # [2] 文脈層と内部状態を初期化
        context, internal = self.get_initial_values(
            batch_size=seq.size(0))

        # [3] 全時刻の計算
        for step in range(1, seq.size(1) + 1):
            # [4] 渡された全時刻シーケンスから現在の値を抽出
            inputs = seq[:, step - 1, :]

            # [5] セルを用いて一時刻の計算を行う
            pred, context, internal = self.cell(
                inputs=inputs,
                context=context,
```

```
            internal=internal
        )

        # [6] 一時刻の結果を連結し全時刻にわたるデータを作成
        # シーケンス本数 x 1 x 入力次元に整形
        pred = torch.unsqueeze(pred, dim=1)
        # 全時刻の情報を保持する predictions に,
        # 一時刻の計算結果である pred を保存しておく
        predictions = torch.cat([predictions, pred], dim=1)
    return predictions
```

[1] の初期化関数では、RNN セルをインスタンス化のみしています。[2] は、内部状態や文脈層の一番初めの時刻における値（初期値）を定める処理をしています。今回は、初期値として 0 を利用することにします。前向き計算のメイン処理は、[3] の for ループの箇所になります。ここでは、現在の時刻の入力データを抽出 [4] し、RNN セルを用いて予測 [5] を行います。予測結果は一時刻のみであるため、[6] で全ての時刻にわたる結果の保存を行います。

7.3 学習と予測

まずは、予測を行う前に、あらかじめ入力データ（目標データ）と RNN の予測を同時に表示する可視化関数を作成します。

```
def plot_sequences(targets, predictions):
    fig = plt.figure(figsize=(16, 3))
    ax_plane = fig.add_subplot(1, 5, (1))
    ax_seq = fig.add_subplot(1, 5, (2, 5))

    ax_plane.plot(
        targets[:, 0], targets[:, 1],
        label='入力', color='tab:gray', linestyle='solid')
    ax_plane.plot(
        predictions[:, 0], predictions[:, 1],
        label='予測', color='tab:gray', linestyle='dashed')
    ax_plane.set_title('平面図')
    ax_plane.legend()
```

```
ax_plane.set_xlim(0, 1)
ax_plane.set_ylim(0, 1)

ax_seq.plot(
    range(len(targets[:, 0])), targets[:, 0],
    label='入力 x', color='tab:orange', linestyle='solid')
ax_seq.plot(
    range(len(targets[:, 0])), targets[:, 1],
    label='入力 y', color='black', linestyle='solid')
ax_seq.plot(
    range(len(predictions[:, 0])), predictions[:, 0],
    label='予測 x', color='tab:orange', linestyle='dashed')
ax_seq.plot(
    range(len(predictions[:, 0])), predictions[:, 1],
    label='予測 y', color='black', linestyle='dashed')
ax_seq.set_title('シーケンス図 ')
ax_seq.legend()
ax_seq.set_ylim(0, 1)

plt.show()
```

次に、実装したCTRNNがエラーを吐き出さないことと、学習前だと追跡眼球運動ができないことをチェックしましょう。具体的には、実際に予測を行いプロットをしてみます。

```python
# リサジュー曲線を作成
targets = load_lissajous_dataset(duration=512, num_seq=128)

# リサジュー曲線をPyTorchのデータ型に変換
targets_torch = torch.tensor(targets, dtype=torch.float32)

# 設定値を与えた上でCTRNNをインスタンス化
# 今回は文脈層のユニット数を32，時定数を2と設定
rnn = CTRNN(dim_inputs=2, dim_context=32, tau=2)

# CTRNNで予測
predictions_torch = rnn(targets_torch)

# PyTorch型データから勾配情報を削除しNumpy型データに変換
predictions = predictions_torch.detach().numpy()

# 予測結果をプロット
for idx in range(2):
    plot_sequences(
        targets=targets[idx, :, :],
        predictions=predictions[idx, :, :]
    )
```

　プロットでは、実線が入力値（もしくは目標値）であり、点線がCTRNNの予測値です。そのため、実線と点線が重なりあっていれば、うまく追跡眼球運動ができたということになります。プロットの結果、CTRNNの予測が全くうまくできていないことがわかります（**図4-23**）。

　これは、多層パーセプトロンの場合と同様に学習を行うことで解決できます。まずは、準備として学習の手続きを行う関数を定義します。

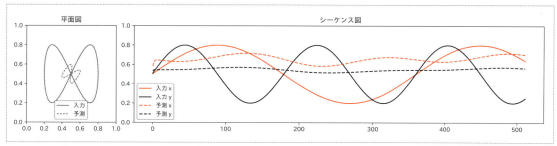

図 4-23 学習前の CTRNN の予測値と入力値

```
def train_rnn(net, targets, epoch_length, lr):
    # 学習のための設定
    # 最適化手法（確率的勾配降下法）をインスタンス化
    # 引数には学習の対象となるパラメータと学習率を与える
    optimizer = optim.SGD(net.parameters(), lr=lr)

    # 損失関数（最小二乗誤差）をインスタンス化
    criterion = nn.MSELoss()
    losses = []    # 学習時の損失保存用リスト

    # 学習のメインとなる繰り返し計算
    for epoch in range(1, epoch_length + 1):
        optimizer.zero_grad()   # 勾配をリセット
        predictions = net(targets)   # 予測を実行

        # [1] 損失の計算．ここだけパーセプトロンと異なる
        loss = criterion(
            # 予測値の最後の時刻以外を使用
            predictions[:, :-1, :],
            # 目標値の最初の時刻以外を使用
            targets[:, 1:, :]
        )
        loss.backward()   # 誤差逆伝播による勾配の計算
        optimizer.step()   # 勾配に基づきパラメータを更新
        losses.append(   # 各エポックにおける損失を保存
            loss.item()   # .item()により値にのみ取得
```

```
        )
        if epoch % 1000 == 0:
            # 1000エポックごとに損失をプリントする
            print(epoch, ': ', loss.item())

    return net, losses
```

　この学習用関数 train_rnn() は、パーセプトロンの学習用関数とほぼ同じです。引数は、学習対象の RNN 本体（net）、入力データ兼目標データ targets、エポック数（epoch_length）、学習率（lr）です。RNN の学習にも、パーセプトロンと同じく誤差逆伝播法を適用します。ただし、損失関数の計算を行う（プログラム中 [1]）については、一時刻先の入力を予測する今回のタスク設定にふさわしいように書き換える必要があります（図 4-22 の濃い赤色の部分）。まず RNN は、時刻 t の入力値を用いて t+1 の入力値を予測するため、最初の入力値に対応する RNN の予測値はありません。また、RNN は最終時刻の入力値を受け取ってその次の時刻の値を予測しますが、対応する目標値はありません。これらの例外を除いて、平均二乗誤差を計算することにします。

　では、実際に実行してみましょう。

```
# リサジュー曲線を作成
targets = load_lissajous_dataset(duration=16, num_seq=2)

# リサジュー曲線を PyTorch のデータ型に変換
targets_torch = torch.tensor(
    targets, dtype=torch.float32, requires_grad=True)

# 設定値を与えた上で CTRNN をインスタンス化
# 今回は文脈層のユニット数を 32，時定数を 2 と設定
rnn = CTRNN(dim_inputs=2, dim_context=32, tau=2)

# 学習を実行
rnn, losses = train_rnn(
    net=rnn,
    targets=targets_torch,
    epoch_length=50000,
    lr=0.1,
)
```

こちらのプログラムもおおよそパーセプトロンと同様です。PyTorchへのデータ型へ変換する際に`requires_grad=True`を適用することで、誤差逆伝播用の計算を行うように設定します。技術的にはパーセプトロンと同様に誤差逆伝播法を利用していますが、実践的には時系列データの方が学習は難しいです。そのため、エポック数を大幅に増やしています。

　なお、上記のプログラム上に掲載している設定値は、少数かつ短いステップ数のシーケンスに対する簡易な設定値を掲載しています。一方、学習曲線の図を除いて、本文中の図は、複数かつ長いステップ数のシーケンスに対して学習を行う、大規模な設定値を用いた結果です。前者の簡易な設定値の場合、複数のシーケンスや長いステップ数のシーケンスの予測ができるように学習することは困難です。しかし、大規模な設定値の場合、学習に1日以上要するため、無償版のColabでは実現が困難です。そのため、読者が結果をすぐに確認できるように、本文では簡易な設定値を掲載しました。大規模な設定値の場合の学習済みパラメータはWeb上で公開しており、それをCTRNNに読み込むことで、大規模な設定値の学習結果を確認可能です。詳細は、Colabのコードを参照ください。

　まずは、損失の低下具合を確認してみます（図4-24）。

```
plt.plot(losses)
plt.xlabel('エポック(繰り返し回数)')
plt.ylabel('損失')
plt.show()
```

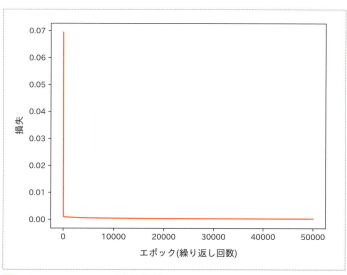

図4-24　CTRNNの学習曲線

損失関数の値が低下していることが確認できます。まだ損失関数の値は下がりそうなので、さらに追加で学習することも可能だと想像できますが、時間がかかるため、ここで一旦打ち止めにしましょう。学習後の予測値をプロットしてみます（図4-25）。

```
# 学習後のモデルで予測をしてみる
predictions = rnn(targets_torch).detach().numpy()

# 学習後の予測値をプロットしてみる
for idx in range(2):
    plot_sequences(
        # 目標値の最初の時刻以外を使用
        targets=targets[idx, 1:, :],
        # 予測値の最後の時刻以外を使用
        predictions=predictions[idx, :-1, :]
    )
```

目標値を示す実線と、予測値を示す点線がおおよそ重なっており、うまく予測ができていることが確認できました。

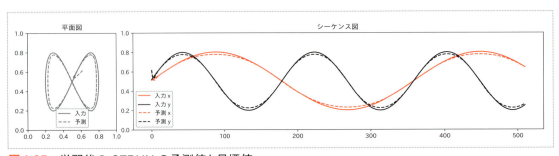

図4-25　学習後のCTRNNの予測値と目標値

8. 仮想障害シミュレーション

　眼球運動や視線に関連した変化は幅広い疾患で観察されますが、その神経レベルでのメカニズムの詳細は明らかではありません。今回の仮想障害実験のデモンストレーションを通じて、異なる神経回路上の変調が、リサジュー曲線を追跡する眼球運動に変化をもたらすことを確認しましょう。

　以下のような仮想的変調をシミュレーションします。

- 感覚処理におけるランダムノイズの増加
- 信号の時間遅れ
- 文脈層におけるシナプス結合の切断

　これらの変調は、ニューラルネットワークモデルを用いた計算論的精神医学研究[11]で実際に用いられているものを参考に、PyTorchを用いて比較的シンプルに実装ができる形にアレンジしたものです。仮想障害実験の方法としては、さまざまな精神疾患の基盤となる障害として指摘されている神経回路上の変調を想定しているため、実際のシミュレーション研究に拡張・発展できる可能性を十分に含んでいます。一方で、モデル全体の構成は、入門向けにかなり単純化されているため、追跡眼球運動のモデルとして研究で使用できる水準へ引き上げるためには、関与する情報処理プロセスや脳領域との対応をより緻密に検討し、モデルや仮想障害を設計する必要があることに注意してください。

8.1 実装 **

　はじめに、仮想障害シミュレーションにおける実装の全体的な方針を確認します。本節では、前節で定義した`CTRNN`クラスを拡張することで、仮想障害実験が可能な`AlteredCTRNN`クラスを新たに定義します。具体的には、`CTRNN`クラスに、通常の前向き計算に加えて、仮想障害を想定した前向き計算の関数を新たに定義します。学習は、通常の前向き計算によって行われ、この段階では病理的問題は生じていないと仮定します[4]。そして、学習後に何らかの異変が生じたと仮定し、学習後の予測時には仮想障害を伴った前向き計算用関数で行います。どのような違いが生じるのかを分析しましょう。

　まず、本節で実装するニューラルネットワークモデルの概形を示します。

---

[4] 発達障害など発達初期において神経系に何らかの異変が想定される場合には、学習段階において仮想障害を設定することも考えられます[12,13]。

```
class AlteredCTRNN(nn.Module):
    def __init__(self, dim_inputs, dim_context, tau):
        super().__init__()
        self.cell = AlteredCellCTRNN(
            dim_inputs=dim_inputs,
            dim_context=dim_context,
            tau=tau,
        )

    def get_initial_values(self, batch_size):
        # 通常の CTRNN と同じ

    def forward(self, seq):
        # 仮想障害を伴わない通常の前向き計算を実装

    def forward_noise(self, seq):
        # ノイズの混入を伴った前向き計算を実装

    def forward_delay(self, seq):
        # 信号の遅延を伴った前向き計算を実装

    def forward_disconnect(self, seq):
        # シナプス結合の切断を伴った前向き計算を実装
```

　`__init__()` 関数は、これまでの CellCTRNN の代わりに仮想障害用の AlteredCellCTRNN を利用します。ただし、このセルクラスが威力を発揮するのは、シナプス結合の切断の箇所であるため、AlteredCellCTRNN クラスの詳細はそちらで解説します。また、RNN 本体である AlteredCTRNN クラスの forward() 関数は、通常の CTRNN クラスの forward() 関数と同じであるため、雑な実装になりますが、そのままコピーアンドペーストで済ませます。

　次節から、仮想障害実験の肝となる forward_noise()、forward_delay()、forward_disconnect() の解説を行います。

8.1.1　ノイズの混入

　神経細胞は、何らかの意味ある情報（例えば「物体は左に動いている」など）を神経活動（電気活動など）として符号化し他の細胞へ伝達します。この際、意味ある情報を保持した神経活動は、周囲からの無意味な影響（例えば、自発発火など）によって撹乱される可能性があります。本節では、精神障害は、神経系における何

らかの無意味な信号、つまりランダムノイズが増加した状況だと想定して、仮想障害の実装を行います。具体的には、文脈層のニューロン素子の内部状態 $\mathbf{u}(t)$ に対して、正規分布からサンプリングされたランダムノイズが加算されると想定します。このようなプロセスを反映した前向き計算を実装すると、以下のようになります。

```python
def forward_noise(self, seq, noise_scale=0.01):
    # 予測結果を保存する変数を準備
    predictions = torch.Tensor()

    # 文脈層と内部状態を初期化
    context, internal = self.get_initial_values(
        batch_size=seq.size(0))

    for step in range(1, seq.size(1) + 1):
        # 渡された全時刻シーケンスから現在の値を抽出
        inputs = seq[:, step - 1, :]

        # [1] ノイズの生成と加算
        noises = torch.normal(0, noise_scale, inputs.shape)
        inputs = inputs + noises

        # セルを用いて一時刻の計算を行う
        pred, context, internal = self.cell(
            inputs=inputs,
            context=context,
            internal=internal
        )

        # 一時刻の結果を連結し全時刻にわたるデータを作成
        pred = torch.unsqueeze(pred, dim=1)
        predictions = torch.cat([predictions, pred], dim=1)
    return predictions
```

修正の核となる箇所は [1] であり、その他は通常の前向き計算と変わりありません。[1] では、乱数値 noises を生成し、本来の inputs に noises を加算しています。乱数値の生成には、torch.normal() を利用しています。torch.normal() 関数は、第一引数を平均、第二引数を標準偏差とするガウス分布（正規分布）からサンプルを抽出した結果を、第三引数のサイズをもつ配列として返します。乱数値の標準偏差は、forward_noise() 関数の引数である noise_scale を通じて設定できるようにすることで、仮想障害の強さを自在に調整できるようにしています。また、ノイズ noises のサイズは、入力 inputs と同じものに指定しています。

8.1.2　信号の遅延

追跡眼球運動のような認知行動課題では、刻一刻と変化する入力情報に応じたリアルタイムな情報処理を求められます。そのため、現時点の入力に応じて神経活動を調整したり、文脈層から過去の情報を正しく取得したりすることは重要だと考えられます。一方、このような現時点の情報と過去の情報とのバランスが崩れた場合には、うまく課題を遂行できないと予想されます。そこで、本節では、文脈層における情報処理に時間的遅れが生じていると仮定した仮想障害を実装します。具体的な実装としては、ニューロン素子の内部状態 $\mathbf{u}(t)$ の計算において、一時刻前の文脈層 $\mathbf{c}(t-1)$ の値を使うのではなく、$\mathbf{c}(t-2)$ など数時刻前の値を利用します。このようなプロセスを反映した前向き計算を実装すると以下のようになります。

```python
def forward_delay(self,
                  seq,
                  delay_time=2,
                  abnormal_prob=0.1):
    # 予測結果を保存する変数を準備
    predictions = torch.Tensor()

    # 文脈層と内部状態を初期化
    context, internal = self.get_initial_values(
        batch_size=seq.size(0))

    # [1] 遅延信号として保存するリストを準備
    # context_delay は，先頭に（インデックスが小さい位置）に
    # 古い時間の context を保持するリスト
    context_delay = []

    for step in range(1, seq.size(1) + 1):
```

```python
# 渡された全時刻シーケンスから現在の値を抽出
inputs = seq[:, step - 1, :]

# [2] 一番新しい時間の context を追加
context_delay.append(context)
# [3] 一番古い時間の context を削除
if step > delay_time:
    _ = context_delay.pop(0)

# [4] 遅延信号を使うかどうかを判定
if random.random() <= abnormal_prob:
    # 一番古い時間の context に差し替える
    context_used = context_delay[0]
else:
    # 通常通りの context を用いる
    context_used = context_delay[-1]
# [5] セルを用いて一時刻の計算を行う
pred, context, internal = self.cell(
    inputs=inputs,
    context=context_used,
    internal=internal,
)

# 一時刻の結果を連結し全時刻にわたるデータを作成
pred = torch.unsqueeze(pred, dim=1)
predictions = torch.cat([predictions, pred], dim=1)
return predictions
```

forward_delay() 関数の詳細を順に確認してみましょう。まず、この関数は、引数として、入力 seq の他に、信号の遅延ステップ数である delay_time と、信号の遅延を引き起こす確率である abnormal_prob を受け取ります。

[1] では、過去の文脈層を保存するリストである context_delay を準備しています。通常の前向き計算だと、過去の文脈層の値は上書きされ、参照できなくなりますが、これを防ぐために context_delay を利用します。この context_delay は、一番新しい時刻の文脈層の値をリストの最後に、一番古い時刻の文脈層の値をリストの最初に保存しておきます。例えば、delay_time=2 の場合、context_delay には、1 番

目に $\mathbf{c}(t-2)$、2番目に $\mathbf{c}(t-1)$ の値を保存しています。context_delay の更新処理を具体的に行っているのが、[2] ならびに [3] になります。context_delay に保持する文脈層は、delay_time ステップの数だけ必要となるため、古い時刻の文脈層の値の削除は、時刻 (step) が delay_time を超えてから行います。

[4] では、if 文で、信号の遅延を行うかどうかを判定しています。一様分布からサンプリングされた値が、abnormal_prob 以下の場合には、context_delay から一番古い（つまり delay_time ステップ遡った）文脈層を取り出します。一方、それ以外の場合には、context_delay から最新の値（つまり通常の値）を取り出します。この、取り出した値を用いて、[5] にて一時刻の計算を行っています。

8.1.3　シナプス結合の切断

神経系は大規模なネットワークとして構成されているため、重みづけ係数 w に何らかの異変が生じると、課題の遂行に何らかの変化が起きると期待されます。ここでは、文脈層 $\mathbf{c}$ から内部状態 $\mathbf{u}$ への入力において、シナプスの切断が生じていると仮定しましょう。このようなプロセスを反映した前向き計算を実装するには、いくつかの問題を解決する必要があります。まず PyTorch によって実装済みの線形層 nn.Linear では実現できないため、シナプス結合の切断実験用の線形層を自作する必要があります。併せて、RNN セルである CellCTRNN の修正も必要です。

このような問題はあるものの、いくつかの工夫を施すことで比較的シンプルに実装が可能です。まず、文脈層 $\mathbf{c}$ から内部状態 $\mathbf{u}$ への入力におけるシナプスの切断は、重みづけ係数を 0 にすることで実現します。PyTorch の実装上、重みづけ係数を書き換えるのは手間がかかりますが、ベクトルや行列の演算は容易に実装が可能です。そこで、切断の場合には重みづけ係数に 0 を掛け、切断がない場合は重みづけ係数に 1 を掛けることにします。

このような線形層の計算を行うクラスを AlteredLinear という名前で実装します。

```python
class AlteredLinear(nn.Linear):
    def __init__(self, in_features, out_features):
        super().__init__(
            in_features=in_features,
            out_features=out_features
        )
        self.init_disconnection_matrix(disconnection_prob=0.5)

    def init_disconnection_matrix(self, disconnection_prob):
        # 要素に結合の確率値 (0 から 1) を有する配列を作成
        disconnection_prob_matrix = torch.full_like(
            self.weight,
```

```
            fill_value=disconnection_prob,
            dtype=torch.float
        )

        # 要素に断絶の値（0か1か）を有する配列を作成
        self.disconnection_matrix = torch.bernoulli(
            # 1を生成する確率を与えるため，減算を施す
            1 - disconnection_prob_matrix
        )

    def forward(self, input, disconnection=False):
        if disconnection:
            # 断絶する場合には self.weight そのものを
            # 使う代わりに，self.weight に断絶の配列を乗じる
            weight = self.disconnection_matrix * self.weight
        else:
            # 断絶しない場合には本来の weight を使う
            weight = self.weight

        # 線形層の計算
        x = F.linear(input, weight, self.bias)
        return x
```

　このクラスはnn.Linearを継承しているため、基本的な挙動はnn.Linearと同じになります。

　まずは、計算の中心であるforward()の振る舞いを見てみましょう。

　forward()は引数として、入力値inputに加え、disconnectionをもちます。もし、disconnection=Falseが与えられた場合には通常の線形層の処理を行いますが、disconnection=Trueが与えられた場合には、シナプス結合を断絶する処理を行うように設計しています。具体的には、シナプス結合を断絶する場合には、通常のself.weightを0か1の値を要素とする行列であるself.disconnection_matrixとself.weightとの要素積に差し替えることで、シナプス結合の断絶を実現しています。self.disconnection_matrix自体はinit_disconnection_matrix()という関数で値を決めています。この関数は、引数で指定されたdisconnection_probの確率に従い、0か1をサンプリングし、disconnection_matrixという名前で保存します。この際、disconnection_matrixは、重みづけ係数で

あるself.weightと同じサイズになります。

　初期化関数__init__()で与える第一引数、第二引数は継承元クラスであるnn.Linearと同じようにしています。実際にAlteredLinearクラスでは、nn.Linearクラスの初期化関数をそのまま呼び出し、nn.Linearと同様の性質を受け継ぐことができます。

　線形層に併せて、RNNセルであるCellCTRNNにも若干の修正が必要です。仮想障害用のRNNセルは、AlteredCellCTRNNという名前で実装します。

```python
class AlteredCellCTRNN(nn.Module):
    def __init__(self, dim_inputs, dim_context, tau):
        super().__init__()
        
        # 初期化関数に渡された設定値を保存しておく
        self.dim_inputs = dim_inputs
        self.dim_context = dim_context
        self.tau = tau
        
        # 線形層のインスタンス化
        # [1] 使用する線形層を実装したAlteredLinearに差し替える
        self.layer_context = AlteredLinear(
            dim_context, dim_inputs + dim_context)
        self.layer_inputs = nn.Linear(
            dim_inputs, dim_inputs + dim_context)
        
        # 活性化関数のインスタンス化
        self.activation = nn.Sigmoid()
    
    def forward(self, inputs, context, internal, disconnection=False):
        # 内部状態の更新
        internal = (1 - (1 / self.tau)) * internal \
            + (1 / self.tau) * (
                self.layer_context(
                    context, disconnection=disconnection) \
                + self.layer_inputs(inputs)
            )
```

```python
# 内部状態を出力用と文脈層用に分離する
internal_outputs, internal_context = torch.split(
    internal,
    [self.dim_inputs, self.dim_context],
    dim=1
)

# 活性化関数の処理
context = self.activation(internal_context)
outputs = self.activation(internal_outputs)

# 出力に加えて次の時刻の計算で必要となるcontext，internalも戻り値にする
return outputs, context, internal
```

変更点は2ヶ所です。[1]にて、self.layer_contextとしてnn.Linearではなく、新たに自作したAlteredLinearを利用してインスタンス化を行っています。また、前向き計算forawrd()の際には、シナプスの切断を行うかどうかを示すdisconnectionを引数として受け取り、線形層の計算（self.layer_context()）にてdisconnectionをそのまま渡しています。

最後に、RNN本体であるAlteredCTRNNのforward_disconnection()関数の実装を確認しましょう。

```python
def forward_disconnection(self,
                          seq,
                          disconnection_prob=0.1):
    # 予測結果を保存する変数を準備
    predictions = torch.Tensor()

    # 文脈層と内部状態を初期化
    context, internal = self.get_initial_values(
        batch_size=seq.size(0))

    # [1] 重みづけ係数における結合断絶する位置を初期化
    # RNNのセル(self.cell)が所持する文脈層の線形層
    # (layer_context)にアクセスし，関数を呼び出す
    self.cell.layer_context.init_disconnection_matrix(
```

```
            disconnection_prob=disconnection_prob
    )

    for step in range(1, seq.size(1) + 1):
        # 渡された全時刻シーケンスから現在の値を抽出
        inputs = seq[:, step - 1, :]

        # [2] セルを用いて一時刻の計算を行う
        pred, context, internal = self.cell(
            inputs=inputs,
            context=context,
            internal=internal,
            # 以下を True に変更し線形層の計算で断絶を行う
            disconnection=True
        )

        # 一時刻の結果を連結し全時刻にわたるデータを作成
        pred = torch.unsqueeze(pred, dim=1)
        predictions = torch.cat([predictions, pred], dim=1)
    return predictions
```

　この実装におけるポイントは、[2] にて、シナプスの切断を行うかどうかを示す disconnection を True に設定して、セルの前向き計算を呼び出す点です。このようにすることで、線形層の計算ではシナプス結合を断絶した場合の処理が適用されます。

　[1] では、先ほど実装した AlteredLinear クラスの init_disconnection_matrix() 関数を呼び出し、断絶用の行列を初期化しています。今回の実装では、このように、一度の前向き計算ごとに断絶を再設定することにしています。また、forward_disconnection() 関数の引数として、disconnection_prob の値を渡せるようにしています。このようにすることで、断絶を施す確率に依存して、予測値がどのように変化するのかを容易に確認することが可能になりました。

8.2 比較実験

では、実装した RNN モデルを用いて、比較実験を行ってみましょう。まずこれまでと同じように、通常の学習を行います。

```python
# リサジュー曲線を作成
targets = load_lissajous_dataset(
    duration=16,
    num_seq=2,
)

# リサジュー曲線を PyTorch のデータ型に変換
targets_torch = torch.tensor(
    targets,
    dtype=torch.float32,
    requires_grad=True,
)

# 設定値を与えた上で AlteredCTRNN をインスタンス化
rnn_altered = AlteredCTRNN(
    dim_inputs=2,
    dim_context=32,
    tau=2,
)

# 学習を実行
rnn_altered, losses = train_rnn(
    net=rnn_altered,
    targets=targets_torch,
    epoch_length=50000,
    lr=0.1,
)
```

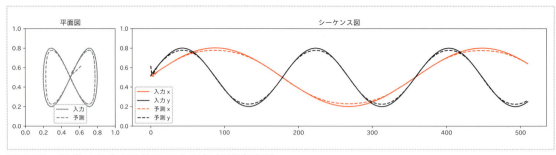

図4-26 通常の前向き計算の場合の仮想障害実験

通常の前向き計算で予測を行い、予測結果をプロットしてみましょう（**図4-26**）。

```
# 前向き計算による予測
predictions_normal = rnn_altered(
    targets_torch
).detach().numpy()

# 予測結果をプロット
for idx in range(2):
    plot_sequences(
        targets=targets[idx, 1:, :],
        predictions=predictions_normal[idx, :-1, :],
    )
```

ここまでは前節と同じであるため、入力と予測のプロットがほとんど重なっています。次に、ノイズが混入した場合の予測を行い、結果をプロットしてみましょう（**図4-27**）。

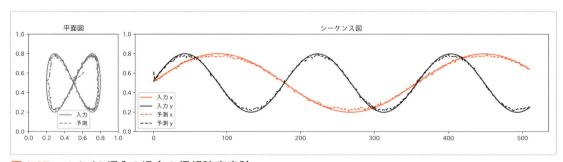

図4-27 ノイズの混入の場合の仮想障害実験

```
# 前向き計算による予測
predictions_noise = rnn_altered.forward_noise(
    targets_torch,
    noise_scale=0.01,  # 仮想障害実験ではここを調整！
).detach().numpy()

# 予測結果をプロット
for idx in range(2):
    plot_sequences(
        targets=targets[idx, 1:, :],
        predictions=predictions_noise[idx, :-1, :],
    )
```

図4-27から、予測値は全体的にガタガタとしていることがわかります。一方、平均的には目標値に沿うよう予測値は出力されています。これは、混入させたノイズが、平均が0のガウス分布に従うことに由来すると考えられます。

同様に、信号の遅延の場合の予測とプロットを行います（図4-28）。

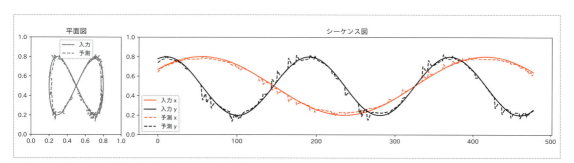

図4-28 信号の遅延の場合の仮想障害実験

```python
# 前向き計算による予測
delay_time = 32   # 仮想障害実験ではここを調整！
predictions_delay = rnn_altered.forward_delay(
    targets_torch,
    delay_time=delay_time,
    abnormal_prob=0.1,   # 仮想障害実験ではここを調整！
).detach().numpy()

# 予測結果をプロット
for idx in range(2):
    plot_sequences(
        targets=targets[idx, delay_time+1:, :],
        predictions=predictions_delay[idx, delay_time:-1, :]
    )
```

　最初の数ステップは仮想傷害が生じないため、プロットしないように設定しています。信号の遅延は突発的に生じるため、予測値が比較的正確な期間がある一方で、突然意図せぬような方向に引き寄せられてしまうことがわかります。

　最後にシナプス結合を切断した場合の前向き計算を実行・プロットします（図4-29）。

```python
# 前向き計算による予測
predictions_disconnection = rnn_altered.forward_disconnection(
    targets_torch,
    disconnection_prob=0.2,   # 仮想障害実験ではここを調整！
).detach().numpy()

# 予測結果をプロット
for idx in range(2):
    plot_sequences(
        targets=targets[idx, 1:, :],
        predictions=predictions_disconnection[idx, :-1, :]
    )
```

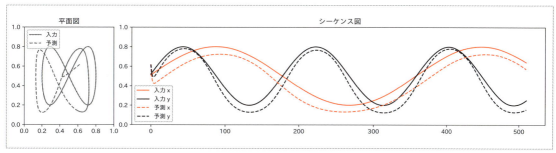

図4-29 シナプス結合の切断の場合の仮想障害実験

　RNNの予測値は、目標値をそのまま左方向へとシフトしたようなものになっています。これはシナプス結合の切断が全時刻にわたって一定に生じているため、出力に定常的なバイアスが働いた結果だと考えられます。

　仮想障害実験の結果を比較してみると、信号の遅延の場合（図4-28）では突発的に生じる急激な値の変化が生じており、この結果は統合失調症の実験データ（図4-16）に近いように見えます。ノイズの混入の場合（図4-27）にも、図4-16の実験データに近い結果が得られました。しかし全時間にわたってノイズが混入する様子は、実験データ（図4-16）からは統合失調症に限らず健常者の眼球運動でも観察される現象だとも考えられます。

　ただし、今回のモデルや仮想障害の実装は初学者向けにシンプルな設定になっています。実際の眼球運動においては視覚野、頭頂葉、前頭前野などが関与する複雑なプロセスであり、ここで紹介したモデルでは不十分です。研究で使用できる水準へと引き上げるためには、精神障害における神経系の異変との相同を考察し、モデルや仮想障害の妥当性をより緻密に検討する必要があります。また、仮想障害を設定するタイミングも重要です。研究の対象となる精神障害の種類によっては、学習後ではなく、学習前や学習途中に仮想障害を設定する必要が生じるかもしれません。さらに、仮想障害の結果を行動データと定性的に比較するだけでなく、定量的な評価を行うことも必要です。この際、行動データだけでなく神経活動などについても考察・分析することが望まれます。

8.3 最後に

　今回の仮想障害シミュレーションでは、引数の値を変えることで仮想障害の強度を自由に変更できるようになっています。値を変更する箇所は「仮想障害実験ではここを調整！」とコメントをつけていますので、さまざまな仮想障害の設定値で試してみてください。

　ニューラルネットワークモデルのさらなる発展として、参考となる文献を紹介します。今回はニューラルネットワークの理論的・技術的な説明は非常に簡易でしたが、文献14は、ニューラルネットワークの計算過程を具体的かつ丁寧に解説しており、初学者にも大変分かりやすいと思われます。文献15や16は、より深くニューラルネットワークの理論を学びたい方にオスス

メです。

　ニューラルネットワークモデルの認知神経科学への応用については、数理理論に根ざした文献17や高次認知機能への応用に詳しい文献18などが存在します。また、英文ではありますが、神経科学者を対象としたチュートリアル論文もあります[19]。ニューラルネットワークモデルの精神医学への応用について和文で読める文献は、非常に少ないです。文献3は、理論的なことから具体的な研究事例までカバーしているため、こちらを参考にするのが良いでしょう。

参考文献

1) Bear MF et al. Neuroscience: Exploring the Brain, Enhanced Forth Edition. Jones and Bartlett Publishers, Inc. 2016.
2) Bishop CM. Pattern recognition and machine learning. Springer. 2006.
3) 国里愛彦, 他. 計算論的精神医学：情報処理過程から読み解く精神障害. 勁草書房. 2019.
4) Yamins DL et al. Performance-optimized hierarchical models predict neural responses in higher visual cortex. Proc Natl Acad Sci U S A. 2014; 23: 8619-8624.
5) Yang GR et al. Task representations in neural networks trained to perform many cognitive tasks. Nat Neurosci. 2019; 22: 297-306.
6) Sohn H et al. Bayesian computation through cortical latent dynamics. Neuron. 2019; 103: 934-947.
7) Recanatesi S et al. Predictive learning as a network mechanism for extracting low-dimensional latent space representations. Nat Commun. 2021; 12: 1-13.
8) Idei H et al. A neurorobotics simulation of autistic behavior induced by unusual sensory precision. Comput Psychiatr. 2018; 2: 164.
9) Takahashi Y et al. Neural network modeling of altered facial expression recognition in autism spectrum disorders based on predictive processing framework. Sci Rep. 2021; 11: 1-14.
10) Benson PJ et al. Simple viewing tests can detect eye movement abnormalities that distinguish schizophrenia cases from controls with exceptional accuracy. Biol psychiatry. 2012; 72: 716-724.
11) Okimura K et al. Aberrant sense of agency induced by delayed prediction signals in schizophrenia: A computational modeling study. Schizophrenia (Heidelb). 2023; 9: 72.
12) Idei H et al. Homogeneous intrinsic neuronal excitability induces overfitting to sensory noise: A robot model of neurodevelopmental disorder. Front Psychiatry. 2020; 11: 762.
13) Idei H et al. Paradoxical sensory reactivity induced by functional disconnection in a robot model of neurodevelopmental disorder. Neural Netw. 2021; 138: 150-163.
14) 巣籠悠輔. 詳解ディープラーニング 第2版　TensorFlow/keras・PyTorchによる時系列データ処理. マイナビ出版. 2019.
15) 岡谷貴之. 深層学習 改訂第2版. 講談社. 2022.
16) 須山敦志. ベイズ深層学習. 講談社. 2019.
17) 甘利俊一. 脳・心・人工知能 数理で脳を解き明かす. 講談社. 2016.
18) 都築誉史, 楠見孝. 高次認知のコネクショニストモデル – ニューラルネットワークと記号的コネクショニズム –. 共立出版. 2005.
19) Yang GR and Wang XJ. Artificial neural networks for neuroscientists: A primer. Neuron. 2020; 107: 1048-1070.
20) 日本神経回路学会. ノーベル賞に繋がる神経回路研究の発展を祝って（https://jnns.org/wp-content/uploads/2024/10/nobel2024_jnns.pdf 2024年11月3日最終アクセス確認）2024.

5章

強化学習モデル

1. 強化学習モデルと本章で扱う内容について
2. 本章で扱う行動課題
3. 強化学習モデル
4. 行動データの生成
5. パラメータ推定
6. パラメータリカバリー
7. モデル比較
8. 最後に

本章では、Rを用いて強化学習モデルを学んでいきます。6ページに記載したリンクにアクセスして、Colabのコードを実行しつつ読んでください。

1. 強化学習モデルと本章で扱う内容について

1.1 強化学習モデルの概要

本章で紹介する強化学習モデルは、意思決定や学習の背後にある情報処理を理解し、定量化する目的で広く利用されてきました。このモデルでは、人や動物が環境との相互作用の中で報酬を最大化（もしくは損失を最小化）するための学習プロセスを数式で表現しています。その中身は直感的にも理解しやすいものです。良い結果をもたらした行動の価値は高くなり、再度同じ行動をとる可能性が高くなります。一方で、悪い結果につながった行動の価値は低くなり、その行動を避けるようになります。強化学習モデルには、こうした価値の更新や選択の仕方を調整するパラメータ（後述する学習率や逆温度）が含まれており、これが多くの研究で関心対象にもなっています。

精神障害では、意思決定、学習、思考の柔軟性の変調がみられることがあり[1]、強化学習モデルはこのような精神障害の理解のために広く使われています。下記にいくつか例を挙げます。
1. 患者特有の情報処理過程を明らかにするために、行動データを取得し、モデルパラメータを推定して解析する
2. 特定の症状を生み出す背景メカニズムを検討するためにシミュレーションを実施する
3. 患者と健常者で用いているアルゴリズムは違うのかを検討するために、複数のモデルのバリエーションでモデル比較を行う

強化学習モデルを用いた研究では、1の例のように、実際に行動のデータを取得してモデルをフィットさせるものが多くみられます。これは、強化学習モデルが、計算論的精神医学における他の計算論モデルの中でも比較的モデルパラメータ数が少なく、行動の背後にある情報処理過程を程よく抽象化しているからです[1]。また、2と3で挙げたシミュレーションやモデル比較もモデルを用いた研究において汎用的で強力なツールとなります。例えばモデル比較は、研究の解析に使うモデルを1つに決めるプロセス（モデル選択）でも必要になります。なお、パラメータ推定やモデル選択は計算論的精神医学においては「計算論的表現型同定」と呼ばれることもあります。

---

[1] 取得できる行動のデータが限られている場合、モデルのパラメータ数が多すぎるとうまく推定ができません。一方で、モデルパラメータの数が少なすぎる場合はデータの背後にある情報処理過程を十分に表現できないかもしれません。強化学習モデルは、パラメータ数が少ないながらも多くの現象を説明し、神経基盤との対応も報告されています。その意味で程よく抽象化されたモデルと言えるでしょう。

本章ではこれらを行うコードについて、シンプルな強化学習モデルを使って紹介、解説していきます[2]。

1.2 本章の構成

本章では、強化学習モデルをフィットさせるデータを取得するための行動課題として確率逆転学習課題を紹介します（第2節）。続いて、強化学習モデルを構成する各式に焦点をあてて、コードを書きながらその振る舞いを確認します（第3節）。

それ以降の内容は2つの方向があります。1つは、モデルがまずあって、それを使って行動データを生成するという方向です（図5-1左矢印）。このようなシミュレーションは第4節「行動データの生成」で扱います。もう1つは、選択行動のデータが手元にあり、それに強化学習モデルをフィットさせ、個々人のモデルパラメータを推定するという方向です（図5-1右矢印）。これは第5節「パラメータ推定」で扱います。

また、第6節「パラメータリカバリー」では、行動データの生成とパラメータ推定を順に行い、モデルパラメータの推定精度を確認します。

第7節ではモデル比較について紹介します。

ID	群	試行	選択	結果
1	患者	1	A	o
1	患者	2	A	x
1	患者	3	B	o
…	患者	…	…	…
1	患者	100	B	o
2	患者	1	A	x
…	…	…	…	…
30	統制	100	B	o

（100試行を30人が行う場合のデータ例）

モデルのパラメータ値を設定して行動データ生成
シミュレーション ←
→ **モデルフィット**
行動データからモデルのパラメータ値を推定

強化学習モデル
$$Q \leftarrow Q + \alpha(R - Q)$$

ID	群	学習率	逆温度
1	患者	0.22	3.1
2	患者	0.34	4.6
…	…	…	…
30	統制	0.81	3.5

（モデルのパラメータ値）

図 5-1 データ生成とモデルフィット

---

[2] 強化学習モデルを使った具体的な研究については勁草書房の『計算論的精神医学』第12章[2)]を参照してください。

1.3　行動データのファイルに関して

　モデルを適用する行動データの形式としては、図5-1の左にあるような形が便利です。各行に各参加者の1試行ごとの情報が入ります。本章のコードもこのような形式のデータを扱うことを念頭に置いています。

　また、実験で取得した実データをファイルに保存して、それを読み込んで解析するという場面もあるでしょう。その際はRで扱いやすいように、列名は日本語ではなく半角英数字を用いて、例えば、ID、group（群）、trial（試行）、choice（選択）、reward（報酬結果）等とするとよいでしょう。

1.4　Rの使用に関して

　本章では、Rを用います。Colabで新規にファイルを作成する場合、デフォルトはPython用になっています。そのためRを用いるには「ランタイム > ランタイムのタイプを変更」からランタイムのタイプをRに変更してください。付属のColabコードの本章分は既にR用になっています。なお、コード中の#マークの後はコメントアウト、つまりコード実行時に読み込まれません。そのため、本章でもコードの説明の際に使用しています。

　まずは、Colabで日本語表記を可能にするためにフォントをインストールする必要があります。以下のコードを実行してください。この操作はRやRStudio等でコードを実行する場合は不要です。

```
system("apt-get install -y fonts-noto-cjk")
```

　また、本章で紹介するコードを使うには、まず、tidyverseというパッケージをインストールして読み込んでおいてください。library(tidyverse)というコードで、データ解析に便利なパッケージを一括で読み込んでくれます。この中には、データ可視化で用いるggplot2や、フィルタリングや要約などのデータ操作に便利なdplyrといったパッケージが含まれています。

```
install.packages("tidyverse")
library(tidyverse)
```

　以下では、本章でコードを書く際によく出てくるRの関数などを紹介していきます。

　まず、Rで値を代入する際は <- を使います。以下の例では、xという変数に要素が1,2,3のベクトルを代入しています。

```
x <- c(1,2,3)
x
1 2 3
```

1番目の要素を5に置き換える場合は下記のように書きます。

```
x[1] <- 5
x
5 2 3
```

次は、Rでオリジナルの関数を作成してみましょう。以下の例では、a，bを引数とし、a+bの値を出力する関数を作成し、func_Aと名前をつけています。関数が返す値はコードの最後行ですので、下記の例だとa+bの値になります。

```
func_A <- function(a,b){
  a + b
}
```

試しに、a=1，b=4としてこの関数を実行してみましょう。5が出力されます。

```
func_A(1,4)
5
```

また、Rではさまざまな既存の関数を利用できます。rep関数は、同じ値を繰り返した配列を返します。

```
rep(1,5)
1 1 1 1 1
```

seq関数でシーケンスを生成することができます。以下の例では、1から5までの値を増分1でとってきます。試行などの配列を生成する際に利用します。

1. 強化学習モデルと本章で扱う内容について

```
seq(1,5,by=1)
1 2 3 4 5
```

sample 関数は、要素の集合からランダムに指定した数の要素を取り出す際に使います。以下のコードの場合、1から3の要素から3つの要素を選びます。

```
sample(c(1,2,3),3)
3 1 2
```

このコードを何度か実行すると、その度に異なる順番で1,2,3が1回ずつ抽出されていることがわかります。sample 関数はデフォルトで非復元抽出、つまり、同じ要素が何度も抽出されることはありません。復元抽出をする場合は replace = TRUE を使います。以下のコードでは、0と1から復元抽出で10個要素を取り出し、取り出す確率は0.8:0.2と指定しています。

```
sample(c(0,1), 10, prob = c(0.8, 0.2), replace = TRUE)
0 0 0 0 0 1 0 0 0 0
```

確率に基づき各要素がランダムに抽出されていることがわかります。

また、0から1の間の一様乱数を発生させるには、runif 関数が利用できます。以下のコードでは乱数を1つ発生させます。

```
runif(1)
0.3166008
```

上記のコードは実行する度に異なる値になります。ただし、再現可能なコードを書くために、実行する度に同じ乱数を生成したい場合も出てきます。その際は、set.seed 関数を使ってください。以下の123の部分は整数であれば好きな数字で構いませんが、数字が変わると結果も変わります。

```
set.seed(123)
runif(1)
0.2875775
```

最後に条件分岐のコードを紹介します。以下のコードを何度か実行してみてください。

```
if(0.8 > runif(1)){
  print("A")
} else {
  print("B")
}
"A"
```

　すると、0.8の確率で"A"、0.2の確率で"B"と表示されます。これは、runif関数で生成した値が0.8以下になる確率が0.8だからです。強化学習モデルの中では確率的に選択を予測するので、本章の中では上記のようなコードが出てきます。

　次に紹介するのは、numeric関数です。これは、指定した数の0を要素としてもつベクトルを作成します。

```
numeric(5)
0 0 0 0 0
```

　この関数は事前にメモリを確保したい場合に使用します。例えば5試行分の選択データのためのメモリを用意し、後でc[1] <- 1というように、値を入れていくという使い方です。

　以下のコードではforループを使って、cに値を代入しています。実行して挙動を確認してみてください。forループは特定のコードを指定した回数実行したい場合に使用します。以下のforループではiが1から5の範囲で増加しながら、{}内のコードを実行します。

```
c <- numeric(5)
for (i in 1:5){
  c[i] <- sample(c(1,2),1)
}
c
1 2 1 2 2
```

　また、この章で頻出するtibbleはRの標準的なデータフレームの拡張版です。tidyverseパッケージの一部として提供されています。データフレームより処理の高速化やデータ型の厳密性など優れた点がありますが、本章ではそこまで違いを気にする必要はありません。本章ではわかりやすさのため、tibbleのことをデータフレームと呼ぶこととします。以下にtibbleの作成の例を示します。

```
tb <- tibble(
  a = c(1,2,3),
  b = seq(1,3),
  c = rep("C", 3)
)
```

変数を1つ取り出したい場合は $ を使います。

```
tb$a
1 2 3
```

1.5　本章で作成する関数について

本章では解析のための関数を自分で作ります。一度コードが書けてしまうと、それをもとに必要な修正を加えることで、強化学習モデルの他のバリエーションにも対応できるようになるでしょう。ただし、関数自体はコードが比較的長く、初学者には難しく感じる箇所かもしれません。そのため、関数の中で使われている個々のコードを、関数作成の前に、少しずつ試して確認できるような構成にしました。

表5-1が本章で作成する関数の一覧です。関数名は任意ですが、この章で命名した関数名です。各関数の説明を現時点で理解する必要はありません。各節を読む際に必要に応じて参照してください。

表5-1　本章で作成する関数一覧

節	関数名	説明
2.2	func_TaskSetting	160試行の確率逆転学習課題を生成するコード
4.1	func_DataGeneration	特定のモデルパラメータをもつ強化学習モデルで選択行動を生成するコード
5.3	func_LogLik	対数尤度を算出するコード（func_negLogLik の中で用いる）
5.4	func_negLogLik	func_LogLik の結果に -1 を掛けるコード（func_ParamFit の中で用いる）
5.5	func_ParamFit	optim 関数でパラメータを推定するコード

2. 本章で扱う行動課題

強化学習モデルのパラメータを推定するには、モデルを適用するデータが必要です。データを取得するための行動課題（以降、単に課題）としては、確率的報酬学習課題がよく用いられます。この課題では報酬をもらえる確率が異なる複数の選択肢があり、選択をするとその確率に基づいて報酬結果が与えられます。課題の参加者は累積報酬がより多くなるように選択するよう教示されますが、どの選択肢の報酬確率が高いかは知らされません。そのため、何度も選択を繰り返す中で、試行錯誤的により良い選択を学習していくことになります。選択をして報酬を得るまでのプロセスを1試行と呼び、多くの場合、100試行、200試行と選択を繰り返します。

本章では特に、選択肢の報酬確率が途中で切り替わる確率逆転学習課題を扱います。この課題では、最適な選択肢が課題の途中で予告なく切り替わるため、そうした変化に柔軟に対応することが求められます。例えば、2つの選択肢AとBがあり、最初は選択肢Aを選ぶと80％の確率で報酬が得られ、20％の確率で何も得られません。一方で選択肢Bは20％の確率で報酬が得られ、80％の確率で何も得られません。逆転の回数やタイミングにはさまざまなバリエーションがありますが[3]、本章では、課題の半ばで一度だけ逆転が生じることとします。そのため、前半は選択肢Aが、後半は選択肢Bが良い選択肢です。課題全体は160試行で、81試行目で選択肢の報酬確率が逆転することとします（図5-2）。

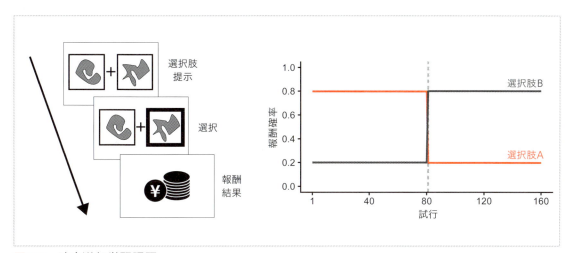

図5-2 確率逆転学習課題

---

[3] 例えばある研究では、9回の逆転があり、逆転のタイミングは、10〜15回良い選択肢を選んだ後で生じます[3]。この場合、試行数は参加者によって異なります。どのような課題のスケジュールが良いかは関連する先行研究やシミュレーションで検討するとよいでしょう。

2.1 課題を体験してみよう

課題は実際に体験してみるとイメージがしやすいです。著者は課題のプログラミングとデータ取得に Millisecond 社の Inquisit を利用することが多いです。Millisecond 社のサイトにはさまざまな課題のコードが提供されており (https://www.millisecond.com/download/library)、確率逆転学習課題も紹介されています。デモが無料で体験できるので、気になる人は試してみるとよいでしょう。

また、jsPysch のコードを使った確率逆転学習課題は Cognitive & Behavioral Assessment Toolbox (CBAT) というオンラインツールボックスで無料で体験やデータ取得をすることが可能です (https://cbat.cpsy-lab.com)。CBAT は本書の著者である国里と山下が中心となって作成しているサイトで、日本語の教示や、日本人を対象にした実験で使いやすいコードが掲載される予定です。さまざまな課題のコードをダウンロードして、自分用にカスタマイズすることもできるので、興味のある人はアクセスしてみてください。

2.2 関数の作成（課題設定用コード）

確率逆転学習課題では、各選択肢で報酬が出るかどうかは確率的に決まります。ここでは、その確率的な報酬の結果を試行数分、事前に設定するための関数を作成します。これができれば、特定のモデルパラメータ値をもつ個人がこの課題でどのような振る舞いをするか、シミュレーションをすることも可能です。

それでは確率逆転学習課題の各試行の情報を生成する関数を作ってみましょう。関数名は自由ですが、ここでは、func_TaskSetting とします。なお、このコード中で、outA は各試行で選択肢 A を選択した場合の結果で、報酬がもらえる場合は 1、報酬がもらえない場合は 0 に設定します。outB も同様です。

```
func_TaskSetting <- function(pA = 0.8){ # pA のデフォルトは0.8に設定

  # outA: 逆転前は pA の確率で報酬 (1)、1-pA の確率で報酬なし (0)。逆転後は逆
  # outB: 逆転前は 1-pA の確率で報酬 (1)、pA の確率で報酬なし (0)。逆転後は逆

  tibble(
    block = c(rep(1,80),rep(2,80)), # 各ブロック80試行
    trial = seq(1,160),
    outA = c(sample(c(1,0), 80, prob= c(pA, 1-pA), replace = TRUE),
            sample(c(1,0), 80, prob= c(1-pA, pA), replace = TRUE)),
    outB = c(sample(c(1,0), 80, prob= c(1-pA, pA), replace = TRUE),
```

```
        sample(c(1,0), 80, prob= c(pA, 1-pA), replace = TRUE))
    )
}
```

　この関数では簡単のため、選択肢 A の最初の報酬確率（pA とする）だけを引数としています。pA を指定しない場合のデフォルト値は 0.8 になります。

　それではこの関数を実行して、戻り値を setting という変数に入れてみましょう。実行する前に set.seed 関数を使うことで、関数の中で乱数を使用する場合（今回の場合 sample 関数）であっても、毎回同じ結果が出力されます。以下のコードで、123 の部分はどのような数字でも構いませんが、数字が変わると結果も変わります。

```
set.seed(123)
setting <- func_TaskSetting(0.8) # func_TaskSetting() でも同じ結果
```

　print 関数で setting の中身を確認してみます。この関数ではデフォルトで 10 行目までが表示されます。また、コード中の |> はパイプと呼ばれる演算子で、複数の操作（フィルタリングや集計など）を順に行う際に使用します。この演算子より前の操作の結果が、この演算子の後ろの操作の最初の引数として渡されます。下のコードの場合、まず setting という変数を読み込み、次に、それを出力しています[4]。

```
setting |>
  print()
# A tibble: 160 × 4
   block trial  outA  outB
   <dbl> <int> <dbl> <dbl>
 1     1     1     1     0
 2     1     2     1     0
 3     1     3     1     0
 4     1     4     0     0
 5     1     5     0     0
 6     1     6     1     0
以下省略
```

---

[4] print (setting) でも同じ結果が表示されます。そのため、今回のコードではパイプの良さは伝わりにくいですが、複数の操作を連鎖的に行う場合には便利で、可読性も高まります。

出力をみると、最初に「160 x 4」という記載があります。これはこのデータフレームが160行×4列であることを表しています。

次に、逆転前（block が 1）と逆転後（block が 2）での各選択肢の報酬確率を確認してみましょう。ここでの報酬確率は、確率的に生成された報酬結果から計算します。以下のコードでは group_by 関数を用いることで、それぞれのグループに関して集計を行うことができます。今回は、block 列の値（1 または 2）ごとに集計します。集計には summarise 関数を使います。ブロックごとに、outA（A を選ぶ場合の結果）や outB（B を選ぶ場合の結果）が 1 である割合、つまり報酬が出る割合を計算しています。

```
setting |>
  group_by(block) |> # block ごとに集計することを指定
  summarise(A = mean(outA), # outA が 1 の割合
            B = mean(outB)) # outB が 1 の割合
# A tibble: 2 × 3
  block     A     B
  <dbl> <dbl> <dbl>
1     1 0.812 0.188
2     2 0.188 0.825
```

確率的に報酬結果を生成したため、厳密に 80%、20% とはなっていませんが、大体その割合になっています。逆転前後で割合が逆転していることも確認できます。

2.3 課題設定の可視化

最後に、作成した課題の情報を可視化してみます。ここでは、ggplot2 というパッケージの ggplot 関数を用います。ただし、ggplot2 は tidyverse パッケージの中に含まれているので改めて読み込む必要はありません。なお、ggplot 関数では + を使って、操作を追加していきます。

まずは、試行を横軸、選択肢 A、B を選んだときの結果を縦軸とする図を、それぞれ gA と gB として保存してみます。コードの 1 行目を見てください。まず、ggplot 関数で可視化するデータフレーム（今回は setting）を指定します。aes 関数では作成するグラフ中の要素を制御します。ここでは、x 軸と y 軸にくる列名を指定しています。その他、各コードの簡単な説明はコード中に記載しているので参照してください。

```r
gA <- ggplot(setting, aes(x = trial, y = outA))+   # データフレームと軸を指定
  geom_point(color = "red")+   # geom_point() で散布図を作成
  geom_vline(xintercept = 81, lty = "dashed")+   # 81 試行目に垂直線
  scale_y_continuous(breaks=c(0,1))+   # y 軸の目盛り設定
  scale_x_continuous(breaks=seq(0, 160, by=40))+   # x 軸の目盛り設定
  theme_classic(base_size = 18)+   # クラシックなテーマで標準フォントサイズの設定
  ggtitle(" 選択肢 A を選んだときの結果 ")   # 図のタイトルを設定

gB <- ggplot(setting, aes(x = trial, y = outB))+
  geom_point(color = "blue")+
  geom_vline(xintercept = 81, lty = "dashed")+
  scale_y_continuous(breaks=c(0,1))+
  scale_x_continuous(breaks=seq(0, 160, by=40))+
  theme_classic(base_size = 18)+
  ggtitle(" 選択肢 B を選んだときの結果 ")
```

　上記で定義した gA と gB を縦に並べてプロットします。複数の図を並べて表示するには patchwork パッケージが便利です。

```r
install.packages("patchwork")
library(patchwork)
gAB <- gA / gB   # 図を縦に並べる
print(gAB)
```

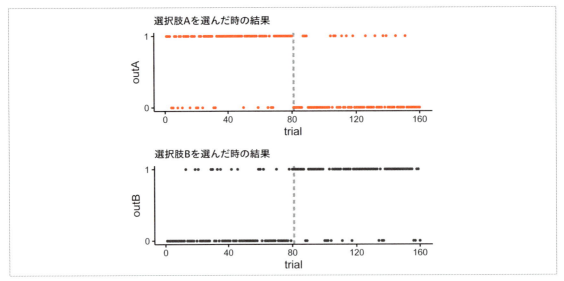

図5-3 160試行、逆転1回の課題の例

図5-3をみると、81試行のところで、報酬の出る割合が逆転していることが確認できます。

3. 強化学習モデル

　いよいよ強化学習モデルの説明です。ここで紹介する強化学習モデルでは、選択の結果を受けて、Q値と呼ばれる行動価値（選択肢の価値）を更新します[5]。Q値は選択肢の数だけあります。以下では、価値の更新、選択確率の計算、選択、という3つのプロセスに分けて、それぞれのプロセスで使われている式を解説します。簡単なコードを書いて、その挙動を確認してみましょう。

---

[5] 強化学習モデルの中でも、各状態における行動の価値を更新する代表的なものにQ学習やSARSAなどがあります。どちらもQ値と呼ばれる行動価値（選択肢の価値）を更新しますが、状態の遷移を含む課題では両者は異なる更新則を用いています。しかし、本章で扱う課題のように状態遷移がない場合、両者を区別する必要はありません。

3.1 価値の更新

選択した選択肢のQ値は下記のように更新されます。下付きの t は t 試行目ということを意味しています。下の式では、t 試行目の報酬結果 R_t（0：報酬なし，1：報酬あり）に基づき、選択した選択肢の価値を、Q_t から Q_{t+1} に更新することを表しています。

$$Q_{t+1} = Q_t + \alpha(R_t - Q_t) \qquad (5\text{-}1)$$

ここで α は学習率と呼ばれるパラメータであり、0から1の値を取ります。$R_t - Q_t$ の部分は特に報酬予測誤差（reward prediction error: RPE）と呼ばれ、実際の報酬結果と期待の差分です。これが正であると更新後の Q は1に近づき、負であると0に近づきます。

学習率の意味をさらに理解するために、上の式の右辺を下記のように変形してみましょう。

$$Q_{t+1} = (1 - \alpha)Q_t + \alpha R_t \qquad (5\text{-}2)$$

この式から明らかなように、α は、これまでの選択肢の価値 Q_t と、現在得られた結果 R_t の重みづけを調整する役割があります。学習率が大きいと報酬が出るたびに価値が大きく更新され、学習率が小さいと価値はあまり変化しません。

以上を踏まえて、簡単なコードをかいてみます。学習率 α を0.2とし、更新前のQ値が0.4で報酬を受け取った場合（Rが1）の更新後のQ値を計算します。

```
alpha <- 0.2 #学習率
Q <- 0.4 # 更新前Q値
R <- 1 # 1: 報酬あり，0: 報酬なし

Q <- Q + alpha*(R - Q) # Q値を更新
Q # 更新後のQ値
0.52
```

上の例では具体的にはQ = 0.4 + 0.2*(1-0.4) が計算されています。今度は異なる学習率でQ値がどう変わるかをみてみましょう。ここでは、学習率が0, 0.2, 0.4, 0.6, 0.8, 1.0の場合を考えます。

```
alphas <- seq(0,1,0.2) # 0から1まで0.2刻みのシーケンスを作成

for (i in alphas){
  
  alpha <- i
  
  # 以下は上で示したコードと変わらない
  Q <- 0.4 # 更新前のQ値
  R <- 1
  Q <- Q + alpha*(R - Q)
  cat("alpha:", i, ",更新後のQ値:", Q, end = "\n")
}
```

```
alpha: 0 ,更新後のQ値: 0.4
alpha: 0.2 ,更新後のQ値: 0.52
alpha: 0.4 ,更新後のQ値: 0.64
alpha: 0.6 ,更新後のQ値: 0.76
alpha: 0.8 ,更新後のQ値: 0.88
alpha: 1 ,更新後のQ値: 1
```

　上記のコードの最終行で cat 関数を使っています。この関数を使うと、文字列や数値など異なる型のデータを連結して出力できます。end = "\n" とすることで、最後に改行が入ります。

　学習率が大きいほど、更新後のQ値が報酬結果1に近づくことが確認できました。

　次は学習率 α を0.2で固定し、複数の試行が続くときのQ値の変化を確認します。ここでは、5試行で報酬結果が1, 1, 0, 1, 1 であった場合を考えます。つまり3試行目以外で報酬を経験する場合です。

　下記のコードの2行目 Q <- numeirc(5) では、長さが5の数値ベクトルを作っています。その要素は全て0です。事前に試行数分の数値ベクトルを作っておくことで、メモリ使用の最適化や処理の効率化が図れます。Q値の初期値（1試行目の更新前のQ値）はQの一つ目の要素で、コード3行目で0.5と指定しています。for 文の中で報酬予測誤差に基づきQ値が更新され、Qの各要素に順に代入されます。ただし、5試行目の報酬結果を受けて更新されるQ値は計算していないことに注意してください。5試行目で終了する場合は、5試行目で更新されたQ値を選択に使う機会がなく、モデルフィットなどの際に必要ない情報だからです。

```
alpha <- 0.2
Q <- numeric(5) # 長さが5の数値ベクトル
Q[1] <- 0.5 # Qの初期値を0.5に
R <- c(1,1,0,1,1) # 5試行分の報酬結果の系列

# 5試行目の報酬結果は計算しない
for (t in 1:4){
  # Q値をt試行目の報酬結果で更新
  Q[t+1] <- Q[t] + alpha*(R[t]-Q[t])
}
```

最終的なQには、各試行の更新前のQ値が入っています。

```
Q # 各試行の更新前Q値
0.5000 0.6000 0.6800 0.5440 0.6352
```

報酬がなかった3試行目のあとのQ値（つまり、4試行目の更新前のQ値）だけ一旦減少していることが確認できます。

なお、複数の選択肢がある場合は選択肢ごとにQ値を設定し、各試行では選択した選択肢のQ値のみを更新することが一般的です。しかし、選択しない選択肢の価値は時間とともに不確実性が増すことが想像できるでしょう。そのようなことを考慮したモデルも提案されています。本章では扱いませんが、例えば、忘却率 α_F というパラメータを新たに導入して、試行が進むとQ値が初期値（例えば0.5）に回帰していくことを表すモデルなどがあり、選んでいない選択肢のQ値を $\bar{Q}$ とすると、下記のような式になります。

$$\bar{Q}_{t+1} = \bar{Q}_t + \alpha_F(0.5 - \bar{Q}_t) \tag{5-3}$$

この式に基づくと、選ばれなかった選択肢の価値は、忘却率の大きさに応じて0.5に近づきます。選ばれないことが続けば、それだけ0.5に近づきます。報酬が出る場合を1、出ない場合を0とコードしているのであれば、選択肢の価値が0.5というのは、その選択肢によって報酬が出るか出ないかが五分五分、つまり不確実性が最も高い状態です。このような忘却を想定することで、実データへのフィットがよくなることも示されています[4]。

3.2 選択確率の計算

次に、各選択肢の価値に基づいて各選択肢の選択確率を計算します。素朴に考えると、価値の高い選択肢を選ぶ確率が高くなるでしょう。また、選択肢間の価値の差が顕著になれば、それだけ特定の選択肢を選ぶ確率も高くなるでしょう。強化学習モデルでよく使われているソフトマックス関数はこの直感によく合います。2つの選択肢AとBがあり、それぞれのt時点の価値を$Q_t(A)$と$Q_t(B)$とした場合、選択肢Aの選択確率は以下のように計算されます。

$$P(\text{choice}_t = A) = \frac{\exp(\beta Q_t(A))}{\exp(\beta Q_t(A)) + \exp(\beta Q_t(B))} \quad (5\text{-}4)$$

この式の中に出てくるexpは指数関数です。また、βは逆温度と呼ばれるパラメータで0以上の値を取ります。この式を少し変形すると下記のようにも書けます。

$$P(\text{choice}_t = A) = \frac{1}{1+\exp(-\beta(Q_t(A)-Q_t(B)))} \quad (5\text{-}5)$$

この式から、逆温度が2つの選択肢の価値の差分に掛かっていることがわかります。この価値の差分で選択確率がどう変わるのか、逆温度の大きさによる違いを図5-4に示しました。逆温度が大きいと、価値の差に敏感な選択確率になり、少しでもQ値の高い選択肢が高い確率で選ばれるようになります。一方で、逆温度が0に近いと、選択肢の選択確率はランダム、つまり2つの選択肢の選択確率はともに0.5になります。逆温度は探索と活用のバランスを決めるパラメータと言われることも多いですが、低い逆温度が表すのは選択のランダム性であり、必ずしも戦略的な探索ではない点に注意が必要です。

改めて上の式 (5-5) を見てください。この式

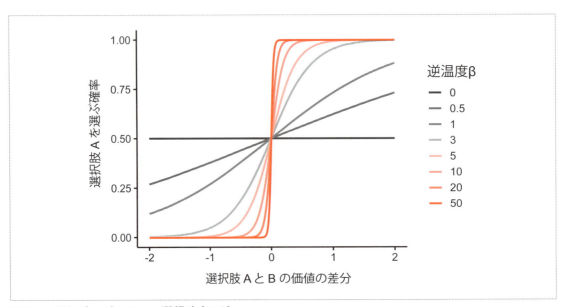

図 5-4 逆温度の違いによる選択確率の違い

から、$Q_t(A)$ と $Q_t(B)$ の差分が同じであれば $\{Q_t(A), Q_t(B)\}$ が $\{1.0, 0.8\}$ であろうと、$\{0.3, 0.1\}$ であろうと、選択肢の選択確率は同じになることも分かります（図の横軸が差分になっているのもそのためです）。

ここでも、上記の式をコードに書いてみましょう。まずは、β を5、$\{Q_t(A), Q_t(B)\}$ を $\{1.0, 0.8\}$ として具体的に計算してみます。

```
beta <- 5 # βの値
Q_A <- 1.0 # Aの価値
Q_B <- 0.8 # Bの価値
P_A <- 1/(1+exp(-beta*(Q_A -Q_B))) # 式(5-5) 参照
P_B <- 1-P_A

cat("Aの選択確率： ", P_A, end="\n")
cat("Bの選択確率： ", P_B)
Aの選択確率：   0.7310586
Bの選択確率：   0.2689414
```

上記のコードで2つのQ値を $\{0.3, 0.1\}$ に変えても、価値の差分は同じなので結果は変わりません。また β が小さくなると、AとBの選択確率の違いは小さくなります。コードを少し変更して試してみてください。

なお、2つ以上の選択肢がある場合の式は下記になります。ここで分母に出てくる Action はとりうる選択肢の集合です。

$$P(\text{choice}_t = A) = \frac{\exp(\beta Q_t(A))}{\sum_{i \in \text{Action}} \exp(\beta Q_t(i))} \quad (5\text{-}6)$$

3.3 選択

選択確率が決まれば、それに基づいて選択をします。次のコードではAの選択確率が0.8の場合の選択（AまたはB）を1つ生成します。

3. 強化学習モデル 173

```
P_A <- 0.8 # A を選ぶ確率

# P_A に基づいて選択 c を決める
if(P_A > runif(1)){ # 0-1 の乱数が P_A より小さい場合
  c <- "A" # 選択 (c) に A を代入
} else {
  c <- "B" # 選択 (c) に B を代入
}
c
"B"
```

上記のコードで runif(1) は0から1の範囲で一様分布から1つ値を発生させます。そのため、P_A > runif(1) となる確率は、A の選択確率（P_A）と一致します。これにより、例えば A の選択確率が0.8の場合は、0.8の確率で選択（c）が A になります。

次に for 文で上記のコードの内容を100回繰り返して確認してみましょう。今回は A を選択した場合を1、B を選択した場合を2とコードします。

```
set.seed(123)
c <- numeric(100)
P_A <- 0.8
for(i in 1:100){
  if(P_A > runif(1)){ # [0,1] の一様乱数が P_A より小さい場合
    c[i] <- 1
  } else {
    c[i] <- 2
  }
}

table(c) # A と B が出た回数を集計
c
 1  2
82 18
```

A を選んだ割合が、P_A で設定した0.8に近いことが確認できました。

4. 行動データの生成

ここでは、強化学習モデルのパラメータ値を指定して、確率逆転学習課題での選択行動を生成します。モデルパラメータ値の違いによってどのような行動の違いが生まれるのか、シミュレーションも行ってみましょう。

4.1 関数の作成（データ生成用コード）

まずは、選択行動データを生成する関数を作成します。関数名は func_DataGeneration とします。この関数は下記の2つの引数をもちます。

- param：モデルパラメータの値
- setting：課題設定のデータフレーム

一つ目の引数 param はベクトルで指定します。例えば、学習率と逆温度をそれぞれ0.2、5と指定する場合は、c(0.2、5) となります。二つ目の引数 setting は、func_TaskSetting 関数の実行結果を指定することができます。実際に実験でデータを取得している場合は、そのデータを指定します。

以下が func_DataGeneration 関数の中身です。少し長いですが、それぞれのコードの横にも簡単な解説を載せているので参照してください。また、コード中の [5] の内容に関しては、前節で説明した内容で理解できるかと思います。

```
func_DataGeneration <- function(param, setting){

  # [1] 引数のparamに基づいてパラメータを設定
  alpha <- param[1]  # 学習率はparamの一つ目の値
  beta  <- param[2]  # 逆温度はparamの二つ目の値

  # [2] 引数のsettingに基づいて課題の設定
  outA   <- setting$outA   # 各試行でAを選んだ場合の結果
  outB   <- setting$outB   # 各試行でBを選んだ場合の結果
  trials <- setting$trial  # 試行番号 (1~160)
  Ntrial <- length(trials) # 試行数

  # [3] 各試行の情報を入れていく変数の設定
  c <- numeric(Ntrial)  # 各試行の選択を入れる変数
  r <- numeric(Ntrial)  # 各試行の報酬結果を入れる変数
```

```r
Q_A <- numeric(Ntrial) # 各試行のAのQ値を入れる変数
Q_B <- numeric(Ntrial) # 各試行のBのQ値を入れる変数
p_A <- numeric(Ntrial) # 各試行のAの選択確率を入れる変数
RPE <- numeric(Ntrial) # 各試行の報酬予測誤差を入れる変数

# [4] Qの初期値の設定
Q_A[1] <- 0.5
Q_B[1] <- 0.5

# [5] 選択と価値の更新
for (t in 1:Ntrial){ # for文で試行数分繰り返す
  
  # [5-1] 選択肢Aの選択確率
  p_A[t] <- exp(beta*(Q_A[t]))/(exp(beta*(Q_A[t])) + exp(beta*(Q_B[t])))
  
  
  # [5-2] 選択確率に基づく[0,1]の一様乱数を1つ発生させ、それを受け選択を生成
  if(p_A[t] > runif(1)){ # 乱数の値がp_A（Aの選択確率）より小さいとき
    c[t] <- 1 # choice A
    r[t] <- outA[t]
    RPE[t] <- r[t]-Q_A[t]
  } else { # 乱数がp_A以上のとき
    c[t] <- 2 # choice B
    r[t] <- outB[t]
    RPE[t] <- r[t]-Q_B[t]
  }
  
  
  # [5-3] 価値の更新
  if(t < Ntrial){
    
    if(c[t] == 1){ # Aを選択していた場合
      Q_A[t+1] <- Q_A[t] + alpha*RPE[t]
      Q_B[t+1] <- Q_B[t]
    }
    
    
    if(c[t] == 2){ # Bを選択していた場合
```

```
        Q_B[t+1] <- Q_B[t] + alpha*RPE[t]
        Q_A[t+1] <- Q_A[t]
      }
    }
  }

  # [6] 結果のまとめ（戻り値）
  tibble(
    trial = trials,
    QA = Q_A,
    QB = Q_B,
    choice = c,
    reward = r,
    pA = p_A,
    pB = 1-p_A,
    RPE = RPE)
}
```

この関数でやっていることは下記になります。

[1] 引数のparamに基づいてパラメータ値を設定
[2] 引数のsettingに基づいて課題を設定
[3] 各試行の情報を入れていく変数の設定
[4] Qの初期値の設定
[5] 選択と価値の更新
[6] 結果のまとめ（戻り値）

[5]がメインのコードで、[1]から[4]はそのために必要な準備です。Qの初期値は0と設定されることも多いですが、ここでは0.5としています。これにより、学習初期で選択結果の報酬が0の場合でも、それを反映してQ値が低くなるという学習が生じます。Q値が低くなることで、他の選択に切り替えやすくなります。[5]の内容は、前節で説明していますが、今回は、各試行で「選択確率の計算」「選択」「価値の更新」という順番でコードが書かれていることに注意してください。[6]で結果をデータフレームにまとめて戻り値としています。

4.2　1人分のデータ生成

上記の関数のコードを一度実行すると、この関数が使えるようになります。まずは引数のparamとsettingとして下記コードのtmp_paramとtmp_settingを作成します。

```
set.seed(123)
tmp_param <- c(0.2, 5)
tmp_setting <- func_TaskSetting(0.8)
```

これらを引数としてfunc_DataGenerationを実行し、結果をresに記録してみましょう。

```
res <- func_DataGeneration(tmp_param, tmp_setting)
print(res)
# A tibble: 160 × 8
   trial    QA    QB choice reward    pA    pB    RPE
   <int> <dbl> <dbl>  <dbl>  <dbl> <dbl> <dbl>  <dbl>
 1     1 0.5   0.5        2      0 0.5   0.5   -0.5
 2     2 0.5   0.4        1      1 0.622 0.378  0.5
 3     3 0.6   0.4        1      1 0.731 0.269  0.4
 4     4 0.68  0.4        1      0 0.802 0.198 -0.68
 5     5 0.544 0.4        1      0 0.673 0.327 -0.544
 6     6 0.435 0.4        1      1 0.544 0.456  0.565
 7     7 0.548 0.4        2      0 0.677 0.323 -0.4
 8     8 0.548 0.32       1      0 0.758 0.242 -0.548
 9     9 0.439 0.32       1      1 0.644 0.356  0.561
10    10 0.551 0.32       2      0 0.760 0.240 -0.32
# i 150 more rows
```

それぞれの列には以下の情報が含まれています。

- trial：試行番号 1,2,…,160
- QA：選択肢 A の価値
- QB：選択肢 B の価値
- choice：選択（1：A を選択、2：B を選択）
- reward：結果（1：報酬、0：報酬なし）
- pA：A の選択確率
- pB：B の選択確率
- RPE：報酬予測誤差

続いて、選択肢 A と B の Q 値が 160 試行の中でどのように変化していたかを図示してみましょう。次のコードを実行すると図 5-5(a) が得られます。

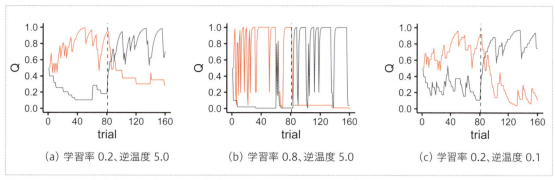

図 5-5 Q 値の変化(赤：選択肢 A の価値、灰：選択肢 B の価値)

```
g <- ggplot(res, aes(x = trial, y = QA))+
  geom_line(color = "red")+ # QA を赤でプロット
  geom_line(aes(y = QB),color = "blue")+ # y の指定だけ QB に変更し青でプロット
  geom_vline(xintercept = 81, lty = "dashed")+ # 81 試行目に垂直線
  scale_y_continuous(breaks = seq(0, 1, by = 0.2), limit = c(0,1))+
  scale_x_continuous(breaks=seq(0, 160, by=40))+
  theme_classic(base_size = 20)+
  ylab("Q")+
  ggtitle(" 学習率0.2, 逆温度5.0")
print(g)
```

図中の赤線は選択肢 A の Q 値、灰色線は選択肢 B の Q 値です。報酬確率の逆転があった 81 試行目以降で Q 値の逆転がみられることが確認できます。

図 5-5 (b) は、学習率を大きくしたとき（α が 0.8）の結果です。価値が大きく変動していることがわかります。図 5-5 (c) は逆温度を小さくしたとき（β が 0.1）の結果です。図 5-5 (b) ほど図 5-5 (a) との違いは明確ではないかもしれません。しかし、逆温度が小さいので、図 5-5 (a) の設定よりも悪い選択肢を選ぶ確率が高くなり

ます。そのため、図 5-5 (c) では、悪い選択肢の価値（80 試行目までは灰色の線、81 試行目以降は赤の線）も頻繁に更新されているのが確認できると思います。報酬が得られた割合も計算してみると、図 5-5 (a) の逆温度 5 の場合は 0.74 なのに対し、図 5-5 (c) の逆温度 0.1 の場合は 0.51 でした。やはり、逆温度が小さすぎると Q 値に関わらず選択がランダムになり、得られる報酬もほぼチャンスレベルになっていることがわかります。

4.3 100人分のデータ生成

　今度は、学習率0.2、逆温度5の場合で、100回シミュレーションを繰り返し、結果の平均を出してみます。ただし今回はシミュレーションごとに課題の設定（setting）も変えてみます。そうすることで、課題の報酬系列に依存しない、平均的な価値の変化を確認することができます。

　以下のコードではfunc_TaskSetting関数を使って毎回新しく課題設定を生成し、tmp_settingとしています。また、シミュレーションごとに新しく生成されるデータフレームをresとし、これをres100というデータフレームに縦に結合していきます。さらに、何回目のシミュレーションか識別できるように、データフレームresにidという列も追加しておきましょう。

```
Nsim <- 100 # シミュレーションの回数

res100 <- tibble()
set.seed(123)
tmp_param <- c(0.2, 5)

for (i in 1:Nsim){
  tmp_setting <- func_TaskSetting(0.8)
  res <- func_DataGeneration(param = tmp_param, setting = tmp_setting) |>
    left_join(setting, by = "trial") |>  # 課題の設定情報を追加
    mutate(id = i) # id列を追加
  res100 <- bind_rows(res100, res)
}
```

　上記のコード中で、left_join関数は、データフレームを結合する関数です。例えば、left_join(A, B, by ="trial")とすると、trial列の値に基づいて2つのデータフレームを横に結合します。

　生成したデータフレームの次元数を確認しておきましょう。

```
dim(res100) # 次元数の確認
16000    12
```

　行数は試行数（160）×シミュレーション数（100）で16000になっているはずです。列数は12です。列の内容も確認しておきます。

```
print(res100)
# A tibble: 16,000 × 12
   trial    QA    QB choice reward    pA    pB   RPE block  outA  outB    id
   <int> <dbl> <dbl>  <dbl>  <dbl> <dbl> <dbl> <dbl> <dbl> <dbl> <dbl> <int>
 1     1 0.5   0.5        2      0 0.5   0.5   -0.5      1     1     0     1
 2     2 0.5   0.4        1      1 0.622 0.378  0.5      1     1     0     1
 3     3 0.6   0.4        1      1 0.731 0.269  0.4      1     1     0     1
 4     4 0.68  0.4        1      0 0.802 0.198 -0.68     1     0     0     1
 5     5 0.544 0.4        1      0 0.673 0.327 -0.544    1     0     0     1
 6     6 0.435 0.4        1      1 0.544 0.456  0.565    1     1     0     1
 7     7 0.548 0.4        2      0 0.677 0.323 -0.4      1     1     0     1
 8     8 0.548 0.32       1      0 0.758 0.242 -0.548    1     0     0     1
 9     9 0.439 0.32       1      1 0.644 0.356  0.561    1     1     0     1
10    10 0.551 0.32       2      0 0.760 0.240 -0.32     1     1     0     1
# i 15,990 more rows
```

それでは100回のシミュレーションの平均値をプロットしてみましょう。ggplot2では stat_summary 関数を使うと、指定した列の平均値などの統計量をプロットすることができます。以下のコードの最初の stat_summary では、1行目で指定している QA の平均値をプロットします。その次の stat_summary では、QB の平均値をプロットしたいので、aes(y=QB) として、平均する対象を変更しています。

```
g <- ggplot(res100, aes(x = trial, y = QA))+
  stat_summary(geom = "line", fun = "mean", color = "red")+
  stat_summary(aes(y=QB),geom = "line", fun = "mean", color = "blue")+
  geom_vline(xintercept = 81, lty = "dashed")+
  scale_y_continuous(breaks = seq(0, 1, by = 0.2), limit = c(0,1))+
  scale_x_continuous(breaks=seq(0, 160, by=40))+
  ylab("Q")+
  theme_classic(base_size = 20)
print(g)
```

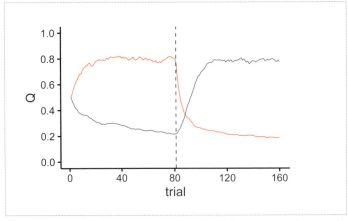

図5-6　100回のシミュレーションの平均Q値の変化（赤：選択肢A、灰：選択肢B）

　学習率0.2、逆温度5の場合の平均的な価値の変化が可視化できました（図5-6）。良い選択肢は30試行ほどで、価値が報酬確率の0.8に落ち着いてくることがわかります。一方で、悪い選択肢は価値が落ち着くまで、もう少し時間がかかります。これは、悪い選択肢は選択される頻度が低く、価値が更新される頻度が少ないためです。

5. パラメータ推定

　この節では、データに強化学習モデルを適用し、パラメータを推定する方法について紹介します。パラメータ推定にもいくつか方法がありますが、ここでは最尤推定を用います。この方法では、モデルの当てはまりの良さを表す対数尤度を用います。この値が大きくなるほどモデルのデータへの当てはまりが良い、という指標です。

5.1　サンプルデータの確認

　まずは、以下のコードを実行してサンプルデータ（仮想データ）を読み込み、dataと命名してください[6]。これは実データではなく、シミュレーションに基づく仮想データです。

---

[6] このサンプルデータを作成したコードについてはColab上で公開しています。もし読み込みに失敗した場合は以下のコードを試してみてください。data <- read.csv('https://raw.githubusercontent.com/CPcolloquium/cp_programming_book/main/df_SimPH.csv', colClasses = c("character", rep("numeric", 5)))

```
data <- read_csv('https://x.gd/Ne4xj')
```

以下のコードで中身を確認してみましょう。

```
print(data)
# A tibble: 9,600 × 6
   group    id block trial choice reward
   <chr> <dbl> <dbl> <dbl>  <dbl>  <dbl>
 1 P         1     1     1      2      0
 2 P         1     1     2      1      1
 3 P         1     1     3      1      1
 4 P         1     1     4      2      0
 5 P         1     1     5      1      0
 6 P         1     1     6      1      1
 7 P         1     1     7      2      0
 8 P         1     1     8      1      0
 9 P         1     1     9      1      1
10 P         1     1    10      2      0
# i 9,590 more rows
```

このデータフレームには下記の6つの変数が含まれています。

- group：患者群は "P"、健常群は "H"
- id：参加者の通し番号。患者は1〜30、健常者は31〜60
- block：逆転前が1、逆転後が2
- trial：課題の試行番号。1〜160
- choice：選択肢Aを選択した場合は1、選択肢Bを選択した場合は2
- reward：報酬が出た場合は1、出なかった場合は0

これは患者30名と健常者30名からなる仮想データです。行数は9,600行（60名 x160試行）です。それぞれのデータは、以下のように学習率と逆温度を設定した強化学習モデルから生成しています。

- 患者群のデータは $\alpha = 0.2$, $\beta = 2$ で生成
- 健常群のデータは $\alpha = 0.2$, $\beta = 6$ で生成

精神障害の患者では逆温度が小さくなりやすいことはよく報告されています。ただし、今回のデータはあくまで人工的に作成したデータであることに注意してください。

5.2 尤度、対数尤度

パラメータ推定の方法はいくつかありますが、ここでは最尤推定を用いてパラメータ推定をする方法を紹介します[7]。観測されたデータ（今回の場合、選択）がモデル（今回は、学習率と逆温度をもつ強化学習モデル）から生じる確率のことを尤度と呼びます。最尤推定はこの尤度が最大になるようなパラメータ値を求める方法です。

簡単な例を考えてみましょう。AとBという2つの選択肢がある状況で、1試行目でA、2試行目でもA、3試行目でBを選択したとします。これに対し、モデルではAの選択確率を1試行目は0.5、2試行目は0.7、3試行目は0.4と予測していたとします。この場合の尤度は0.5 x 0.7 x (1-0.4) = 0.21になります。ただし、試行ごとに1以下の値を掛け合わせていくと、値が小さくなりすぎて計算精度が保証できません。そこで、実際に使う際は対数尤度を用います。今回の例の場合はlog(0.5) + log(0.7) + log(1-0.4) = -1.56 となります。このように対数尤度にすることで値の足し算になり、計算精度の問題を回避できます。

別のパターンも考えてみましょう。もしモデルが常にAとBについて同程度としか予測しない場合はlog(0.5) + log(0.5) + log(1-0.5) = -2.08 となります。一方、各試行で完全にその選択肢になると予測していれば、log(1.0) + log(1.0) + log(1.0) = 0 となります。対数尤度は尤度と同様、値が大きいほどモデルが実際の選択データに適合していると言えます。

5.3 関数の作成（対数尤度を算出するコード）

データに強化学習モデルを適用し、対数尤度を計算する関数を作成します。それをfunc_LogLikと命名します。少し長いですが、第4節で作ったfunc_DataGeneration関数に少し修正を加えるだけで作成できます。変更箇所はコード中に●印をつけています。

```
func_LogLik <- function(param, data){ # 引数が setting の代わりに data ●

  # [1] 引数の param に基づいて学習率と逆温度を設定
  alpha <- param[1]
  beta <- param[2]

  # [2] 引数の data に基づいて課題の設定 ●
  trials <- data$trial
```

---

[7] 最尤推定はパラメータ推定の中でも最も基本的な推定方法です。近年は、より安定した推定値を得るために、階層ベイズ推定を行うことも多くなってきました。

```r
Ntrial <- length(trials) # 試行数
c <- data$choice # 選択
r <- data$reward # 報酬結果

# [3] 各試行の情報を入れていく変数
Q_A <- numeric(Ntrial) # 各試行のAのQ値を入れる変数
Q_B <- numeric(Ntrial) # 各試行のBのQ値を入れる変数
p_A <- numeric(Ntrial) # 各試行のAの選択確率を入れる変数
RPE <- numeric(Ntrial)

# [4] Qの初期値を設定
Q_A[1] <- 0.5
Q_B[1] <- 0.5

# [5] 選択と価値の更新
logLik <- 0 # 対数尤度の初期値を0とする

for (t in 1:Ntrial){
  
  # [5-1] 選択肢Aの選択確率
  p_A[t] <- exp(beta*(Q_A[t]))/(exp(beta*(Q_A[t])) + exp(beta*(Q_B[t])))
  
  # [5-2] 選択に基づいてRPEの計算と、対数尤度の更新
  if (c[t] == 1){ # Aを選択していた場合
    RPE[t] <- r[t]-Q_A[t]
    logLik <- logLik + log(p_A[t])
  }
  if (c[t] == 2){ # Bを選択していた場合
    RPE[t] <- r[t]-Q_B[t]
    logLik <- logLik + log(1-p_A[t])
  }
  
  # [5-3] 価値の更新
  if(t < Ntrial){
```

```
      if(c[t] == 1){  # A を選択していた場合
        Q_A[t+1] <- Q_A[t] + alpha*RPE[t]
        Q_B[t+1] <- Q_B[t]
      }

      if(c[t] == 2){  # B を選択していた場合
        Q_B[t+1] <- Q_B[t] + alpha*RPE[t]
        Q_A[t+1] <- Q_A[t]
      }
    }
  }
}
  # [6] 戻り値●
  logLik  # 対数尤度
}
```

　まず、コード1行目と、出力部分（[6]）を見てください。この関数の引数はパラメータ値とデータで、戻り値は対数尤度になっています。

　モデルフィット時に必要な情報は、引数から設定します（コード中の [1] と [2]）。例えば、func_LogLik 関数では選択（c）や報酬（r）が既知のものとして引数の data から設定されています。また、対数尤度を代入する変数として logLik を設定し、初期値を0にしていま

す（[5] の最初のコード）。この変数に、各試行で計算される対数尤度を足していきます（[5-2] の logLik で始まる行）。試行数分足し合わされたものが、最終的に求めたい対数尤度です。

　この関数を使って、サンプルデータの特定の参加者のデータで対数尤度を計算してみましょう。ここでは id が1のデータを取ってきて data1 とします。

```
data1 <- data |>
  filter(id == 1)
```

　このサンプルデータは患者群で、学習率の真値は0.2、逆温度の真値は2です。試しに、学習率を真値の0.2に固定して、逆温度の値で対数尤度がどう変わるかをみてみましょう。以下のコードでは、for 文を使って、逆温度を0.05から8まで0.05刻みで変化させたときの対数尤度を求め、LogLik_1 という変数に結果を保存します。

```
# 逆温度を1から8まで0.05刻みで設定する
betas <- seq(0.05, 8, by=0.05)

# 逆温度の値ごとに計算された対数尤度の値を入れていく変数
LogLik_1 <- NULL

for (beta in betas){
  param <- c(0.2, beta)
  tmp <- func_LogLik(param = param, data = data1)
  LogLik_1 <- c(LogLik_1, tmp)
}
```

LogLik_1を使って、縦軸に対数尤度、横軸に逆温度として作図します（**図5-7**）。

```
# ggplotを使うので、まずはデータフレームを作成
df <- tibble(
  beta = betas,
  LogLik_1 = LogLik_1,
)

ggplot(df, aes(x = beta, y = LogLik_1))+
  geom_line()+
  scale_x_continuous(limits = c(0,8), breaks = seq(0,8,by=1))+
  xlab(" 逆温度 ")+
  ylab(" 対数尤度 ")+
  theme_classic(base_size = 20)
```

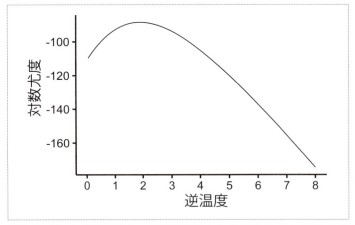

図5-7 id=1で学習率を0.2に固定したときの逆温度と対数尤度の関係

具体的に、対数尤度が最大になったときの逆温度の値も確認しておきます。

```
# 対数尤度が最大になったインデックスを確認しkとする
k <- which.max(LogLik_1)
# そのときの逆温度を求める
betas[k]
1.9
```

真値で設定していた2に近い値になりました。実際には、報酬の出方に関するランダム性や、選択のランダム性などが影響して、真値から多少なりともずれた値になります。

5.4 optim 関数の紹介

次は、R の optim 関数で最尤推定を行い、学習率と逆温度を同時に推定してみましょう。この関数では、最小化したい関数を指定してパラメータを推定します。前節で出てきた対数尤度は値が大きいほどデータへの当てはまりが良いという指標でした。そこで、これにマイナス1を掛けた値を考え、それを最小化することを考えます。まずは、そのような負の対数尤度を返

---

[8] 本節で紹介する方法以外に、optim 関数で最大化問題を解くことも可能です。その場合は、引数を control = list(fnscale = -1) と設定し、fn に最大化したい関数（本節の場合 func_LogLik）を指定します。この設定の場合、optim 関数は目的関数の最大値（目的関数が func_LogLik 関数であれば対数尤度の最大値）と、対応するパラメータ値を含むリストを返します。

す関数を作成し、func_negLogLikとします。func_LogLik関数の実行に必要な引数が、この関数の引数にもなっています[8]。

```
func_negLogLik <- function(param, data){
  -func_LogLik(param, data)
}
```

次にoptim関数について説明します。この関数では以下の引数を指定して実行します。

- par：パラメータの初期値
- fn：最小化したい関数（作成したfunc_negLogLikを指定）
- method：最適化に使用するアルゴリズム（今回は"L-BFGS-B"を指定）
- lower：パラメータ探索の下限
- upper：パラメータ探索の上限
- data：fnで指定した関数で使うデータ

methondを"L-BFGS-B"とすると制約付き最適化問題を解きます。この方法を選択するとパラメータの上限と下限をlower、upperで指定できます。学習率の下限は0、上限は1です。一方で逆温度には本来上限はないのですが、大きい値になると多少変化しても尤度にほとんど影響はないので（図5-4）、今回は下限0、上限20とします。

先ほど作成したdata1に対しoptim関数を実行して、推定結果をestとして保存してみましょう。以下のコードでは、optim関数の引数par、lower、upperに渡す内容を、先にinitparam、lblist、ublistというベクトルにしています。

```
# 学習率と逆温度の初期値として[0,1]の一様乱数を2つ生成
initparam <- runif(2,0,1)

# 各パラメータの下限と上限
lblist <- c(0,0) # 学習率も逆温度も下限は0
ublist <- c(1,20) # 学習率の上限は1，逆温度の上限は20

# optim関数を使ったパラメータ推定
est <- optim(par = initparam, # パラメータの初期値
             fn = func_negLogLik,
             method="L-BFGS-B",
             lower = lblist, # パラメータの下限
             upper = ublist, # パラメータの上限
             data = data1)
```

コードに示したように、par、lower、upperはそれぞれベクトルで指定しています。今回それぞれの要素は2つで、学習率と逆温度に関する値が順に入っています。この順番とする理由は、func_negLogLik関数で使うfunc_LogLik関数の中で、param[1]を学習率、param[2]を逆温度とするようにコードを書いているからです。

最適化されたパラメータの値を確認してみましょう。

```
est$par
0.1607695 2.0089585
```

学習率の推定値は0.16、逆温度の推定値は2.0となっています。学習率は少し過小評価されていますが、そこまで大きくはずれていないようです。

以下のコードで負の対数尤度も確認できます。

```
est$value
88.32542
```

5.5 関数の作成（最尤推定を行うコード）

optimを使ったパラメータ推定では、初期値によって局所最適解に陥ることがあります。そこで、ランダムな初期値で5回推定を繰り返し、負の対数尤度が最小になったときのパラメータ値を最終的な推定値とする関数を作ります。

コードを以下に示します。関数名は任意ですが、ここではfunc_ParamFitとします。

```
func_ParamFit <- function(data) {
  
  # [1] 負の対数尤度の初期値は無限大にしておく
  negloglik <- Inf
  
  # [2] optim関数を使った最尤推定を5回繰り返す
  for (idx in 1:5) {
    
    # [2-1] 推定ごとにランダムに初期値を設定
    initparam <- runif(2,0,1) # [0,1]の一様乱数を2つ生成
    
    # [2-2] 各パラメータの下限と上限
```

```
    lblist <- c(0,0) # 学習率も逆温度も下限は0
    ublist <- c(1,20) # 学習率の上限は1、逆温度の上限は20

    # [2-3] optim 関数を使ったパラメータ推定
    est <- optim(par = initparam, # パラメータの初期値
                 fn = func_negLogLik,
                 method="L-BFGS-B",
                 lower = lblist, # パラメータの下限
                 upper = ublist, # パラメータの上限
                 control = list(trace=0), # trace=0だと出力を最小限
                 data = data)

    # [2-4] 結果の出力 (途中経過の確認用)
    cat("id:",data$id[1],"NegLogLik:",round(est$value,2),
"Par:",round(est$par,2),"\n")

    # [2-5] 負の対数尤度が最小になったときのみ記録
    if(est$value < neglogLik){
        neglogLik <- est$value # 負の対数尤度 (negative log likelihood)
        paramest <- est$par # 推定されたパラメータ値
    }
}

# [3] 結果のまとめ
df <- tibble(
  id = data$id[1], # data$idは全て同じ値なので一つ目の要素だけ取る
  group = data$group[1], # data$groupは全て同じ値なので一つ目の要素だけ取る
  neglogLik = neglogLik
)

for (i in 1:length(paramest)){
  df[paste0("param", i)] <- paramest[i]
}

# [4] 戻り値
```

```
  df
}
```

　この関数では、optim関数の中で用いるデータを引数として指定します（1行目）。関数の中ではfor文を使って、optim関数を5回繰り返しています（[2]）。繰り返しの度に新しい初期値を設定して（[2-1]）optim関数を実行し、その結果をestという変数に記録します（[2-3]）。est$valueは負の対数尤度、est$parはパラメータの推定値です。この値はcat関数で確認用に出力しています（[2-4]）。roundは指定した小数点以下の桁数に丸める関数です。round(x,2)だと、xを小数点以下2桁に丸めます。

　また、optim関数を実行する度に、[2-5]でnegLogLik（最初は無限大に設定[1]）とest$valueを比べ、est$valueの方が小さかった場合にのみ、つまりモデルへの適合が改善されている場合にのみ、est$valueとest$parの値をそれぞれnegLogLik、paramestという変数に入れます。こうすることで、5回の繰り返しの中で最もモデルへの適合が良かった結果を最終的に記録することができます（[3]）。

　なお、[3]では推定したパラメータ値paramestをデータフレームに入れる際にfor文を使用しています。少しややこしいコードになっていますが、これはモデルのパラメータ数が2つ以外のときでもこの関数が使えるようにするためです。パラメータが2つの場合は、paramestの値がparam1、param2という列名でデータフレームに追加されます。

5.6　パラメータ推定の実行

　まずは、先ほどのdata1をこの関数にいれてみましょう。

```
res <- func_ParamFit(data1)
id: 1 NegLogLik: 88.33 Par: 0.16 2.01
id: 1 NegLogLik: 88.33 Par: 0.16 2.01
id: 1 NegLogLik: 88.33 Par: 0.16 2.01
id: 1 NegLogLik: 88.33 Par: 0.16 2.01
id: 1 NegLogLik: 88.33 Par: 0.16 2.01
```

　このデータの場合、5回の推定値は安定しているようです。

　次にresの中身を見てみましょう。

```
print(res)
# A tibble: 1 × 5
     id group neglogLik param1 param2
  <dbl> <chr>     <dbl>  <dbl>  <dbl>
1     1 P          88.3  0.161   2.01
```

　このように、func_ParamFit 関数を実行すると、以下の要素が戻り値として返されます。
- id：参加者の通し番号
- group：患者群 (P)、健常群 (H)
- neglogLik：負の対数尤度
- param1：学習率の推定値
- param2：逆温度の推定値

次に全ての参加者の推定も行ってみます。一人ずつ推定を行い、その結果を res とし、resAll というデータフレームに縦に結合していきます。

　出力が多くなるので、func_ParamFit 関数の [2-4] のコードを # でコメントアウトしておくと良いでしょう（修正後の関数を有効にするには、関数のコードを一度実行しておいてください）。

```
resAll <- NULL

for (i in unique(data$id)){
  res <- func_ParamFit(data |> filter(id == i))
  resAll <- bind_rows(resAll,res)
}
```

　健常群 (H) と患者群 (P) で推定された学習率と逆温度の平均値を確認してみましょう。

```
resAll |>
  group_by(group) |>
  summarise(alpha = mean(param1),
            beta = mean(param2))
# A tibble: 2 × 3
  group alpha  beta
  <chr> <dbl> <dbl>
1 H     0.211  6.03
2 P     0.191  2.27
```

学習率については、健常群が0.21、患者群が0.19で、いずれも真値の0.2に近い値になっています。また逆温度については健常群と患者群の真値が6.0と2.0でしたが、それに近い値になっていることが確認できます。

最後に以下のコードで推定結果を図示しておきます（図5-8、図5-9）。

```
ggplot(resAll, aes(x = group, y = param1))+
  stat_summary(geom = "bar", fun = "mean")+ # 平均値の棒グラフ
  geom_jitter()+ # 個々の推定値のプロットを重ねる
  geom_hline(yintercept = 0.2, color = "red")+ # 真値を水平線でプロット
  ylim(0,1.0)+
  xlab(" グループ ")+
  ylab(" 学習率 ")+
  theme_classic(base_size = 20)
```

```
ggplot(resAll, aes(x = group, y = param2))+
  stat_summary(geom = "bar", fun = "mean")+ # 平均値の棒グラフ
  geom_jitter()+ # 個々の推定値のプロットを重ねる
  geom_segment(aes(x =0.5, y=6, xend = 1.5, yend = 6), color = "red")+
  # H の真値の線
  geom_segment(aes(x =1.5, y=2, xend = 2.5, yend = 2), color = "red")+
  # P の真値の線
  xlab(" グループ ")+
  ylim(0,20)+
  ylab(" 逆温度 ")+
  theme_classic(base_size = 20)
```

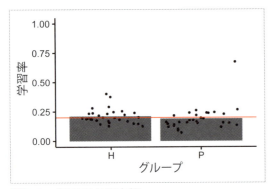

図5-8　学習率の推定値

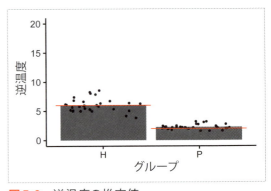

図5-9　逆温度の推定値

6. パラメータリカバリー **

　モデルで真値を推定できる程度はどれくらいなのかを確認するために、パラメータリカバリーを行うことが推奨されています[9]。理想的には実験前にこれを確認しておくことが望ましいでしょう。パラメータリカバリーがあまりできていない場合は、課題の設定やモデルを改善する必要があります。

　以下はパラメータリカバリーの流れです。

1. 任意のパラメータ値のセットをつくる
2. そのパラメータ値をもつ強化学習モデルで、特定の課題における行動データを生成
3. 生成されたデータについて、強化学習モデルのパラメータ値を推定
4. 1から3を繰り返す（例えば1000回）
5. 1で設定したパラメータ値（真値）と推定値の対応を確認

　いずれもこれまでのコードを少し修正するだけで実施可能です。2. の「特定の課題」は、例えば実際のデータ取得で使用する課題を用います。今回はデータ取得の際に固定した報酬系列を用いることを想定してみます。

```
set.seed(123)
setting <- func_TaskSetting()
```

　以下がパラメータリカバリーのためのコードです。まずパラメータをランダムに設定し、これを真値とします（コード中の [1]）。次に、その値で行動データを生成し（[2]）、その行動データでパラメータ推定をして（[3]）、その結果を df_pararecovery という変数に記録していきます（[4]）。学習率の真値は0から1の一様分布から生成し、逆温度は平均10の指数分布から生成しています[10]。さまざまな真値でこれを100回繰り返します。その分途中の出力が多くなってしまうので、先に5.5節で作成した func_ParamFit 関数の [2-4] のコードをコメントアウトして、実行しておいてください。実行することで、func_ParamFit 関数への変更が反映されます。

---

[9] パラメータリカバリーができたからといって、必ずしもモデルがデータの背景にある生成メカニズムを適切に表せているとは限りません。これらは別の問題になります。

[10] これは Wilson & Collins 2019 [9] にならいました。この論文は行動データを用いて計算論モデリングを行う研究をする際にどのような手続きを踏んだらよいかを知る上で参考になる論文です。

```r
set.seed(123)
Nsim =100 # シミュレーションの回数
df_pararecovery <- tibble() # ここに結果を記録していく

for (i in 1:Nsim){
  
  # 20人分毎に進捗の表示
  if(i %% 20 == 0){
    cat("progress: ", i,'/',Nsim, end = "\n")
  }
  
  # [1] 真値の設定
  true_alpha <- runif(1,0,1) # 0から1までの範囲でランダムに1個の値を生成
  true_beta <- rexp(1,rate = 1/10) # 平均10の指数分布から1個の値を生成
  tmp_param <- c(true_alpha, true_beta)
  
  # [2] 行動データ生成
  tmp_data <- func_DataGeneration(param = tmp_param, setting = setting)
  
  # group と id の情報を追加
  tmp_data <- tmp_data |>
    mutate(group = "Simulation",
           id = i)
  
  # [3] パラメータ推定
  res_parafit <- func_ParamFit(data = tmp_data)
  
  # [4] 結果の記録
  df <- tibble(
    sim = i,
    true_alpha = true_alpha,
    true_beta = true_beta,
    est_alpha = res_parafit$param1, # 学習率の推定値
    est_beta = res_parafit$param2, # 逆温度の推定値
  )
```

```
df_pararecovery <- bind_rows(df_pararecovery,df)
}
```

　以下で結果を確認してみましょう。学習率と逆温度の真値は true_alpha、true_beta の列に記録されています。推定値は est_alpha と est_beta の列に記録されています。

```
print(df_pararecovery)
# A tibble: 100 × 5
    sim true_alpha true_beta est_alpha est_beta
  <int>      <dbl>     <dbl>     <dbl>    <dbl>
1    1      0.288      5.77      0.255     7.87
2    2      0.864      4.93      0.827     4.61
3    3      0.486     11.7       0.679    20
4    4      0.455      5.40      0.362     7.06
5    5      0.479      7.08      0.546     6.92
6    6      0.424     31.3       0.357    20
7    7      0.448     14.3       0.579    20
8    8      0.487      0.449     1         0.301
9    9      0.612      9.39      0.700    10.3
以下省略
```

　学習率について、シミュレーションで設定した真値と推定値の関係をプロットしてみます（図 5-10）。

```
ggplot(df_pararecovery,aes(x=true_alpha,y=est_alpha))+
  geom_point(col = "purple", alpha = 0.5)+ # alpha で透明度を指定
  geom_abline(slope = 1, col = "black")+ # 真値と推定値が一致する場合
  xlab(expression(paste(" 真値 ", alpha)))+ # ギリシャ文字の表示には expression
  ylab(expression(paste(" 推定値 ", alpha)))+
  theme_classic(base_size = 20)+
  theme(aspect.ratio=1) # グラフの縦横比を 1:1 に
```

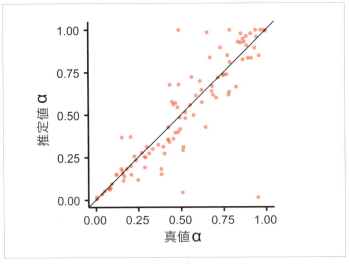

図 5-10 学習率のパラメータリカバリー

相関を出してみます。以下のコードを実行すると、真値と推定値の間には r=.87 程度の相関があることが分かります。

```
cor.test(df_pararecovery$true_alpha, df_pararecovery$est_alpha)

    Pearson's product-moment correlation

data:  df_pararecovery$true_alpha and df_pararecovery$est_alpha
t = 17.563, df = 98, p-value < 2.2e-16
alternative hypothesis: true correlation is not equal to 0
95 percent confidence interval:
 0.8140102 0.9115828
sample estimates:
      cor
0.8711443
```

次に逆温度についてみてみましょう（図 5-11）。

```
ggplot(df_pararecovery,aes(x=true_beta,y=est_beta))+
  geom_point(col = "purple", alpha = 0.5)+ # alpha で透明度を指定
  geom_abline(slope = 1, col = "black")+ # 真値と推定値が一致する場合
  xlab(expression(paste(" 真値 ", beta)))+ # ギリシャ文字の表示には expression
  ylab(expression(paste(" 推定値 ", beta)))+
  scale_x_log10()+ # 対数軸に変更
  scale_y_log10()+
  theme_classic(base_size = 20)+
  theme(aspect.ratio=1) # グラフの縦横比を1:1に
```

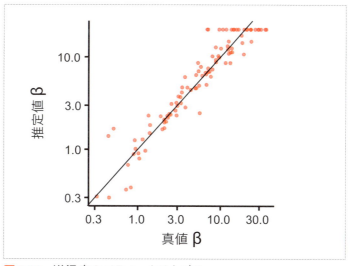

図 5-11　逆温度のパラメータリカバリー

シミュレーションで設定した真値には上限がなかったので、今回は対数軸を用いています。推定値の方は、上限20でパラメータ値を探索しているため、図の右上の方で値が上限に張り付いているのが確認できますが、それ以外は概ね対角線の周辺にプロットされていることがわかります[11]。

相関も出してみると、真値と推定値の間にはr=.85程度の相関がありました。

```
cor.test(df_pararecovery$true_beta, df_pararecovery$est_beta)
    Pearson's product-moment correlation

data:  df_pararecovery$true_beta and df_pararecovery$est_beta
t = 16.304, df = 98, p-value < 2.2e-16
alternative hypothesis: true correlation is not equal to 0
95 percent confidence interval:
 0.7911816 0.9000706
sample estimates:
      cor
0.8547669
```

パラメータリカバリーがどの程度であればよいのか、明確な基準はありません。しかし、パラメータリカバリーをすることで、実験前にモデルや課題を修正する必要性に気づくことができきます。

---

[11] コード中のscale_x_log10()+とscale_y_log10()+をコメントアウトすると、対数変換しない値でのプロットも確認できます。これをみると、ある程度大きな値になると、大きく数値がずれやすいことがわかります。これは、ある程度大きい逆温度ではパラメータ値が変化しても尤度があまり変化しないことも一因となっています。

7. モデル比較 **

多くの研究では、候補となるモデルをいくつか設定し、データに照らしていずれのモデルが最も良いかモデル比較（model comparison）を行います。一般的に、モデルのパラメータの数が増えるとそれだけデータへのフィットは良くなりますが、逆に新しいデータへの汎化能力は悪くなる可能性があります。そのため、モデル比較では対数尤度ではなく、パラメータ数に応じてペナルティを与える指標が用いられます。よく用いられる指標に赤池情報量規準（Akaike's information criterion: AIC）やベイズ情報量規準（Bayesian information criterion: BIC）があります。どちらも値が小さいほど望ましい指標です[12]。

AICは予測の良いモデルを選ぶ指標、BICはベイズの理論に基づいて事後確率が最大になるモデルを選択する指標です。

$$AIC = -2 * 対数尤度 + 2 * パラメータ数 \quad (5\text{-}7)$$

$$BIC = -2 * 対数尤度 + パラメータ数 * \log(試行数) \quad (5\text{-}8)$$

両式の右辺の第二項にパラメータ数が入っており、パラメータ数が増えると指標の値が大きくなります。これがペナルティです。ここでは、これらの指標を使って下記の2つのモデルを比較してみます。

- Model1: 学習率（α）と逆温度（β）をもつ
- Model2: 報酬予測誤差の正負で異なる学習率（α_P, α_N）と逆温度（β）をもつ

Model1はこれまで扱ってきたモデルです。Model2は学習率の非対称性を仮定したモデルです。期待よりも実際の結果が良かった場合と悪かった場合で、学習の程度が異なることを想定しています。このような想定を組み込むことで、例えば、強迫性障害とギャンブル障害の情報処理の違いが見出されています[13][5]。

7.1 学習率の非対称性を組み込んだモデル

学習率の非対称性を組み込んだModel2にも対応できるように、これまで作成した以下の関数を少し修正します。ここでは修正箇所だけ抜粋しているので、全体のコードはColabで確認してください。

- func_LogLik
- func_negLogLik
- func_ParamFit

---

[12] AIC、BIC以外にも様々なモデル比較の方法が提案されています。これらは理論的な背景が異なり、推定手法によっても使える方法が変わってきます。

[13] どちらの障害も衝動性の高さなど共通した特徴があります。しかし学習率の非対称性があるモデルを用いた場合、ギャンブル障害の患者でのみ健常者に比べて、期待よりも実際の結果が良かったときに高い学習率を示しました。一方で期待よりも実際の結果が悪かったときの学習率は、どちらの障害でも健常者より小さい学習率を示しました[5]。

7.1.1 func_LogLik 関数の修正

まず引数として model を追加し、モデルによってパラメータを変えるようにします。このとき引数 model のデフォルトを "Model1" としておけば、これまでの節のコードでも修正後の関数が使えます。Model2の場合は、正の RPE のときの学習率を alphaP、負の RPE のときの学習率を alphaN とします。

```
func_LogLik <- function(param, data, model = "Model1"){ # model を追加

  # [1] 引数の model と param とに基づいてパラメータを設定
  if(model == "Model1"){
    alpha <- param[1]
    beta <- param[2]
  } else if (model == "Model2"){
    alphaP <- param[1] # 報酬予測誤差が正の場合の学習率
    alphaN <- param[2] # 報酬予測誤差が負の場合の学習率
    beta <- param[3]
  }
  #----- 省略 ------#
```

また、価値の更新式で、学習率の条件分岐を追加し、RPE の正負で alpha を指定します。

```
  # [5-3] 価値の更新
  if(t < Ntrial){

    # Model2の場合は RPE の正負による条件分岐
    if(model == "Model2" &&  RPE[t] >= 0){
      alpha <- alphaP
    } else if (model == "Model2" &&  RPE[t] < 0) {
      alpha <- alphaN
    }
  #----- 省略 ------#
```

以上でこの関数の修正は終了です。Colab 上には修正した関数全体のコードがありますので実行しておいてください。

7.1.2　func_negLogLik 関数の修正

func_negLogLik 関数では func_LogLik 関数を実行するので、こちらにも引数として model を追記します。

```
func_negLogLik <- function(param, data, model = "Model1"){
  -func_LogLik(param, data, model)
}
```

この関数の修正は以上です。上記のコードを実行しておいてください。

7.1.3　func_ParamFit 関数の修正

まずは引数に model を追加します。

```
func_ParamFit <- function(data, model = "Model1") {
  #----- 省略 ------#
```

その他の修正箇所は以下になります。if 文を使って、モデルごとに初期値と上限、下限を設定します。

```
  #----- 省略 ------#
  # [2-1] 推定ごとにランダムに初期値を設定
  if(model == "Model1"){
    initparam <- runif(2,0,1) # パラメータ数が2つなので初期値も2つ
  } else if (model == "Model2"){
    initparam <- runif(3,0,1) # パラメータ数が3つなので初期値も3つ
  }


  # [2-2] 各パラメータの下限と上限
  if(model == "Model1"){
    lblist <- c(0,0)    # α, βの下限
    ublist <- c(1,20)   # α, βの上限
  } else if (model == "Model2"){
    lblist <- c(0,0,0)   # αP, αN, βの下限
    ublist <- c(1,1,20)  # αP, αN, βの上限
  }
```

```
#----- 省略 ----#
```

また、optim 関数で引数に model を追記しておきます。これは、fn で指定した func_negLogLik 関数の引数として必要になるためです。

```
#----- 省略 ------#
# [2-3] optim 関数を使ったパラメータ推定
est <- optim(par = initparam,
             fn = func_negLogLik,
             method="L-BFGS-B",
             lower = lblist,
             upper = ublist,
             control = list(trace=0),
             data = data,
             model = model) # ここだけ追加

#----- 省略 ----#
```

以上でこの関数の修正は終了です。Colab 上には修正した関数全体のコードがありますので実行しておいてください。さて、これで、2つのモデルのパラメータを推定し、モデル比較をする準備が整いました。

7.2 モデル比較の実行

第5節のパラメータ推定でも用いたデータを使って、2つのモデルの AIC と BIC を算出し、モデル比較をしてみましょう。

まずデータを読み込みます。

```
data <- read_csv('https://x.gd/Ne4xj')
```

Model1でモデルフィットを行い、結果を df_M1 という変数に保存します。

```
df_M1 <- tibble()

for (i in unique(data$id)){
  tmp_data <- data |> filter(id == i)
  res <- func_ParamFit(tmp_data, model = "Model1")
  df_M1 <- bind_rows(df_M1,res)
}
```

作成したデータフレームの neglogLik には負の対数尤度の情報があるので、それを使ってAIC と BIC を計算し、新たな列として追加します。

```
df_M1 <- df_M1 |>
  mutate(AIC = 2*neglogLik +2*2, # パラメータ数は2
         BIC = 2*neglogLik +2*log(160))
```

同様に、Model2 でモデルフィットを行い、結果を df_M2 という変数に保存します。

```
df_M2 <- tibble()

for (i in unique(data$id)){
  tmp_data <- data |> filter(id == i)
  res <- func_ParamFit(tmp_data, model = "Model2")
  df_M2 <- bind_rows(df_M2,res)
}
```

作成したデータフレームに AIC と BIC の列を追加します。

```
df_M2 <- df_M2 |>
  mutate(AIC = 2*neglogLik +2*3, # パラメータ数は3
         BIC = 2*neglogLik +3*log(160))
```

df_M1 と df_M2 から、各モデルの AIC と BIC を確認してみましょう。

```
print(paste("[Model1] AIC:", sum(df_M1$AIC) |> round(), ", BIC:", sum(df_M1$BIC) |> round()))
[1] "[Model1] AIC: 8006 , BIC: 8375"
print(paste("[Model2] AIC:", sum(df_M2$AIC) |> round(), ", BIC:", sum(df_M2$BIC) |> round()))
[1] "[Model2] AIC: 8051 , BIC: 8605"
```

　AIC も BIC も値が小さい方が望ましい指標です。今回の場合、どちらを使っても Model1 が支持されました。しかし、今回の場合は、Model1 で生成したデータを使っていたので、実はこれは当たり前の結果です。実際の研究では、学習率の非対称性を仮定したモデルが支持されることがよく報告されています。

　研究の場面では、モデル比較の結果1つのモデルを選択し、そのモデルを使ってパラメータ値の群間差など、さらなる解析へと進んでいくことが多いです。

8. 最後に

　本章では確率逆転学習課題を例に、基本となる強化学習モデルのコードを書いて、シミュレーションやモデルフィットを行いました。実際の研究ではさまざまな課題とモデルのバリエーションが使われています。例えばモデルベース強化学習と呼ばれる枠組みでは選択に伴う状態遷移を考慮します[14]。このモデルを用いると、目標指向的戦略の程度を推定することができ、強迫性や衝動性との関係が報告されてきました[6]。ただし、用いるモデルが変わると結果が変わる可能性もあります。そのため、ヒトの情報処理過程を推定するためのツールとしてモデルを用いる場合、モデルがあくまでも情報処理過程に関する1つの仮説であることを認識しておくことは重要でしょう。

　また行動課題もさまざまなものが使われています。例えば、環境の変動性を行動課題に組み込むことができます。行動と結果の結びつきが安定している条件では、一般に学習率は小さくなります。一方で変動の大きい条件では、直近の結果にしか頼れないために学習率が大きくなります。不安傾向が強い個人の場合は、このよ

---

[14] 一方で、本章で扱った強化学習モデルはモデルフリー強化学習に分類されます。

うな学習の調整が難しいことが報告されています[7]。このように、臨床的に意味のある特徴を取り出すためには、どのようなモデルをどのような課題に適用するかが重要です。ぜひ、気になる理論をモデルに落とし込み、それをコードに書き起こしてシミュレーションや実験を行ってみてください。強化学習モデルを使ったより深遠な計算論的精神医学の世界への足掛かりとして、本章で紹介した内容が役に立てば幸いです。

強化学習モデルを用いた行動モデリングについてさらに深く知りたい方は、片平健太郎著『行動データの計算論モデリング―強化学習モデルを例として―』(オーム社) も参考にしてください。よりアドバンスな強化学習モデルについて紹介しています[8]。また、英語ですが、文献9や文献10では、モデルを使った研究を行う際の手順や、誤った解釈を防ぐために注意すべき点や対策などがよくまとまっています。

COLUMN

モデルの信頼性と妥当性

例えば、ある患者の行動から推定したパラメータが基準より大幅に低かった場合に、その患者に特徴的な症状があると判断し、ある治療法を選択する、というようなことができるでしょうか？ それが可能となるには、パラメータの推定値が個人の状態を適切に反映していることが必要です。そのためにはまず、その推定値は個人の中で安定しており、同じ状態の同じ個人の行動であれば常に一貫した推定値が得られることが必要となります。その推定値の不安定さによるばらつきが症状特有の効果に比べてずっと大きいものであれば、その推定値は安定して疾患の特徴をとらえることはできないでしょう。このような評価指標は「信頼性」と呼ばれ、計算論的精神医学でも近年盛んに検討されています。強化学習などのパラメータの信頼性についてはさまざまな意見がありますが、個人の診断や症状の評価に使えるだけの十分な信頼性があるとまでは言えないというのが現状です。認知課題の改善やパラメータ推定法の工夫などで信頼性を向上させる方法が模索されています[11]。

十分な信頼性が担保されることは、疾患の特徴をとらえる上では必要条件ですが、それだけで十分というわけではありません。パラメータやモデルの種類によって表現されているものが本当に疾患に関係するものを反映しているか、という問題があります。いくら安定した推定値が得られても、それが想定していたような疾患の特徴とは全く別の行動の特徴をとらえていてはその価値は損なわれるでしょう。これは「構成概念妥当性」の問題として扱われます。

COLUMN

　次のような例を考えてみましょう。うつ病などと関連して学習率の非対称性（第5章7.1節参照）が議論されています。健常者では、ポジティブな結果に対する学習率は大きく、ネガティブな結果に対する学習率は小さいという傾向があることを報告した研究があります[12]。そのような非対称性は、同じ行動を選び続ける傾向をもたらします。良い結果が出たときはその行動の価値が高く出る一方で、悪い結果が出てもそこまで価値に反映させないということで、悪い結果が出ても行動は切り替えにくくなるためです。一方、うつ病や不安症によりその非対称性は弱くなる、あるいは逆になる傾向があるという知見もあります[13]。つまり、うつ病や不安症患者では悪い結果が出たときの影響が大きくなり、同じ行動が続けにくくなる、ということです。それが正しいとすれば、うつ病や不安症の人にはネガティブな結果が出たときに過剰に反応しないように働きかける介入が有効である、などということが言えるかもしれません[13]。

　一方で、もしその個人が、（出てきた結果とは無関係に）自分が今までとった行動を続けて選びやすいだけ、ということだったらどうでしょうか。そのような行動の傾向は、強化学習モデルでも固執性、または選択の自己相関因子などと呼ばれる要素で表現することができます。学習率の非対称性と固執性は統計的には区別することができます。しかし、いずれも同じ行動を選び続けやすいという点では似た結果をもたらすため、片方の要素がモデルにないと、もう片方の要素でそれを補うようにパラメータが推定されることになります[14]。実際は同じ選択を繰り返すという傾向がある人の行動に対し、固執性が含まれていないモデルのパラメータ推定を行うと、学習率の非対称性となって現れる、ということです。学習率の非対称性と解釈していた傾向が、実は単に選択を繰り返す傾向だった、ということでは、その解釈は適切な個人の治療の選択や症状の評価にはつながらないかもしれません。これが構成概念妥当性の問題です。ここでは、「学習率の非対称性」というものが研究者が想定している構成概念です。実際には固執性があるにもかかわらずそれがモデルに含まれていない場合は、その構成概念妥当性が脅かされることになります。

　信頼性については同じ測定を繰り返した場合の結果の一貫性などで比較的容易に評価することができ、多くの研究で検討されていますが[15]、パラメータの構成概念妥当性の評価は一筋縄ではいきません。まず、固執性のように構成概念妥当性を脅かす要因を全て洗いだすのは容易ではありません。また、考えられる要因を全て洗い出してモデルに入れ込んだとしても、必ずしも構成概念妥当性が担保されるとは限りません。これについては次の例を考えてみましょう。

　本章でも紹介したように、うつ病の患者では逆温度などのパラメータが小さくなるこ

COLUMN

とが報告されていました。つまり、そのような患者は学習された選択とは無関係にランダムな選択をしやすいということです。一方で、報酬を表す R に報酬感受性パラメータ ρ を掛けたモデルで、その係数 ρ がうつ病の典型的な症状であるアンヘドニアが強い個人ほど小さいということを報告した研究もあります[16]。実は、逆温度が低いことと、報酬感受性が低いことは行動の選択確率に全く同じ影響、データから区別することができません (厳密に言えば、初期値を0.5などの非ゼロの値にする場合はその分少し違ってきますが、その違いは最初の数試行のみの選択に影響するだけです)。ρ が小さければ行動の価値が最初から大きくならず、選択がランダムになる一方で、β が小さければ行動価値が高くてもそれが選択にはあまり反映されないので選択がランダムになります。結果は同じですが、そのプロセスは違うので、β と ρ は異なる構成概念を反映していると言えます。β と ρ の両方をモデルに入れれば解決するという問題ではありません。むしろ両方をモデルに入れてしまうと、パラメータはデータから識別することができなくなり、パラメータリカバリーのパフォーマンスは下がります (そういう状況になっていないことを確認するのがパラメータリカバリーの役割とも言えます)。また、β をもつモデルと ρ をもつモデルでは尤度はほぼ同じでパラメータ数も同じになるので、モデル選択で適切なモデルを選択することもできません。

このように、構成概念妥当性を担保するのはモデルフィッティングの手法だけでできることではなく、背景にある神経メカニズムを検討することや、実験デザインを工夫することで考えられる要因を分離することなど、さまざまな努力が必要になります。信頼性のみならず構成概念妥当性も十分に兼ね備えた計算論モデルを作っていくのは、チャレンジングな課題であると言えるでしょう。

参考文献

1) Montague PR et al. Computational psychiatry. Trends Cogn Sci. 2012; 16: 72-80.
2) 国里愛彦 他．計算論的精神医学：情報処理過程から読み解く精神障害．勁草書房．2019．
3) Cools R et al. Defining the neural mechanisms of probabilistic reversal learning using event-related functional magnetic resonance imaging. J Neurosci. 2002; 22: 4563-4567.
4) Toyama A et al. A simple computational algorithm of model-based choice preference. Cogn Affect Behav Neurosci. 2017; 17: 764-783.
5) Suzuki S et al. Individuals with problem gambling and obsessive-compulsive disorder learn through distinct reinforcement mechanisms. PLoS Biol. 2023; 21e3002031.
6) Gillan CM et al. Characterizing a psychiatric symptom dimension related to deficits in goal-directed control. Elife. 2016; 5: e11305.
7) Browning M et al. Anxious individuals have difficulty learning the causal statistics of aversive environments. Nat Neurosci. 2015; 18: 590-596.
8) 片平健太郎．行動データの計算論モデリング－強化学習モデルを例として－．オーム社．2018．
9) Wilson RC and Collins AG. Ten simple rules for the computational modeling of behavioral data. Elife; 2019; 8: e49547.
10) Palminteri S et al. The Importance of Falsification in Computational Cognitive Modeling. Trends in Cogn Sci. 2017; 21: 425-433.
11) Zorowitz S. & Niv Y. Improving the Reliability of Cognitive Task Measures: A Narrative Review. Biol Psychiatry Cogn Neurosci Neuroimaging. 2023; 8: 789-797.
12) Lefebvre G et al. Behavioural and neural characterization of optimistic reinforcement learning. Nat. Hum. Behav. 2017; 1: 0067.
13) Pike AC. & Robinson OJ. Reinforcement Learning in Patients With Mood and Anxiety Disorders vs Control Individuals: A Systematic Review and Meta-analysis. JAMA Psychiatry. 2022; 79: 313.
14) Katahira K. The statistical structures of reinforcement learning with asymmetric value updates. J. Math. Psychol. 2018; 87: 31-45.
15) Karvelis P et al. Individual differences in computational psychiatry: A review of current challenges. Neurosci. Biobehav. Rev. 2023; 148: 105137.
16) Huys QJ et al. Mapping anhedonia onto reinforcement learning: a behavioural meta-analysis. Biol. Mood Anxiety Disord. 2013; 3: 12.

6章

ベイズ推論モデル

1. ベイズ推論モデル
2. パラメータ化信念更新モデル
3. カルマンフィルター
4. 階層ガウシアンフィルター
5. 能動的推論

本章では、Pythonを用いてベイズ推論モデルを学んでいきます。6ページに記載したリンクにアクセスして、Colabのコードを実行しつつ読んでください。コードは各節ごとに独立して実行できます。各節のコードの実行にあたっては、各種Pythonパッケージが必要になります。

1. ベイズ推論モデル

　ベイズ推論モデル（Bayesian inference model）では、生体は感覚入力から世界を認識する際に、ベイズの定理に基づいて信念を更新していると考えます。ベイズの定理は、式(6-1)のように表すことができます。

$$p(A|B) = \frac{p(B|A)p(A)}{p(B)} \qquad (6\text{-}1)$$

　ここで、検査の結果（陽性・陰性）と病気の有無を例に考えてみましょう。ある病気の検査が陽性の場合は$B=1$、陰性の場合は$B=0$、実際に病気である場合は$A=1$、病気でない場合は$A=0$とします。もし自分の検査結果が陽性（$B=1$）であると知ったら、それがどのくらいの確率で実際に病気（$A=1$）であるか気になると思います。それは、式(6-1)左辺の条件付き確率を用いて$p(A=1|B=1)$と表現でき、ある検査で陽性になった場合に実際に病気である確率です。これがわかっていれば検査結果から病気の有無が判断できて便利なのですが、式(6-1)左辺の条件付き確率が不明なこともあります。検査で陽性の場合に実際に病気である確率$p(A=1|B=1)$は不明ですが、実際に病気の場合に検査で陽性になる確率$p(B=1|A=1)$はわかっていることがあります。ベイズの定理を使えば、右辺の$p(B|A)$から$p(A|B)$を求めることができます。具体的には、病気の場合に検査で陽性になる確率$p(B=1|A=1)$とそもそも病気である確率$p(A=1)$を掛けて、検査で陽性になる確率$p(B=1)$で割ります。これにより、右辺の病気の場合に検査が陽性になる確率$p(B=1|A=1)$から、左辺の検査が陽性の場合に実際に病気である確率$p(A=1|B=1)$に変換できます。この変換において、右辺の分子では、病気である確率$p(A=1)$という事前の信念に、病気の場合に検査が陽性になる確率$p(B=1|A=1)$というデータの情報（尤度）を掛け合わせて、信念を更新していることに注目してください。ベイズ推論モデルでは、事前信念の確率をデータの情報（尤度）で更新して、データについて知った後の事後信念の確率を求めることこそが、世界について知るプロセスだと考えてモデル化します。

　本章では、まず、ベイズ推論モデルやそれを理解する上で有用な枠組みである状態空間モデルについて解説します。そして、ベイズの定理をそのまま活用できるパラメータ化信念更新モデルについて解説します。パラメータ化信念更新モデルは、統合失調症の研究で用いられることが多いビーズ課題に適用します。次に、状態空間モデルの一つであるカルマンフィルターについて解説します。カルマンフィルターは、ポイントの出るスロットマシーン課題に適用します。次に、カルマンフィルターを階層化したモ

デルである階層ガウシアンフィルターについて解説します。階層ガウシアンフィルターは、第5章で扱った逆転学習課題に変動性を追加した課題に適用します。最後に能動的推論について解説します。能動的推論は、認識的価値を扱う2腕バンディット課題に適用します。

1.1 ベイズ推論モデルとは

図6-1に示すように、計算論的精神医学で用いられるベイズ推論モデルでは、私達が外界から受け取る感覚入力 o の背後には、それを生じさせる何らかのダイナミクスやプロセスがあると考えます。このプロセスにおいて、感覚入力 o に影響しているものの、直接観測することができない原因は外部状態 s^* と呼ばれます。このような外部状態 s^* に基づき感覚入力 o が生成されるプロセスは、生成過程 $p(s^*, o)$ と呼ばれています。外部状態 s^* が観測できないように、真の生成過程を私達は知りません。生成過程は不明なので、私達は入ってきた感覚入力 o から外部状態 s^* について推論を行います。その際に、私達が内部にもっている外部状態 s^* についての信念 s と感覚入力 o の同時確率分布 $p(s, o)$ を用います。この同時確率分布 $p(s, o)$ を生成モデルと呼びます。つまり、外部状態 s^* について、真の生成過程を近似した生成モデル $p(s, o)$ を用いて推論します。ここで、外部状態を s^*、内部で推測している状態を s として、生成過程を $p(s^*, o)$、生成モデルを $p(s, o)$ と書き分けています。この感覚入力 o から外部状態 s^* についてベイズ推論することが私達の知覚になり、ひいては世界を認識することになります。なお、私達は世界についての信念の更新を繰り返しながら、外界の状態にも働きかけます。これは、

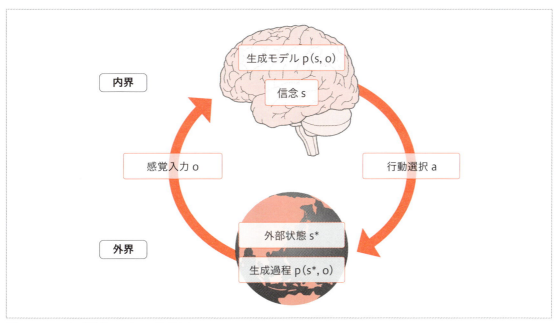

図6-1 ベイズ推論モデルの枠組み

行動選択 a として表現され、私達の働きかけに応じて、外界の状態に変化が生じるかもしれません。このような能動的な働きかけについては、本章の後半の能動的推論で扱います。このように、図6-1の左半分は知覚を扱い、右半分は行動を扱っています。

　生成モデルは外界の生成過程を近似したものですので、生成モデルを用意できれば、感覚入力に対する知覚や行動についてシミュレーションができます。つまり、人工的に行動データを生成できます。そして、認知課題に対する実際の行動データがあれば、今度は生成モデルを用いてパラメータ推定を行うことができます。本章の以降では、ベイズ推論モデルの各モデルについて、シミュレーションもしくはパラメータ推定を行っています。なお、上記では生成モデルを明示的に定義された同時確率分布 $p(s,o)$ としていましたが、データを生成するモデルを生成モデルと呼んでいることもあります。

　先ほどのベイズの定理について、図6-1のベイズ推論モデルの枠組みに当てはめて考えてみましょう。私達がもっている信念の確率 $p(s)$ は、観測 o を経た後に事後確率 $p(s|o)$ になります。この観測 o を経た後の事後確率 $p(s|o)$ を計算したいのですが、直接計算できません。そこで、式（6-2）のベイズの定理を用いて計算をします。

$$p(s|o) = \frac{p(o|s)p(s)}{p(o)} \qquad (6\text{-}2)$$

　式（6-2）右辺の分子の条件付き確率 $p(s|o)$ と事前確率 $p(s)$ の積は、s と o の同時確率である生成モデル $p(s,o)$ と一致します。生成モデル $p(s,o)$ は、ある信念 s の下で感覚入力 o が観測される確率（尤度）と、ある信念 s の事前確率を掛け合わせたものです。つまり、観測に伴う世界の状態についての認識プロセスは、生成モデルとベイズの定理を用いて計算できます。ベイズ推論モデルでは、私達はベイズの定理を用いて事前信念 $p(s)$ をその信念の下でデータが観測される確率 $p(s|o)$ によって更新することで、観測 o から外部状態 s^* を推測していると考えます。また、ベイズ推論モデルでは、確率分布を用いて観測から外部状態の推論過程をモデル化しますので、分布の幅を用いて事前信念などの不確実性を考慮することができます。

1.2 ｜ 状態空間モデルとは

　観測によって状態変数を更新することで、時間的変化を説明するモデルを状態空間モデル（state space model）といいます。ベイズ推論モデルを学ぶ際に、この状態空間モデルを1つの枠組みとして用いるとわかりやすいです。ベイズ推論モデルでは、感覚入力の経験（観測）を通して信念が更新されるプロセスをモデル化しますが、信念は時間的に変化していきます。ベイズの定理を用いると、事前信念にデータの観測確率を掛けたものが事後信念となり、その事後信念は次の時点の事前信念となります。このように、信念が更新されていくことを「ベイズ更新」と呼びます。図6-1では、1回の観測に対して事前信念と尤度を用いた推論を説明しま

したが、その次に観測がきた場合には今得られた事後信念を事前信念として活用できます。このように、ベイズ更新には推論を行う主体の中で信念が更新されていく様子を定量的に表現できるというメリットがあります。そして、このベイズ更新のメリットは、状態空間モデルで扱う状態変化のモデル化にも使えます。

　状態空間モデルについて、第5章で取り上げた逆転学習課題を例に挙げて説明します。逆転学習課題では、複数のスロットマシーンがあり、選択肢に応じて報酬や罰のフィードバックが与えられました。スロットマシーンは、報酬が出る確率が80%のように何らかの外部状態 s^* をもっており、それに応じてフィードバック（つまり観測 o）が返ってきます。ここでは単純化のために、各スロットマシーンの報酬の確率は独立しておらず、赤のスロットマシーンの報酬の確率が A の場合は、黒のスロットマシーンの報酬の確率は $1-A$ とします。そうすれば、赤のスロットマシーンの外部状態 s^* が推測できれば、黒も推測できます（もし赤のスロットマシーンの報酬確率が0.8なら、黒の報酬確率は $1-0.8=0.2$ となります）。ここで、観測 o_t は報酬か罰のフィードバックであり、下付きの添字 t は試行番号を示します。

　図6-2の椅子に座っている人のように、何度もスロットマシーンに取り組みながら、スロットマシーンの返す報酬・罰のフィードバックから、外部状態であるスロットマシーンの報酬確率を推測します。ただし、スロットマシーンの真の報酬確率 s^* はわかりませんので、私達はそれに近似する報酬確率 s_t（ここでは赤のスロットマシーンの報酬確率です）を観測 o_t を通して更新しつつ推測します。まず、赤のスロットマシーンの報酬確率に関する信念の初期値を用意します。まだスロットマシーンで遊んでおらず、赤のスロットマシーンが得なのか損なのかわかりませんので、とりあえず50%の報酬確率にしておきます（$s_0 = 0.5$）。第1試行では、信念の初期値 s_0 を事前信念 s_1 として用いて、観測 o_1 を踏まえて事後信念にベイズ更新します。このようなベイズ更新を各試行で繰り返して、信念を更新していきます。このように、観測によって状態を更新することによって、時間的変化を説明するモデルが状態空間モデルになります。ベイズ推論モデルにおいて利用されるモデ

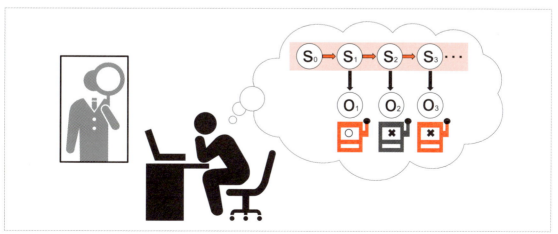

図6-2　状態空間モデル

ルの多くは、状態空間モデルの一種として理解することができます。ベイズ推論モデルを学ぶ際には状態空間モデルの観点から理解していくと統一的な視点で理解できるので、わかりやすいと思います。なお、状態空間モデルは、状態の変化について記述するモデル（状態方程式）と状態から観測の出力を記述するモデル（観測方程式）からなっています。図6-2においては、横向きの赤色の矢印のプロセスが状態方程式に対応し、下向きの黒色の矢印のプロセスが観測方程式に対応しています。

1.2.1 理想的観察者モデル

　ベイズ推論モデルは理想的観察者モデル (ideal observer model) として用いられることがあります。理想的観察者モデルとは、設定された課題状況において最適な観察を行い、場合によっては行動するモデルです。理想的観察者モデルは、名前の通り、理想的な参加者による推論や行動を扱っているので、実際の人間の反応とは異なることがあります。そのため、理想的観察者モデルをベースにしながら、実際の人間の反応を説明できるようにモデルの改変を行います。例えば、理想的観察者モデルに何かパラメータを追加することで、理想的観察者モデルからは逸脱してしまう参加者の行動を説明できるかもしれません。このパラメータの追加は、認知バイアスなどの平均的な人間の傾向性を反映している可能性があります。また、参加者の行動は平均的には理想的観察者モデルに従うものの追加したパラメータによって個人差を説明できる可能性もあります。このように、理想的観察者モデルをある種のベンチマークとして、対象や個人差の理解につなげることができます。

　ベイズ推論モデルとベイズ統計学について混同されてしまうことがありますので、その違いについて説明します。ベイズ推論モデルもベイズ統計学もベイズの定理を用いたものである点は共通しています。違うとすれば、その視点になります。ベイズ統計学においては、研究者などの分析者がもっている、もしくは研究領域で合意のある事前信念に対して、データを用いて更新することで事後信念（事後分布）を得ます。つまり、研究者の意思決定に活用するために用いるのがベイズ統計学であり、研究者が信念をもった観察者であると言えます。一方、ベイズ推論モデルでは、信念をもった観察者は研究参加者になります。そのため、図6-2の左側に窓から研究参加者を観察する研究者を描いていますように、研究者は研究参加者が観察を通して信念を更新している様子を観察しています。つまり、推論の推論（もしくは観察の観察）をしています（そのため、メタベイズモデル[1]と呼ばれることもあります）。このようなベイズ推論モデルにおける研究参加者による観測と推論プロセスを研究者が観察しているという入れ子状態について少し意識しておくとよいかと思います。なお、研究参加者の信念の更新プロセスはベイズ推論モデルに基づきますが、そのパラメータ推定は頻度論に基づくこともできますし、ベイズ推定を用いることもできます。モデルとしてベイズを扱う場合と推定法としてベイズを扱う場合で混乱することもありますので、ご注意ください。

2. パラメータ化信念更新モデル

本節では、認知課題として用いるビーズ課題について説明した上で、理想的観察者モデルである信念更新モデル（belief-updating model）について説明し、参加者の実際の反応に合わせてパラメータを追加したパラメータ化信念更新モデル（parameterized belief-updating model: PBUM）とその Python による実装とシミュレーションについて説明し、パラメータ化信念更新モデルのパラメータ推定について説明します。ビーズ課題は統合失調症における結論への飛躍という特徴を扱う認知課題のため、臨床研究でもよく用いられています。また、ベイズの定理をそのまま適用できるので最初に学ぶベイズ推論モデルとして適しているかと思います。

2.1 ビーズ課題

ビーズ課題[2]では、図 6-3 のように、黒色のビーズと赤色のビーズが入った 2 つの瓶が提示されます。ビーズの色の配分は瓶 A と瓶 B で異なり、瓶 A は赤色のビーズが多く、瓶 B は黒色のビーズが多いです。それぞれの瓶におけるビーズの色の確率は、多いほうが 80%、少ないほうが 20% となるように設定されています[3]。この課題では、コンピュータが瓶 A または瓶 B からランダムにビーズを取り出します。参加者にはどちらの瓶から取り出されているとは伝えませんが、どちらかの瓶から一貫してビーズを取り出していることは伝えます。研究参加者は、瓶から取り出されるビーズを見て、瓶 A と瓶 B のどちらから取り出されているのかを推測するように求められます。なお、一度取り出されたビーズは、次のビーズを取り出す前に瓶に戻します。そのため、それぞれの瓶の中の赤色と黒色のビーズの個数は常に一定になります。

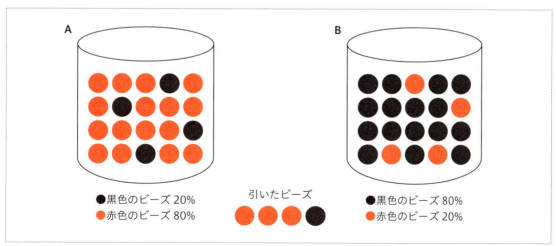

図 6-3　ビーズ課題

このように、ビーズ課題は引いたビーズからどちらの瓶であるかを推測する課題ですが、どちらの瓶か結論を下すのにはある程度の回数ビーズを引く必要があります。もし少数のビーズしか引いていないにもかかわらず、どちらの瓶であるか結論を下した場合は、性急な判断であり、結論への飛躍があると考えることができます。ビーズ課題を用いて統合失調症患者を対象とした研究において、結論の飛躍が確認されてきています[2]。

　ビーズ課題には、瓶Aか瓶Bかわかった段階でビーズの取り出しをやめて瓶Aか瓶Bか判断するタイプと、各試行でどのくらいの確率で瓶Aと思うのか（もしくは、瓶Bとは思わないのか）を尋ねるタイプがあります。今回は、後者のタイプである、瓶についての主観的な確率を尋ねる課題を用います。今回は、赤色、赤色、赤色、黒色、赤色、赤色、赤色、赤色、黒色、赤色の順番でビーズが取り出されることにしました（図6-3は4試行目を示しています）。この条件は瓶Aからビーズを引いているのですが、第4試行の段階で赤色の方が多いので、瓶Aの確率を高く見積もる人もいるかもしれません。

　それでは、ビーズ課題の設定をPythonで実装してみましょう。まず、パラメータ化信念更新モデルにおいて使用するPythonパッケージは以下になります。matplotlib-fontjaはColabに事前にインストールされていないので、インストールします。読み込んだ各パッケージの説明は以下の通りです。また、最後の行で、乱数を用いたシミュレーションの再現性を確保するために、np.random.seed(123)で乱数のシードを与えます。

```
# プロット用
import matplotlib.pyplot as plt
# matplotlibの日本語対応化用
!pip install matplotlib-fontja
import matplotlib_fontja
# 主に行列などの計算用
import numpy as np
np.set_printoptions(suppress=True)
# データフレームの作成用
import pandas as pd
# 目的関数の最小化用
from scipy.optimize import minimize
# シグモイド関数
from scipy.special import expit
# 乱数のシードの設定
np.random.seed(123)
```

ビーズ課題について、今回は瓶 A を中心に考えていきますので、瓶 A において割合の多い色の赤色の場合は 1、黒色の場合は 0 とします。それを Numpy 配列の形式で beads に保存します。ビーズをプロットする際に、1 つの図の中に 2 つのプロットを含めるために、matplotlib.pyplot の subplots() を使います。subplots(1, 2, figsize=(10, 5)) で、1 行 2 列のプロットを用意し、figsize() でサイズを指定します。まず、左図のプロットでは、beads の系列から 1 つずつ取り出して、値によって色分けして scatter() で散布図を書きます。プロットする際に、axes[0] のようにして、プロットする位置を指定します（Python は 0 からカウントが始まるので、0 は 1 行 2 列の内の左側になります）。set_xlabel() で、軸名を追加できます。次に、右図のプロットも scatter() で散布図を書きますが、np.cumsum() を使って累積数を計算してプロットしています。こちらは、axes[1] と指定して、右側にプロットしています。以下のコードを実行すると**図6-4**がプロットされます。

```
# ビーズの設定
beads = np.array([1,1,1,0,1,1,1,1,0,1])
# 左に各試行で出たビーズの色，右に累積数をプロット
fig, axes = plt.subplots(1, 2, figsize=(10, 5))
# 左図のプロット
for x, bead in zip(range(1, 11), beads):
    color = 'orange' if bead == 1 else 'black'
    axes[0].scatter(x, bead, color=color)
axes[0].set_xlabel(' 試行 ')
# 右図のプロット
axes[1].scatter(range(1, 11), np.cumsum(beads), marker='o', color='orange')
axes[1].scatter(range(1, 11), np.cumsum(1-beads), marker='o', color='black')
axes[1].set_xlabel(' 試行 ')
Text(0.5, 0, ' 試行 ')
```

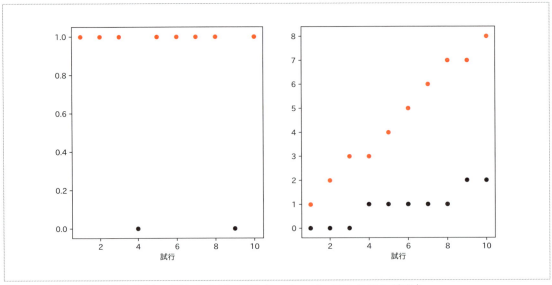

図6-4 ビーズ課題の設定（左：引かれたビーズの色、右：ビーズの色の累積数）

2.2　パラメータ化信念更新モデルとは

2.2.1　信念更新モデル

ビーズ課題に対してベイズの定理を用いて信念を更新するモデルとして、信念更新モデルを用います。ビーズ課題では、取り出したビーズを観察し、どちらの瓶の可能性が高いのかを推定することが求められています。今回は、ベイズの定理を用いて、最適な観察を行う理想的観察者モデルとして信念更新モデルを設定し、そこからの逸脱から研究参加者の個人差を検討します（モデルの詳細は、Baker et al.(2019)[4] を参照ください）。

先ほどのベイズの定理の左辺は $p(s|o)$ でしたが、今回の場合は黒色や赤色のビーズを観測した後で瓶がAである確率なので、

$$p\left(瓶A|n_{赤色},\ n_{黒色}\right)$$

になります。$n_{赤色}$ と $n_{黒色}$ は、赤色のビーズの累計数と黒色のビーズの累計数です。瓶Aの確率を求めるためにベイズの定理を用いると、式(6-3)の右辺のようになります。式(6-3)により、得られた赤色と黒色のビーズの数から、瓶Aの確率を計算することができます。

$$p\left(瓶A|n_{赤色},n_{黒色}\right)=\frac{p(n_{赤色},n_{黒色}|瓶A)p(瓶A)}{p(n_{赤色},n_{黒色})}$$

(6-3)

次に、確率を更新する計算式を求めてみましょう。式(6-3)を用いることで、赤色と黒色のビーズの累計数の観測から瓶がAである事後確率を推定できます。この式(6-3)をもとに、次の時点で赤色ビーズを取り出したときの瓶Aと瓶Bの事後確率の比率を以下の式(6-4)のように書けます。

$$\frac{p(瓶A|(n_{赤色}+1),n_{黒色})}{p(瓶B|(n_{赤色}+1),n_{黒色})}$$

$$= \frac{p(瓶A|n_{赤色},n_{黒色}) \cdot q}{p(瓶B|n_{赤色},n_{黒色}) \cdot (1-q)} \quad (6\text{-}4)$$

　瓶Aと瓶Bの事後確率の比率にすることで、式 (6-3) における分母を無視することができます。なお、式 (6-3) では

$$p(瓶A|n_{赤色},\ n_{黒色})$$

は事後確率ですが、式 (6-4) では

$p(瓶A|n_{赤色},\ n_{黒色})$ や $p(瓶B|n_{赤色},n_{黒色})$ は、

観測前の事前確率として扱われています。q は、瓶Aの場合に赤色ビーズが出てくる確率であり、尤度として扱うことができます。式 (6-4) は赤色ビーズを取り出したときの話なので、瓶Aの場合に赤色ビーズが出てくる確率 q を事前確率に掛けます。分母の $(1-q)$ は、瓶Bにおいて赤色ビーズが出てくる確率になり、こちらも尤度として扱うことができます。そのため、右端の $q/(1-q)$ は尤度比になります。

　次に、式 (6-4) の両辺を対数変換して、

$$log\left(\frac{p(瓶A|n_{赤色},\ n_{黒色})}{p(瓶B|n_{赤色},\ n_{黒色})}\right)$$

を b と表記します。これは、これまでの赤色と黒色のビーズの累積数の下での瓶Bに比べて瓶Aであるという信念を表しており、ここでは便宜的に信念と呼びます（上記のベイズ推論モデルの説明で用いていた信念とは少し異なります）。そして、式 (6-5) のように右辺を信念 b_t と対数尤度比に分離できます。このようにして、試行 t の事前信念 b_t に対数尤度比を追加することで、事後信念 b_{t+1} に更新する形に表現できます。瓶Bに比べて瓶Aであるという信念の更新は、瓶Aにおいて優勢なビーズの色（今回は赤色）の確率 q によって徐々に更新されていきます。

$$b_{t+1} = b_t + \log\left(\frac{q}{1-q}\right) \quad (6\text{-}5)$$

　式 (6-5) が信念更新モデルの中心となる式です。なお、これは赤色のビーズが出たときの瓶Bに比べて瓶Aであるという信念の更新であり、黒色のビーズが出たときは対数尤度比の分子と分母は逆になります。この信念の更新プロセスはベイズの定理に基づいたものであり、今回設定された課題状況において最適な瓶の確率の推定を提供するものです。そこで、式 (6-5) の信念更新モデルを理想的観察者モデルとして利用します。なお、瓶がAであるかBであるかが状態空間モデルにおける状態 s に相当し、信念更新モデルは状態空間モデルにおいて状態 s が一定である場合であると考えられます。なお、b_t は瓶Aの確率と瓶Bの確率の比に対して対数をとったものです。そこで、b_t から瓶がAである確率へと変換するには以下の式を利用します。

$$p(瓶A|n_{赤色},n_{黒色}) = \frac{1}{1+exp(-b_t)}$$

$$(6\text{-}6)$$

2.2.2 パラメータ化信念更新モデル

　信念更新モデルは理想的観察者モデルであり、十分な試行を通して最適な瓶の確率を推定することができます。ただし、私達がみな正確にベイズ推定をしているわけでなく、事前信念から事後信念の更新には個人差があるかもしれません。例えば、事前信念の影響が弱い人の場合は、データの情報（尤度）からの影響を受けやすくなり、事前信念と整合しないビーズの色を観測した場合に大きく影響を受けるかもしれません。このようなベイズ更新の個人差を説明できるように、パラメータ化信念更新モデルが提案されています[4]。

　パラメータ化信念更新モデルでは、事前信念と尤度の影響度を調整するパラメータ ω を導入します。具体的には、以下の式（6-7）のように事前信念 b_t に ω_1、対数尤度比 $log\left(\frac{q}{1-q}\right)$ に ω_2 を掛けます。ω_1 が 1.0 より小さい場合はベイズ更新における事前信念の影響が弱められ、ω_2 が 1.0 より小さい場合はデータの情報の影響が弱められます。解釈を考えて、ω_1 の値の範囲は、$0 < \omega_1 \leq 1$、ω_2 の値の範囲は、$0 < \omega_2 \leq 1$ とします。

$$b_{t+1} = \omega_1 b_t + \omega_2 \log\left(\frac{q}{1-q}\right) \quad (6\text{-}7)$$

　パラメータ化信念更新モデルを Python で実装してみましょう。次ページのように、pbum 関数を定義します。pbum 関数は引数に beads_dominant、w1、w2 をとります。beads_dominant は、関心のある瓶において割合が多く優勢なビーズの色が出たら 1、もう一方の色が出たら 0 を並べたものです。図 6-4 のプロットの際につかった beads をいれます。そして、w1 は式（6-7）の ω_1、w2 は式（6-7）の ω_2 です。この関数では、瓶 A の確率を出すので、この瓶で優勢なビーズの確率である q は 0.8 にします。そして、初期の信念は 0.0 としています。for 文内で、式（6-7）に従って信念の更新を繰り返します。信念の更新にあたって、瓶 A で優勢なビーズの色がでたら（bead が 1）、式（6-7）の通りに更新をします。一方で、優勢ではない方のビーズの色が出たら（bead が 0）、$log\left(\frac{q}{1-q}\right)$ を $log\left(\frac{1-q}{q}\right)$ に変えて計算します。その後、信念 b_t を瓶 A である確率に変換して、データフレーム形式に変換した上で、return でそのデータを返すようにしています。

```python
def pbum(beads_dominant, w1, w2):
    # 優勢な色のビーズの確率
    q = 0.8
    # 信念の初期値
    b = 0.0
    # 瓶 A の確率を保存する場所
    p_A = []
    for bead in beads_dominant:
        # 信念の更新式  式(6-7)
        if bead == 1:
            b = w1 * b + w2 * np.log(q / (1 - q))
        else:
            b = w1 * b + w2 * np.log((1 - q) / q)
        # シグモイド関数で確率に変換
        p_A.append(expit(b))
    # データフレーム形式に変換して出力
    data = pd.DataFrame({'beads_dominant': beads_dominant, 'probA': p_A})
    return data
```

　作成した pbum 関数の動作確認のために、信念が変化する様子をシミュレーションしてみましょう。パラメータ化信念更新モデルを用いることで、パラメータ（ω_1，ω_2）と入力（引かれたビーズの色の系列）から、行動データ（瓶 A の確率の推定）を生成することができます。2 つのパラメータの値を変えたときの反応をプロットしてみましょう。図 6-5 を作成するためのコードが次ページになります。なお、パラメータの変更の影響は、理想的観察者モデルと比較するとわかりやすいと思います。もし ω_1 と ω_2 の両方を 1.0 に設定すると事前信念と対数尤度比へのパラメータの影響はなくなりますので、理想的観察者モデルと一致します。パラメータ化信念更新モデルのベンチマークとして、ω_1 と ω_2 の両方を 1.0 に設定した理想的観察者モデルを 225 ページの図 6-5 に黒色の三角形でプロットします。図 6-5 の左側は、黒色の三角形が理想的観察者モデル、灰色の四角形は ω_1 を 0.5、ω_2 を 1.0 にしたときのパラメータ化信念更新モデルの挙動をプロットしています。図 6-5 の右側は、黒色の三角形が理想的観察者モデル、灰色の四角形は ω_1 を 1.0、ω_2 を 0.5 にしたときのパラメータ化信念更新モデルの挙動をプロットしています。図の描き方は図 6-4 と基本的には同じですが、pbum() を使って瓶 A の推定された確率を計算し、scatter() で散布図を書く際に marker や color や label を指定して他の線と見分けがつきやすくさせて、legend() で凡例を追加しています。

```
# 複数の図を1枚にプロットします
fig, axes = plt.subplots(1, 2, figsize = (10, 5))
p_A_1 = pbum(beads, w1 = 1.0, w2 = 1.0)
w1_left = 0.5
p_A_2 = pbum(beads, w1 = w1_left, w2 =1.0)
# 左図のプロット
for x, bead in zip(range(1, 11), beads):
    color = 'orange' if bead == 1 else 'black'
    axes[0].scatter(x, bead, color=color)
axes[0].scatter(range(1, 11), p_A_1['probA'], marker='^', color='black', label=' 理想的観察者モデル ')
axes[0].scatter(range(1, 11),p_A_2['probA'], marker='s', color='darkgray', label=' パラメータ化信念更新モデル ')
axes[0].legend()
w2_right = 0.5
p_A_3 = pbum(beads,w1 = 1.0, w2 = w2_right)
# 右図のプロット
for x, bead in zip(range(1, 11), beads):
    color = 'orange' if bead == 1 else 'black'
    axes[1].scatter(x, bead, color=color)
axes[1].scatter(range(1, 11), p_A_1['probA'], marker='^', color='black', label=' 理想的観察者モデル ')
axes[1].scatter(range(1, 11),p_A_3['probA'], marker='s', color='darkgray', label=' パラメータ化信念更新モデル ')
axes[1].legend()
```

図6-5の左側を見てください。ω_1 を0.5にすると、瓶Aであるという確率の見積もりが理想的観察者モデルよりも高くならず、黒色のビーズを観測した際に大きく瓶Aであるという確率が下がっています。ω_1 を小さくすることは事前信念の影響を弱めるため、データの情報に大きく影響を受けることになります。

図6-5の右側を見てください。ω_2 を0.5にすると、瓶Aであるという確率の見積もりが理想的観察者モデルよりも高くならず、左側の ω_1 が小さい場合と比べても3試行目までの事後信念の更新が遅いことがわかります。ω_2 を小さくすることは対数尤度比の影響を弱めるため、データの情報を事後信念に反映させる程度が弱くなり、結果としてベイズ更新の更新幅が狭くなっています。

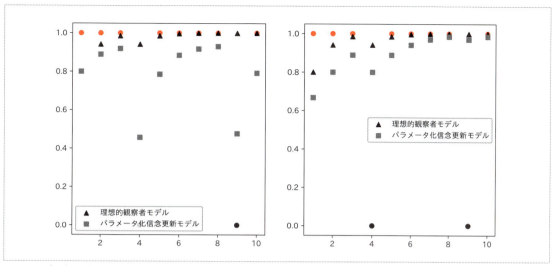

図6-5 信念更新における ω の影響（左：ω_1=0.5、右：ω_2=0.5）

2.3 パラメータ化信念更新モデルのパラメータ推定

　ビーズ課題における行動を生成するシミュレーションができました。次に、行動データから、参加者個々人のパラメータ（ω_1, ω_2）を推定してみます。シミュレーションとパラメータ推定は表裏の関係があります（図6-6）。生成過程を反映した生成モデルが用意できれば、入力（ビーズ課題で引かれるビーズの色）とパラメータ（ω_1, ω_2）を与えれば、行動データ（瓶Aの確率の推定）を生成でき、信念の更新過程のシミュレーションができます。そして、参加者

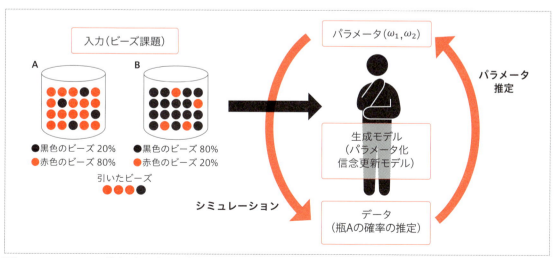

図6-6 パラメータ化信念更新モデルのパラメータ推定

2. パラメータ化信念更新モデル　225

から行動データを取得できていれば、そのデータと入力と生成モデルからパラメータを推定できます。それでは、シミュレーションで生成した行動データを用いて、パラメータ推定を行いましょう。

パラメータ推定は以下の手順で行います。
1. パラメータを含むモデルの設定
2. パラメータを評価する基準の設定
3. パラメータ推定法の設定
4. パラメータリカバリーによる検証
5. 実際のデータでのパラメータ推定

2.3.1. パラメータを含むモデルの設定

パラメータ推定に用いるモデルは、これまで説明してきたパラメータ化信念更新モデルを用います。パラメータ化信念更新モデルのパラメータは、ω_1 と ω_2 の2つです。

2.3.2. パラメータを評価する基準を設定

パラメータ推定を行う際に、あるパラメータによって生成されたデータが実際の参加者のデータにどのくらい適合しているかを示す指標が必要になります。Baker et al.(2019) の研究[4]では、特定のパラメータ値の下で推測された瓶Aの確率と実際に参加者が推定した瓶Aの確率に対して、二乗平均平方根誤差（root mean squared error: RMSE）を計算して、データ適合の指標にしています。ここでもRMSEをデータ適合の指標に採用し、RMSEが最小になるようなパラメータを推定します。

RMSEは、モデルによる予測値と実際のデータの差を二乗したものを平均して平方根をとったものです。特定のパラメータと実際のデータを与えるとRMSEを計算する calc_rmse 関数のコードは以下になります。calc_rmse 関数の引数は、params と data です。params には、[w1, w2] という形式でパラメータの値を指定します。data には、参加者が確率推定した値の系列を入れます。calc_rmse 関数の中では、先ほど作成した pbum 関数を使って特定のパラメータにおける瓶Aの確率推定を生成します。それと実際のデータ（data）との差の二乗を計算し、平均化して、平方根をとっています。最後に return で rmse を出力するようにしています。

```
def calc_rmse(params, data):
    # パラメータ
    w1, w2 = params
    # モデルによる推定値を計算
    estimated = pbum(data['beads_dominant'], w1, w2)
    # 推定値と参加者の反応の誤差の二乗を平均し平方根をとる
    rmse = np.sqrt(np.mean((np.array(estimated['probA']) - data['probA']) ** 2))
    return rmse
```

calc_rmse関数の動作確認をしてみましょう。まず、pbum関数でω_1とω_2の両方が1.0のときのデータを生成して、dataに格納します。つまり、パラメータの影響のない理想的観察者モデルにおける行動データです。ここで設定したω_1とω_2の両方が1.0という値は、真値になります。この真値で生成したデータに対して、ω_1だけ0.5として真値からずれた値を設定した場合のデータを生成して、calc_rmse関数でRMSEを計算してみます。そうすると、0.24…という値になりますが、これだと大きいのか小さいのか不明です。

```
data = pbum(beads, w1 = 1.0, w2 = 1.0)
w1 = 0.5
w2 = 1.0
calc_rmse(params = [w1,w2], data = data)
0.2491358240120871
```

そこで、同じデータに対して、ω_1の値を0.5から真値に少し近づけた0.8の場合のデータを生成して、RMSEを計算して比較します。今度は、設定した真値に近くなったので、RMSEも0.06…と小さくなりました。

```
w1 = 0.8
w2 = 1.0
calc_rmse(params = [w1,w2], data = data)
0.061961037074807365
```

データを生成したときに設定したパラメータの真値に近づくほどRMSEが小さくなることがわかります。calc_rmse関数内のw1やw2の値を変更すると、どういう挙動をするのか確認をしてみましょう。なお、w1とw2を1.0にするとデータ生成時と一致するのでRMSEは0になります。設定したパラメータの値が真値から離れるほどRMSEは大きくなります。

2.3.3. パラメータ推定法の設定

実際のデータに対して、RMSEが最小になるようにパラメータ推定を行います。第5章では、Rのoptim関数を用いてパラメータ推定を行いましたが、PythonでもSciPyパッケージのminimize関数を用いて同様のことができます。Rのoptim関数と同様に、局所最適化をしてしまう可能性があるので、複数の初期値を設定した上で最もRMSEを最小化できたパラメータを採用することにします。そのための関数として、次ページのようにfind_best_minimum関数を作成します。find_best_minimum関数は、引数にobjective_fun、data、bounds、num_iterationsをとります。objective_funには最適化する関数を指定します。今回の場合は、上記で設定したcalc_rmse関数を指定します。dataには上記のcalc_rmse関数の引数にも

なった行動データ（確率の推定）を指定します。boundsにはパラメータの取りうる範囲を指定します。今回はw1とw2の2つがあるので、それぞれ[(0,1),(0,1)]のように指定をします。最後のnum_iterationsには、初期値を変えたパラメータ推定の繰り返し回数を入れます。ここでは、デフォルトが10に指定されています。num_iterationsで指定した回数、minimize関数で最もRMSEが最小になるパラメータを探索します。

find_best_minimum関数の中を見ます。まず、目的関数の最小値と推定値を保存する場所を準備します。そして、num_iterationsで指定した回数だけ、(1) boundsで指定した範囲内で一様分布からの乱数をinitial_guessに入れる、(2) minimize関数で出力されるRMSEをminimum_obj_funに保存する（前と比べてRMSEが小さい場合だけ保存する）を繰り返します。initial_guessの設定の際に、リスト内包表記を使っています。リスト内包表記ではリスト内にfor文が入っており、for以降の指定に従って（boundsを最初から最

```python
def find_best_minimum(objective_fun, data, bounds, num_iterations=10):
    # 目的関数が最小値の推定値の保存場所
    best_result = None
    minimum_obj_fun = float('inf')
    for i in range(num_iterations):
        # bounds で定めた範囲内で初期値の準備
        initial_guess = [np.random.uniform(bound[0], bound[1]) for bound in bounds]
        # 1つの推定でエラーが出ても実行できるように try-except 文を使用
        try:
            # 最小値の探索
            result = minimize(objective_fun, initial_guess, bounds=bounds, args=(data,), method="L-BFGS-B")
            # 推定結果の一時保存
            result_tmp = result.fun
            # 最小の対数尤度に更新
            if result_tmp < minimum_obj_fun:
                minimum_obj_fun = result_tmp
                best_result = result
        except Exception as e:
            print(f"Error in iteration {i+1}: {str(e)}")
            continue
    return best_result
```

後まで繰り返し、その都度、bounds の内容を bound に入れる）、for の前の処理を行って（np.random.uniform(bound[0], bound[1])）、リストを作っています。minimize 関数で用いる最適化手法には、L-BFGS-B を用います。なお、minimize 関数でエラーが出ると処理が止まりますので、try-except 文を使ってエラーが出てもその報告のみで処理は継続するようにしています。

COLUMN

最適化手法について

　今回は初期値を動かしながら最小値の探索を繰り返すことで局所最適化を避けましたが、より局所最適化に強い方法を用いることもできます。本章で説明する階層ガウシアンフィルターで用いるマルコフ連鎖モンテカルロ（Markov chain Monte Carlo: MCMC）法などのベイズ推定法も 1 つの選択肢になります。また、今回使った minimize 関数と使い方が類似しており、かつ局所最適化に強い方法として、粒子群最適化（particle swarm optimization: PSO）もあります。粒子群最適化は、複数の粒子が最小値を探索すると同時に、全体で最小値に関する情報を共有しつつ、全体として効率的に最小値を探索します。昆虫の大群の移動のように、局所的な最適化と大域的な情報共有を同時に進めることで、全体として最適解を探る方法になります。そのため、粒子群最適化は、局所最適解に陥りにくいとされています。粒子群最適化のための Python パッケージとしては、pyswarms パッケージがあります。

　さて、find_best_minimum 関数を使ってパラメータ推定をしてみましょう（次ページ）。ここでは、パラメータの真値として ω_1 を 0.8、ω_2 を 0.5 に設定した上で、pbum 関数を使ってデータ生成します。そして、生成したデータから find_best_minimum 関数を用いてパラメータ推定します。find_best_minimum 関数が返す推定値を確認しますと、設定した真値に近い値を推定できているのがわかります。

```
# 真値の設定とデータ生成
true_w1 = 0.8
true_w2 = 0.5
data = pbum(beads, w1 = true_w1, w2 = true_w2)
# パラメータ推定
best_result = find_best_minimum(calc_rmse, data, [(0,1),(0,1)])
print("w1:", best_result.x[0])
print("w2:", best_result.x[1])
```

```
w1: 0.8000000001946468
w2: 0.4999999998314634
```

2.3.4. パラメータリカバリーによる検証

ω_1 を 0.8、ω_2 を 0.5 にしたときに、パラメータがリカバリーできたことを確認しました。しかし、特定のパラメータではなく、さまざまなパラメータの値でパラメータリカバリーを検討するのが望ましいです。乱数で作ったパラメータの真値をもとにしてデータを生成し、このデータを用いて推定された値が、真値をリカバリーできるかを確認します。

まず、sample_size に検討する人数を入れます。今回は20名にします。本来は100名以上で実施するのが良いですが、時間がかかりますので、ここでは20名分のデータを用意して検討します。次に、np.random.uniform を用いて、0から1の範囲の一様分布から乱数を生成して、w1_true と w2_true に入れます。w_estimated を用意して、後は（1）pbum 関数による行動データの生成、（2）find_best_minimum でパラメータ推定、（3）append で w1_estimated と w2_estimated に推定した値の追加をサンプルサイズで指定した数だけ for 文で繰り返します。

```
# サンプルサイズ，真値の設定
sample_size = 20
w1_true = np.random.uniform(0, 1, sample_size)
w2_true = np.random.uniform(0, 1, sample_size)
# 真値からデータ生成，パラメータ推定，保存を繰り返す
w1_estimated = []
w2_estimated = []
for j in range(sample_size):
    sim_data = pbum(beads, w1 = w1_true[j], w2 = w2_true[j])
    best_result = find_best_minimum(calc_rmse, sim_data, [(0,1),(0,1)])
    w1_estimated.append(best_result.x[0])
    w2_estimated.append(best_result.x[1])
```

scatter() を用いて、パラメータの真値と推定されたパラメータ値をプロットします。灰色の点線は、真値と推定値が完全に一致している場合を示しています。ω_1（図 6-7 の左図）と ω_2（図 6-7 の右図）ともに、真値と推定値が傾き 1 の直線上に一直線に並んでおり、適切にパラメータリカバリーができています。今回は省略しますが、第 5 章のように真値と推定値の相関係数を報告することもできます。

```
fig, axes = plt.subplots(1, 2, figsize = (10, 5))
axes[0].plot([0.0, 1.0], [0.0, 1.0], linestyle='--', color='darkgray')
axes[0].scatter(w1_true, w1_estimated, color='black')
axes[0].set_xlabel('$\omega_{1}$ の真値 ')
axes[0].set_ylabel('$\omega_{1}$ の推定値 ')
axes[1].plot([0.0, 1.0], [0.0, 1.0], linestyle='--', color='darkgray')
axes[1].scatter(w2_true, w2_estimated, color='black')
axes[1].set_xlabel('$\omega_{2}$ の真値 ')
axes[1].set_ylabel('$\omega_{2}$ の推定値 ')
Text(0, 0.5, '$\\omega_{2}$ の推定値 ')
```

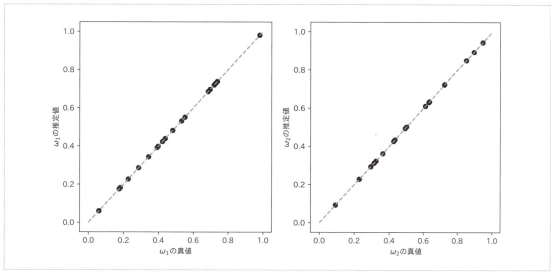

図 6-7　ω の真値と推定値の散布図（左図：ω_1、右図：ω_2）

2.3.5. 実際のデータでのパラメータ推定

　生成モデル（パラメータ化信念更新モデル）、パラメータ推定を評価する基準（今回はRMSE）、パラメータ推定法（L-BFGS-B法）を決め、パラメータリカバリーができたら、実際の研究データを用いたパラメータ推定を行います。今回のパラメータ化信念更新モデルでは、パラメータが2つだけのシンプルなモデルでしたが、より複雑なモデルを設定することもできます。複数のモデルがある場合は、第5章で出てきた情報量規準などを用いてモデル比較を行う必要もあります。

　また、パラメータリカバリーがうまくいくかはデータ収集で用いる認知課題とモデルの組み合わせで考える必要があります。試行数が少ない認知課題の場合、パラメータ数の多い複雑なモデルはパラメータ推定が難しいかもしれません。今回は、パラメータが2つのモデルにしましたが、パラメータ数が増えるにつれて、多くの試行数が必要になったり、推定を収束させるための工夫が必要になってくるかもしれません。それを確かめるためにも、データ収集を行う前にモデルを決めて、パラメータリカバリーで検討することが大切になります。

　パラメータ化信念更新モデルの活用がイメージできるように、統合失調症を対象とした研究を紹介します。Baker et al.(2019)[4]では、修正を加えたビーズ課題を26名の統合失調症患者と25名の健常者に実施し、パラメータ化信念更新モデルを用いたパラメータ推定をしています。Baker et al.(2019)[4]は、複数のパラメータ化信念更新モデルを用いてモデル比較し、今回用いたパラメータが2つのパラメータ化信念更新モデルのデータ適合が良いことを確認しました。そして、妄想の重症度と各パラメータとの相関を検討したところ、事前信念にかかるω_1が高いほど、妄想の重症度が高くなることが示され、ω_2と妄想の重症度は関連しないことを示しました。Baker et al.(2019)[4]は、妄想症状の重い者は、事前信念に対する重み（ω_1）が強くなり、課題の初期に入ってきた情報に対して固執してしまって情報の更新が難しくなるという考察をしています。信念更新モデルはシンプルなモデルですが、事前信念と尤度のどちらが重視されているのかを検討する上で有用なモデルと言えます。

　本節では、パラメータ化信念更新モデルについて説明するとともにそのPythonでの実装について解説をしました。パラメータ化信念更新モデルについて、一部省略したところもありますので、詳しくはBaker et al.(2019)[4]とそのサプリメンタルマテリアルを参照ください。

3. カルマンフィルター

　本節では、カルマンフィルター（Kalman filter）について説明をします。カルマンフィルターは、時間とともに変化していく状態を扱う状態空間モデルの一種です。パラメータ化信念更新モデルでは離散的な確率分布を用いてベイズ更新しましたが、カルマンフィルターでは連続的な確率分布である正規分布を用いてベイズ更新をします。まず、課題として用いるポイ

ントが連続的に変化するスロットマシーン課題について説明し、カルマンフィルターの説明とPythonによる実装とシミュレーションについて説明し、最後にカルマンフィルターにおけるパラメータ推定について説明します。

3.1 ポイントの出るスロットマシーン課題

　カルマンフィルターの説明にあたって、ポイントの出るスロットマシーン課題を用います。以下では、ポイントの出るスロットマシーン課題について説明し、課題を可視化してみます。まず、カルマンフィルターにおいて使用するPythonパッケージは以下になります。前節のパラメータ化信念更新モデルで用いたパッケージから新規に追加するパッケージはありません。乱数のシード値も同じです。

```python
# プロット用
import matplotlib.pyplot as plt
# matplotlib の日本語対応化用
!pip install matplotlib-fontja
import matplotlib_fontja
# 主に行列などの計算用
import numpy as np
# データフレームの作成用
import pandas as pd
# 乱数のシードの設定
np.random.seed(123)
```

　カルマンフィルターは、1時点前の状態sの推定値と現在の観測oを用いて、現在の状態sと1時点後の状態sを推定します。それを各時点で繰り返していくことで、状態の時間的変化を扱うモデルになります。カルマンフィルターの説明にあたり、報酬が連続的なポイントとしてフィードバックされるようなスロットマシーンについて考えましょう。このスロットマシーンが返すポイントの期待値（正規分布の平均）は、次ページの式（6-8）のガウシアンランダムウォークに従います。ガウシアンランダムウォークでは、現在の時点のs_t^*は、1つ前の時点のs_{t-1}^*を平均、σ_d^2を分散とした正規分布に従います。ここでの状態は外部状態なので、s^*としています（**図6-1**参照）。式（6-8）の右辺は、$s_{t-1}^* + N(0, \sigma_d^2)$と書き換えることもできて、現時点の状態は前の状態に、平均0、分散σ_d^2の正規分布に従うノイズを足したものと言えます。このノイズを拡散ノイズと呼びます。σ_d^2は拡散ノイズの大きさを表しており、状態s^*の前の時点から次の時点への変化の大きさを調整しています。拡散ノイズ（σ_d^2）が大きくなるほ

ど、時点間の変化の程度は大きくなる可能性があります。なお、式 (6-8) は状態の変化を扱う状態方程式です。

$$s_t^* \sim N(s_{t-1}^*, \sigma_d^2) \tag{6-8}$$

次に、式 (6-9) のように、スロットマシーンから出るポイントは、s_t^* を平均、σ_o^2 を分散とした正規分布に従います。この式 (6-9) の右辺も、 $s_t^* + N(0, \sigma_o^2)$ と書き変えることができて、ポイントは今の状態に、平均0、分散 σ_o^2 の正規分布に従うノイズを足したものと言えます。このノイズを観測ノイズと呼びます。σ_o^2 は観測ノイズの大きさを表しており、ポイントが生成される際に、期待値 s_t^* からばらつく程度を調整しています。観測ノイズ (σ_o^2) が大きくなるほど、期待値 s_t^* からばらつく可能性があります。なお、式 (6-9) は状態から観測の出力を扱う観測方程式です。

$$point_t \sim N(s_t^*, \sigma_o^2) \tag{6-9}$$

上記は生成過程に関することであり、スロットマシーンをする人は直接知ることができません。そのため、カルマンフィルターを用いて、観測したポイントから状態を推定することになります。

以下のコードを実行すると、上記で説明したスロットマシーンのポイントをプロットした図6-8が得られます。まず試行数を指定し（50試行）、状態 s^*（true_mu）とポイント（points）を保存する場所を作り（None を試行数分用意しています）、mu と sigma_d と sigma_o の値を指定します。s^* の初期値を50、拡散ノイズ（σ_d^2）と観測ノイズ（σ_o^2）を100に設定しています（標準偏差にすると10です）。次に、(1) 式6-8によるガウシアンランダムウォーク（そして、true_mu の保存）、(2) 式6-9によるポイントの生成を試行数分繰り返します。points と true_mu をデータフレーム形式で保存して、最後にプロットしています。プロットでは、ポイントは scatter() を使い、状態 s^*（平均）は plot() を使ってプロットしています。

```
# 設定
trials = 50
true_mu, points = [None] * trials, [None] * trials
mu, sigma_d, sigma_o = 50, 10, 10
# ガウシアンランダムウォーク
for t in range(trials):
    mu = mu + np.random.normal(0, sigma_d, 1)[0] # 式8
    true_mu[t] = mu
    points[t] = round(np.random.normal(mu, sigma_o, 1)[0]) # 式9
# データフレーム形式に変換
input_data = pd.DataFrame({'trial_no': range(1, trials+1),
                           'point': points,'true_mu': true_mu})
```

```python
# プロット
plt.figure(figsize=(10, 4))
plt.scatter(input_data['trial_no'],input_data['point'], marker='.',
color='black',label=' ポイント ')
plt.plot(input_data['trial_no'],input_data['true_mu'], linestyle='--',
color='darkgray', label=' 状態 $s^*$( 平均 )')
plt.xlabel(' 試行 ')
plt.ylabel(' 報酬 ')
plt.legend()
```

図6-8に示す通り、各時点において灰色の点線で示す期待値 s_t^* を中心にしてポイントが生成されています。灰色の点線と実際のポイントとのずれの大きさは、観測方程式における観測ノイズの大きさに依存します。また、時間に応じて灰色の点線の期待値 s_t^* も変化しています。期待値の変化の大きさは、状態方程式における拡散ノイズの大きさに依存します。

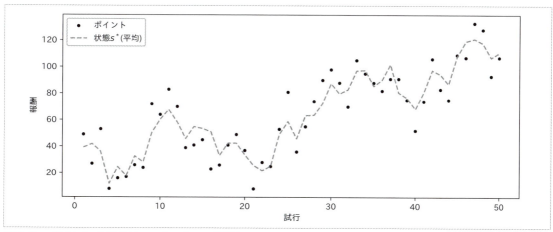

図6-8　ポイントの出るスロットマシーン課題

3.2 カルマンフィルターとは

　カルマンフィルターとは、時間的に変化するシステムの挙動を説明するモデルであり、1時点前の状態sの推定値と現在の観測oを用いて、現在と1時点後の状態sを推定します。より詳細に言うと、1時点前の状態sを現在の状態sの事前分布とし、観測oを用いて状態sをベイズ更新して現在の状態sの事後分布を推定し、それを1時点後の状態sの事前分布とします。前節のパラメータ化信念更新モデルとの違いは連続確率分布である正規分布を用いてベイズ更新を行うところになります。そのため、パラメータ化信念更新モデルのように、そのままベイズの定理を使ってベイズ更新するのではなく、正規分布のパラメータである平均と分散についてベイズ更新します。

　図6-9を見てください。参加者がポイントの出るスロットマシーン課題に取り組んでいます。外部状態s^*を推測するために、出てくるポイント（観測o）に基づいて内部にもった状態sを更新します。上にある正規分布は各時点の状態sの事後分布を示しています。まず、初期値のs_0は平均50の正規分布を想定したとします。これをs_1の事前分布として、1試行目に71ポイントを観測します。s_1の事後分布はこの観測を反映して、平均を高い値に更新します。このs_1の事後分布をs_2の事前分布として用います。第2試行では、さらに高い83ポイントを観測しましたので、s_2の事後分布はこの観測を反映して、さらに平均を高い値に更新します。ただし、第3試行では、これまでと比べて低い

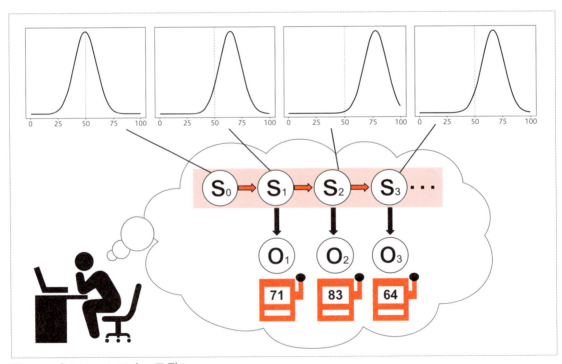

図6-9　カルマンフィルターモデル

64ポイントを観測しましたので、s_3 の事後分布はこの観測を反映して、平均を低い値に更新しています。以降も、同様に状態の更新を行っていきます。図6-9では簡単のために平均のみの更新をしていますが、カルマンフィルターでは、観測 o を通して、状態 s の平均や分散をベイズ更新していきます。なお、状態空間モデルやカルマンフィルターでは、状態を x、観測を y などで表現することが多いですが、本章では状態は s、観測は o で統一します。

以降のカルマンフィルターの説明では、真の状態 s^* と推定された状態 s を分けるために、推定された状態 s の平均などは、$\hat{\mu}$ や $\hat{\sigma}^2$ のようにハットをつけます。カルマンフィルターでは、スロットマシーンから観測 o_t が得られたときに、(1) 現在の事前分布から事後分布に更新し、(2) 現在の事後分布から次の時点の事前分布を用意します。このように2つのステップに分けることもできますが、今回は2つを分ける必要は特にないので、現在の事前分布から次の時点の事前分布を計算することにします。正規分布の平均のベイズ推定やカルマンフィルターの導出など数理的な詳細は、国里ら (2019)[5] の付録の「第7章の付録B」を参照ください。

カルマンフィルターでは、観測 o_t を経験すると、式 (6-10) を用いて状態 s の事前分布の平均 $\hat{\mu}_t$ から次の時点の事前分布の平均 $\hat{\mu}_{t+1}$ に更新します。下付きの添字 t は、ここでは何試行目かを示しています。状態 s の事前分布の平均から次の試行の事前分布の平均への更新にあたり、観測 o_t と事前分布の平均との誤差に K_t を掛けて更新をしています。K_t はカルマンゲインと呼ばれます。この形は、第5章の強化学習モデルと類似しているかと思います。$o_t - \hat{\mu}_t$ は強化学習モデルの予測誤差に対応し、K_t は強化学習モデルの学習率に対応します。カルマンゲインは、観測 o と状態 s の事前分布の平均との誤差をどの程度次の時点の事前分布の平均に反映させるかを調整しています。

$$\hat{\mu}_{t+1} = \hat{\mu}_t + K_t(o_t - \hat{\mu}_t) \quad (6\text{-}10)$$

カルマンゲインの具体的な計算は、式 (6-11) のように、事前分布の分散 $\hat{\sigma}_t^2$ と観測の分散 σ_o^2 から計算されます。観測の分散 σ_o^2 は、ポイントの出るスロットマシーン課題において説明した観測ノイズです。観測ノイズは、生成モデルの中で参加者が想定しているパラメータとしてみなすこともできますし、研究の設定によっては真の観測ノイズについて参加者は知っている状態とすることもできます。式 (6-11) を見ると、事前分布の分散 $\hat{\sigma}_t^2$ に対して相対的に観測ノイズ σ_o^2 が大きいほどカルマンゲインは小さくなります。観測ノイズが大きいと観測の不確実性が高くなり、観測と事前分布の平均の誤差の調整幅が狭くなります。

$$K_t = \frac{\hat{\sigma}_t^2}{\hat{\sigma}_t^2 + \sigma_o^2} \quad (6\text{-}11)$$

ベイズ推論モデルにおいては、分散ではなく、その逆数の精度 ($\pi = \frac{1}{\sigma^2}$) を用いることが多いです。分散ではなく精度を用いると、カルマンゲインは式 (6-12) のように計算できます。解釈としては、事前分布の精度に対して相対的に観測の精度が高いほど、カルマンゲインは大きくなります。観測の精度が高いと観測の不確実性が低くなり、観測と事前分布の平均の誤差の調整幅が広くなります。

$$K_t = \frac{\pi_o}{\pi_o + \hat{\pi}_t} \quad (6\text{-}12)$$

3. カルマンフィルター

次に、式（6-13）を用いて、状態 s の事前分布の分散 $\hat{\sigma}_t^2$ から次の時点の事前分布の分散 $\hat{\sigma}_{t+1}^2$ に更新します。ここでもカルマンゲインを用います。式（6-13）の右辺第2項の σ_d^2 は、時刻に応じてランダムに状態 s が変化する程度であり、ポイントの出るスロットマシーン課題において説明した拡散ノイズです。拡散ノイズは、生成モデルの中で参加者が想定しているパラメータとしてみなすこともできますし、研究の設定によっては真の拡散ノイズについて参加者は知っている状態とすることもできます。ベイズ更新に伴って拡散ノイズが追加されるため、拡散ノイズは次の時点の事前分布の分散を大きくします。そのため、式（6-11）のカルマンゲインに戻ると、拡散ノイズが大きいと事前分布の分散を大きくするので、結果としてカルマンゲインを大きくすることになります。

$$\hat{\sigma}_{t+1}^2 = (1 - K_t)\hat{\sigma}_t^2 + \sigma_d^2 \quad (6\text{-}13)$$

このように比較的シンプルな計算で、正規分布の平均と分散をベイズ更新することができます。後で実際にコードを動かして確認をします

が、観測ノイズが大きいほどカルマンゲインは小さくなり、拡散ノイズが大きいほどカルマンゲインは大きくなります。

さて、上記の内容を Python コードで書いていきます。関数名は kf としました。引数は、観測する結果の point、観測ノイズ σ_o (sigma_o)、拡散ノイズ σ_d (sigma_d) です（ここでは分散ではなく標準偏差を使っています）。関数内では、ポイントの系列から試行数を計算し、推定するパラメータ（事後分布の平均や分散）の保存場所を用意して（リスト内包表記を使っています）、事前分布の初期値を設定します（ここでは、ベイズ更新やカルマンゲインの変化が見やすいように、事前分布の平均 =0、分散 =5 と相対的に小さな値にしました）。それから、for 文を使って、(1) カルマンゲインの計算（プロット用に現在の状態 s の事後分布の平均も計算して保存）、(2) 次の時点の状態 s の事前分布の平均と分散の計算をするベイズ更新を試行数分繰り返します。最後にデータフレーム形式で保存しており、その際に分散を標準偏差に変換しています。

```python
def kf(point, sigma_o, sigma_d):
    trials = len(point)
    # パラメータの保存場所
    trial_no, mu, sigma2, kg, mu_post = [[0] * trials for _ in range(5)]
    # パラメータの設定 ( 初期値 )
    mu[0] = 0
    sigma2[0] = 5
    # ベイズ更新
    for t in range(trials):
        # カルマンゲイン
        kg[t] = sigma2[t] / (sigma2[t] + sigma_o ** 2)
        # 現在の状態 s の事後分布の平均 ( プロット用 )
        mu_post[t] = mu[t] + kg[t] * (point[t] - mu[t])
        if t < trials-1:
            # 次の時点の状態 s の事前分布の平均
            mu[t+1] = mu[t] + kg[t] * (point[t] - mu[t])
            # 次の時点の状態 s の事前分布の分散
            sigma2[t+1] = (1 - kg[t]) * sigma2[t] + sigma_d ** 2
        # 試行番号
        trial_no[t] = t + 1
    # データフレーム形式に変換して出力
    estimates = pd.DataFrame({'trial_no':trial_no,'mu':np.array(mu),
    'mu_post':mu_post, 'sigma':np.sqrt(np.array(sigma2)),'kg':kg})
    return estimates
```

　241ページの図6-10は、拡散ノイズと観測ノイズを外部状態 s^* と同じ10に設定して、kf関数を使って状態の変化を推定し、プロットした結果です。以下のコードを実行すると、上段にカルマンゲインの変化、下段にポイント、真の状態（外部状態）の分布の平均、推定された状態の事後分布の平均の変化をプロットします。推定された状態の事前分布をプロットしますと真の平均とは1時点ずれてしまいますので、ここでは推定された同じ時点の事後分布の平均をプロットしています。

```python
# パラメータの設定
sigma_o = 10
sigma_d = 10
# カルマンフィルターによる推定
estimates = kf(input_data['point'],sigma_o = sigma_o,sigma_d = sigma_d)
# プロット
fig, axes = plt.subplots(2, 1, figsize=(8, 8))
# 上段にカルマンゲインをプロット
axes[0].plot(estimates['trial_no'], estimates['kg'], linestyle='-', color='black')
axes[0].set_ylabel(' カルマンゲイン ')
axes[0].set_ylim(0, 1.1)
# 下段に状態の平均をプロット
axes[1].plot(estimates['trial_no'], estimates['mu_post'], linestyle='-', color='black', label=' 推定された状態の事後分布の平均 ')
axes[1].fill_between(estimates['trial_no'], estimates["mu_post"] - estimates["sigma"], estimates["mu_post"] + estimates["sigma"], color='gray', alpha=0.2)
axes[1].scatter(input_data['trial_no'], input_data['point'], marker='.', color='black', label=' ポイント ')
axes[1].plot(input_data['trial_no'], input_data['true_mu'], linestyle='--', color='darkgray', label=' 外部状態の分布の平均（真値）')
axes[1].set_xlabel(' 試行 ')
axes[1].legend()
```

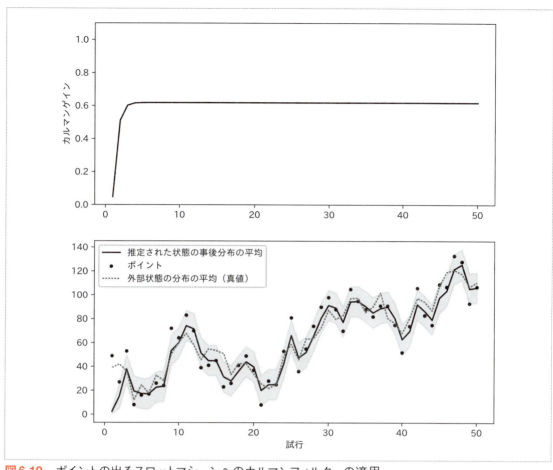

図6-10 ポイントの出るスロットマシーンへのカルマンフィルターの適用

　上段のカルマンゲインは事前分布の分散を小さく設定しているため最初の方の試行で一気に増えて、それ以降は変化していません。下段にある状態の真の分布の平均（灰色の点線）と推定された状態の事後分布の平均（黒色の実線）を見ると、最初の方は初期値を小さく設定したことから真値と外れていますが、それ以降は推定された事後分布の平均が真値に近い挙動をしていることがわかります。もともとのポイント生成に用いた真値の拡散ノイズと観測ノイズを用いているとはいえ、カルマンフィルターが状態の変化をとらえることができていることがわかります。Colab 上では、観測ノイズ σ_o^2、拡散ノイズ σ_d^2 を変更してプロットすることができます。これらの値をいろいろと変化させたときの事後分布の平均や選択確率の挙動を確認してみましょう。

　カルマンフィルターの式 (6-11) と式 (6-13) から、観測ノイズが大きいほどカルマンゲインは小さくなり、拡散ノイズが大きいほどカルマンゲインは大きくなることがわかりますが、プロットして確認してみましょう。以下のように、

参加者が観測ノイズを過大評価、拡散ノイズを過小評価している場合（ $\sigma_o = 20, \sigma_d = 2$ ）と参加者が観測ノイズを過小評価、拡散ノイズを過大評価している場合（ $\sigma_o = 2, \sigma_d = 20$ ）をシミュレーションしてみましょう。なお、プロットに関するコードは見栄えの調整が追加され煩雑なため省略をしていますので、詳細はColabをご確認ください。

```
estimates1 = kf(input_data['point'], sigma_o = 20, sigma_d = 2)
estimates2 = kf(input_data['point'], sigma_o = 2, sigma_d = 20)
```

図6-11の (a) を見てください。これは、参加者が観測ノイズを過大評価、拡散ノイズを過小評価している場合（ $\sigma_o = 20, \sigma_d = 2$ ）のシミュレーションです。拡散ノイズに比較して観測ノイズが強い場合、左上段にあるように、カルマンゲインが小さくなります。今回の場合は、カルマンゲインは0.1程度に収束しています。そして、左下段を見ると、事後分布の平均は、変化の大まかな方向性は間違ってはいないですが、真値の挙動からはずれてしまっています。これは、観測（感覚入力）よりも事前分布（信念）を重視している状態になり、事前分布を重視するので滑らかな挙動をしますが、データに合わせた状態の推定はうまくできていないことがわかります。

図6-11の (b) を見てください。これは、参加者が観測ノイズを過小評価、拡散ノイズを過大評価している場合（ $\sigma_o = 2, \sigma_d = 20$ ）のシミュレーションです。観測ノイズに比較して拡散ノイズが強い場合、右上段にあるように、カルマンゲインが大きくなります。今回の場合は、カルマンゲインがほぼ1に近い値に収束しています。そして、右下段を見ると、事後分布の平均は、ポイントの値を必ず通っており、真値よりもデータの挙動に過剰にフィットしていると言えます。これは、事前分布（信念）よりも観測（感覚入力）を重視している状態になります。なお、拡散ノイズを大きくしているので、事後分布の分散は相対的に大きくなります。

カルマンフィルターにおいては、観測ノイズと拡散ノイズがカルマンゲインに影響する重要なパラメータとなります。強化学習モデルの学習率と比べて、カルマンゲインの挙動は少し理解しにくいかと思いますが、上記のようにパラメータの値を実際に動かして、パラメータとカルマンゲインとの関係を可視化するとわかりやすいかと思います。

カルマンフィルターの活用がイメージできるように、Daw et al.(2006)[6]が行った、多腕バンディット課題を用いて探索 - 利用に関わる神経基盤を検討した研究を紹介します。この研究では、14名が4つ腕非定常バンディット課題を行っているときの脳活動をfMRIを用いて測定しました。この4つ腕非定常バンディット課題では、報酬のポイントが50ポイントを中心に変動する減衰ガウシアンランダムウォーク（本節で扱ったガウシアンランダムウォークの一種）に基づいてフィードバックされました。そして、4つ腕非定常バンディット課題で得られた行動データにカルマンフィルターをフィッティングさせています。その際に、カルマンフィルターを用いて各スロットマシーンの事後分布の平均を推定させ、その推定値を第5章の強化学習モデルで用いたソフトマックス関数に入れてス

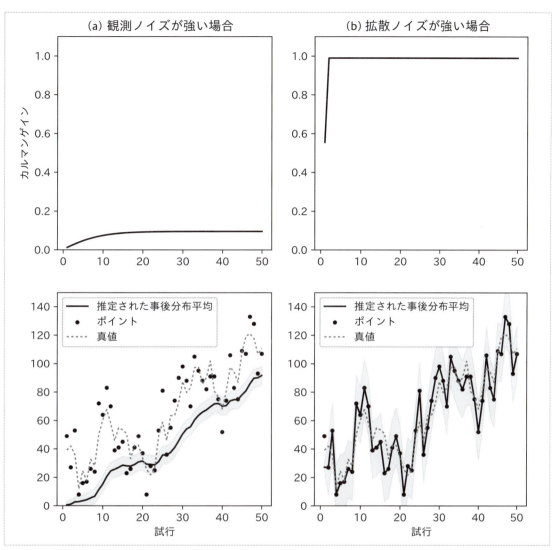

図 6-11 観測ノイズ、拡散ノイズの効果

ロットの選択をモデル化しています。パラメータ推定にあたり、カルマンフィルターのパラメータについては、個人ごとに推定するのではなく、参加者全体でのパラメータを推定し、ソフトマックス関数のパラメータの逆温度（β）は個人ごとに推定しています。この研究では、カルマンフィルターの更新プロセスよりも、現在まで学習した選択肢の価値を用いて、特定の選択肢を選ぶか、他の選択肢についても探索するのかを検討することに焦点を当てています。そして、Daw et al.(2006)[6]では、カルマンフィルターモデルから探索試行と利用試行を分けて、前頭極皮質と頭頂間溝が探索に関連することを示しました。4つ腕非定常バンディット課題とカルマンフィルターは、このような探索−利用を検討する上で有用と言えます。

3.3 カルマンフィルターのパラメータ推定

実は選択行動からカルマンフィルターのパラメータを推定することは容易ではありません。ソフトマックス関数などを用いて最尤推定する場合、逆温度 β のパラメータは個人ごとにリカバリーはできますが、それ以外のカルマンフィルターにかかわるパラメータは個人ごとに適切にリカバリーできない場合があります。このような困難を回避するために、2種類の方略が提案されています。

一つ目は、カルマンフィルターのパラメータについては既知とするか、個人ではなく集団の値を用いる方略です。Daw et al.(2006)[6] は、カルマンフィルターを用いたパラメータ推定においては、個人ごとに推定をするのではなく、全参加者のデータからカルマンフィルターのパラメータを推定し、個人ごとには逆温度 β だけを推定しています。また、Daw et al.(2006)[6] の実験状況でのパラメータリカバリーを検討した Danwitz et al.(2022)[7] の研究では、カルマンフィルターのパラメータは既知として、真値を固定値として与えた上で、逆温度 β だけを推定しています。研究の目的が、個人の選択肢の価値の学習過程よりは、その価値を用いた行動選択にある場合は、価値の学習過程はカルマンフィルターに真値を与えて、個人差の部分を逆温度で検討することもできるかと思います。

二つ目は、階層ベイズ推定によってパラメータ推定を行う方略です。次節のコラムで扱う Piray & Daw(2020)[8] の変動性カルマンフィルターモデルでは、パラメータ推定に階層ベイズ推定を行っています。特に、Piray & Daw(2020)[8] は、Piray et al.(2019)[9] が開発した hierarchical Bayesian inference（HBI）を用いています。HBI では、階層ベイズ推定だけでなくモデル比較も可能になります。階層ベイズ推定法では、個人のパラメータを推定する際に、集団のパラメータの分布を用いることで、パラメータ推定を安定化させることができます。

本節では、カルマンフィルターについて説明するとともにその Python での実装についても解説をしました。カルマンフィルターの説明については、一部省略したところもありますので、詳しくは国里ら (2019)[5] や片平 (2018)[10] を参照ください。また、カルマンフィルターでは個人ごとのパラメータ推定の難しさがあるのでパラメータ推定しませんが、次のカルマンフィルターを階層化した階層ガウシアンフィルターではパラメータ推定を行います。

4. 階層ガウシアンフィルター

本節では、階層ガウシアンフィルター (hierarchical Gaussian filter: HGF)[11] について説明します。階層ガウシアンフィルターは、名前から想像ができるように、カルマンフィルターを階層的に拡張したものになります。階層ガウシアンフィルターにおいて階層化されるのは状態の表現になり、状態が1層ではなく複数の層からなるモデルです。階層ガウシアンフィル

ターについて説明するにあたり、状態を階層化するメリットの生じる変動性のある逆転学習課題について説明し、階層ガウシアンフィルターの説明とPythonによる実装とシミュレーションについて説明し、最後に階層ガウシアンフィルターにおけるパラメータ推定について説明します。

4.1　変動性のある逆転学習課題

　本節の階層ガウシアンフィルターの説明にあたって、第5章で扱った逆転学習課題に変動性を加えた課題を用います。階層ガウシアンフィルターは時間的な状態の変化について幅広く扱うことができるモデルですが、第5章からの連続性と実際の研究でも用いられることが多いことから、変動性のある逆転学習課題を用います。

　逆転学習課題では、2つの選択肢があり（スロットAとスロットB）、そのどちらかを選ぶと報酬もしくは罰がフィードバックされます（今回は、報酬の場合は1、罰の場合は0とします）。課題はブロックに分かれており、特定のブロックでは2つの選択肢のうち、どちらかの選択肢は80%の確率で報酬が出て（20%の確率で罰が出る）、もう一方は20%の確率で報酬が出る（80%の確率で罰が出る）ようになっています。別のブロックでは、その確率が逆転します。参加者にはブロックの情報を伝えませんので、結果のフィードバックからどちらの選択肢の方が報酬を得られやすいのか学習していく必要があります。ここまでは第5章と同じですが、変動性のある逆転学習課題では、ブロック内の試行数が80試行と比較的長いブロックとブロック内の試行数が20試行と比較的短いブロックを設定します。長いブロックが続く場合は比較的環境が安定した状況と考えられますし、短いブロックが続く場合は比較的環境が変動した状況と考えられます。

　変動性のある逆転学習課題の設定について、可視化してみましょう。まず、階層ガウシアンフィルターにおいて使用するPythonパッケージは以下になります。

```
# プロット用
import matplotlib.pyplot as plt
# matplotlibの日本語対応化用
!pip install matplotlib-fontja
import matplotlib_fontja
# 主に行列などの計算用
import numpy as np
# データフレームの作成用
import pandas as pd
# 乱数のシード値の設定
np.random.seed(123)
```

次に、以下のコードを実行すると、**図6-12**が得られます。最初に、ブロックと確率の設定をして、報酬や報酬確率を保存する場所を用意します。次に、ブロックごとに、`np.random.choice`で報酬（1）と罰（0）を生成して、`extend()`で追加していきます。あとは、データフレーム形式にしてから、プロットしています（報酬・罰は`scatter()`を使い、報酬確率は`plot()`を使います）。

```python
# ブロックと確率の設定と保存場所
trial_block = [80, 80, 20,20,20,20,80,20,20,20,20]
p_A = [0.2, 0.8, 0.2, 0.8,0.2, 0.8, 0.2, 0.8, 0.2, 0.8, 0.2]
reward_A, prob_A = [],[]
# np.random.choiceで報酬（1）と罰（0）を生成する
for t in range(len(trial_block)):
    reward_A.extend(np.random.choice([1, 0], trial_block[t], p=[p_A[t], 1-p_A[t]]))
    prob_A.extend(np.repeat(p_A[t], trial_block[t]))
# データフレーム形式に変換
input_data = pd.DataFrame({'trial_no': range(1, 401),'reward_A': reward_A,'prob_A': prob_A})
# プロット
plt.figure(figsize=(10, 4))
plt.scatter(input_data['trial_no'],input_data['reward_A'], marker='|', color='black',label='スロットAの報酬・罰')
plt.plot(input_data['trial_no'],input_data['prob_A'], linestyle='--', color='darkgray', label='スロットAの報酬確率')
plt.xlabel('試行')
plt.legend()
```

図6-12を見ますと、前半はブロックが長く安定していますが、途中から短い期間でブロックが変動するフェーズがあり、しばらく安定した後で、最後にブロックが変動するフェーズで終わります。もう少し細かく見ると、**図6-12**の160試行までは、各ブロックに80試行含まれていて比較的安定な環境になります。160から240試行までは、各ブロックに20試行しか含まれておらず、比較的短い期間で変動する不安定な環境になります。その後、240から320試行までは1つのブロックに80試行含まれて安定した環境になり、最後に320試行以降は再度変動する不安定な環境になります。

変動性のある逆転学習課題においては、変動性が小さい状況と変動性が大きい状況によって、適応的な学習の戦略は変化します。具体

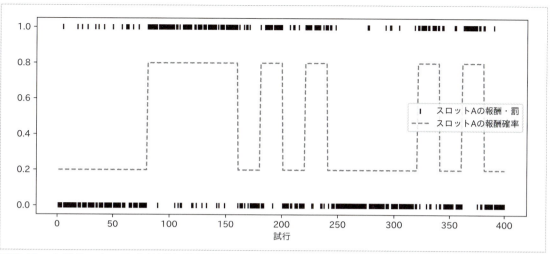

図 6-12 変動性のある確率的逆転学習課題

には、第5章の強化学習モデルで出てきた学習率が変動性に応じて調整されることが期待されます。そのような変動性を評価して調整を行うモデルとして、階層ガウシアンフィルターがあります。なお、今回は選択肢AとBのフィードバックは完全に裏表になっており、片方を選んで報酬が出れば、選んでいないもう一方は罰が出ていただろうという設定にします。この場合は、選択肢Aと選択肢Bそれぞれに状態を設定しなくても、片方がわかればもう一方がわかりますので、選択肢Aを選択した際のフィードバックの情報だけに焦点を当てておけばよいです。以下で説明する階層ガウシアンフィルターの基本形においては、認知課題の設定を工夫して2つの選択肢を実質的に1つの状態で表現できるようにして解析を行うことがあります。

4.2 | 階層ガウシアンフィルターとは

　カルマンフィルターは状態 s が1つの階層からなるモデルでしたが、階層ガウシアンフィルターは状態 s が複数の層から構成される階層化されたモデルです。階層ガウシアンフィルターはカルマンフィルターの拡張であり、カルマンフィルターと同様に状態空間モデルの枠組みで理解ができます。次ページの**図 6-13**は観測 o（アウトカムとも呼ばれます）が2値で状態 s が3階層になっている階層ガウシアンフィルターを表しています。通常のカルマンフィルターは $s1$ の1層だけからなるモデルですが、階層ガウシアンフィルターでは $s2$ や $s3$ などの高次の階層を設定することができます。なお、階層ガウシアンフィルターの論文では、時点 k の3階層目の s を $s_3^{(k)}$ のように表記します。しかし、これまでのカルマンフィルターの説明との連続性を保つため、本章では $s1_t$ のように $s1$、$s2$、$s3$ で階層を表し、下の添字は時点 t を表現します。また、階層ガウシアンフィルターの論文では、状態を x、入力（観測）を u、反応（行動）

を y と表記しますが、他のモデルとの統一性のために、今回は状態を s、入力（観測）を o、反応（行動）を a とします。

カルマンフィルターと同様に、階層ガウシアンフィルターは、1つ前の時点の状態 s を平均とした正規分布から次の状態が生成されるガウシアンランダムウォークを用います。さらに、その正規分布の平均もしくは標準偏差は、前の時点の状態だけではなく上の階層から影響を受ける階層的なモデルです。計算論的精神医学で階層ガウシアンフィルターが用いられる場合は、分散に影響を与えるボラティリティ・カップリングが用いられます。つまり、上位の階層からの影響は、下位の階層の変動性（ボラティリティ）に及ぶようにカップリングがなされます。高次の状態 s が低次の状態 s の分散に影響を与える形をとれば、このカップリングはいくらでも可能になり、階層をいくらでも高くすることができます。ただし、パラメータ推定で用いる階層ガウシアンフィルターでは2階層 $(s1, s2)$ もしくは3階層 $(s1, s2, s3)$ がよく用いられます。

観測が2値（バイナリー）の3階層の階層ガウシアンフィルターでは、最上位の3階層目の状態 $s3$ は式（6-14）のように計算され、分散には ϑ が入ります（ここでは標準偏差ではなく分散として説明を進めます）。最上位なので、それより上の階層の状態 s から分散への入力はありません。階層ガウシアンフィルターの解析ソフトウェアや論文では、ϑ に $\exp(\omega 3)$ を使うこともあります。カルマンフィルターでのガウシアンランダムウォークの説明でも触れましたが、正規分布の分散は拡散ノイズに対応しており、変動性を制御しています。ϑ が大きくなるほど、$s3$ の変化は大きくなります。

$$s3_t \sim \mathcal{N}(s3_{t-1}, \vartheta) \qquad (6\text{-}14)$$

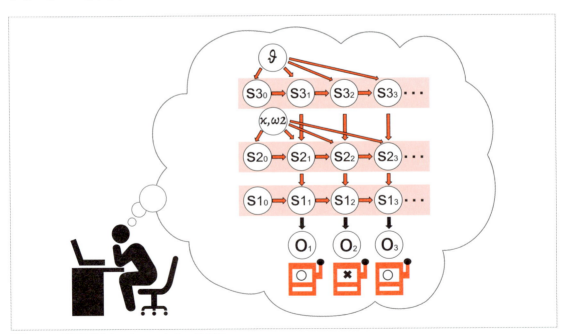

図6-13 階層ガウシアンフィルターモデル

次に、式（6-15）のように、第2階層の状態 $s2$ は1つ前の時点の状態 $s2_{t-1}$ を平均とし、上の階層の状態 $s3_{t-1}$ を用いた $\exp(\kappa s3 + \omega 2)$ を分散とした正規分布に従います。高次の層の状態を分散に入れる際に、正の値になるように指数関数を使います。第2階層における変動性の制御は、上の階層の $s3$ の変化に依存した時間的に変動する成分の $\kappa s3$ と時間的に不変な成分の $\omega 2$ から構成されます。κ は、$s3$ を $s2$ の分散にいれるための調整をするスケールパラメータですが、1に設定されていることも多いです。

$$s2_t \sim \mathcal{N}(s2_{t-1}, \exp(\kappa s3 + \omega 2)) \quad (6\text{-}15)$$

最後に、式（6-16）のように、観測が2値の場合の第1階層の状態 $s1$ は、状態 $s2$ をシグモイド関数にいれたものになります。これにより $s1$ は0から1の範囲をとりますので、観測された2値を確率的に予測できます。この $s1_t$ を用いてベルヌーイ分布に従う乱数を生成することができます。そうすることで、$s1_t$ を選択確率として、選択するかしないかなどの2値反応を生成することができます。

$$s1_t = \frac{1}{1+e^{-s2_t}} \quad (6\text{-}16)$$

階層ガウシアンフィルターは、カルマンフィルターと同様に、観測をもとに事前分布から事後分布に更新します。3階層モデルの場合は、$s1, s2, s3$ と観測に近い低次の層から順に更新をしていきます（更新式は煩雑になりますので、詳細は、国里ら（2019）[5]の付録の「第7章のD」を参照ください）。なお、ここでは観測がバイナリーの場合の階層ガウシアンフィルターを説明しましたが、観測が連続変数の場合の階層ガウシアンフィルターもあります。その場合は、上記の第1階層がなく、第2階層が第1階層となるので、2階層の階層ガウシアンフィルターとなります。

4.2.1 階層ガウシアンフィルターと反応モデル

階層ガウシアンフィルターは観測に応じて状態の分布を更新するモデルであり、知覚モデルとみなされます。知覚モデルと反応をつなぐためのモデルが反応モデルです。第5章の強化学習モデルでは、学習したQ値をソフトマックス関数にいれて選択確率の計算と反応出力をしていたと思いますが、同様に階層ガウシアンフィルターでも反応モデルを準備します。

階層ガウシアンフィルターで反応モデルを用意する場合、知覚モデル内の状態の情報を利用して反応を出力する反応モデルを用意します。次ページの図6-14では、図6-13に行動 a を追加していますが、選択時の1つ前の時点の $s1_{t-1}$ の事後分布（それは反応選択時と同じ時点の $s1$ の事前分布でもあります）を使って、行動 a_t が出力されるようになっています（オレンジの矢印）。つまり状態 $s1_{t-1}$ の情報を使って反応を予測することになります。反応モデルが参加者の反応を適切に予測できているのであれば、そこで用いられている状態の推定値や知覚モデルのパラメータも適切であると判断できます。そのため、階層ガウシアンフィルターにおいて行動データからのパラメータ推定を行う場合には、反応モデルが必要となります。階層ガウシアンフィルターでは、選択に対してソフトマックス関数も使えますし、反応時間に対して線形回帰モデルで予測することもできます。

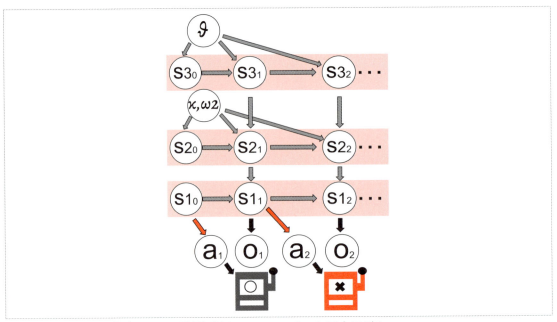

図6-14 パラメータ推定における階層ガウシアンフィルターと反応モデル

4.3 | PyHGFによる階層ガウシアンフィルター

　階層ガウシアンフィルターの実装やパラメータ推定は複雑になりますので、以降ではHGFの開発者であるMathys, Cの研究室で開発しているPyHGF（https://github.com/ComputationalPsychiatry/pyhgf）を用います。PyHGFは、階層ガウシアンフィルター用のPythonライブラリーです。もともと、Mathys et al.(2014)[12]の論文発表と同時に、計算論的精神医学に関係するMATLAB用ソフトウェアをまとめたTAPAS（Translational Algorithms for Psychiatry-Advancing Science)に同封する形で、階層ガウシアンフィルターのMATLABコードが配布されました。そのため、ベイズ推論モデルの中でも階層ガウシアンフィルターが最も実際のデータを用いたパラメータ推定に用いられてきています。オープンソースでの公開が研究での利用を促進したという計算論的精神医学領域における例の一つかと思います。近年は、MATLABだけでなく、PyHGFのようなPythonパッケージの配布やHierarchicalGaussianFiltering.jlのようにJuliaパッケージの配布もなされており、MATLABユーザーではない者も利用しやすくなってきています。

　以下では、PyHGFを用いた階層ガウシアンフィルターの実装を行います。使用するPythonパッケージを読み込むコードは次ページになります。Colab上で実行する際に、階層ガウシアンフィルター用パッケージのpyhgfをインストールする必要があります。用いるパッケージはPyHGFがメインですが、PyHGFでベイズ推定する際に、ArvizやPyMCやJAXパッケージを必要とします。

```
# HGF用パッケージのインストール
!pip install pyhgf==0.1.7
from pyhgf.distribution import HGFDistribution, hgf_logp
from pyhgf.model import HGF
from pyhgf.response import binary_softmax_inverse_temperature
# MCMC関連用
import arviz as az
import pymc as pm
# 主に行列などの計算用
import jax.numpy as jnp
np.set_printoptions(suppress=True)
```

4.3.1 階層ガウシアンフィルターによるデータ生成

それでは、PyHGFパッケージを使ってみましょう。階層ガウシアンフィルターを用いて、変動性のある逆転学習課題での選択行動のシミュレーション（データ生成）をしてみましょう。この課題では報酬と罰の2値を観測しますので、観測がバイナリーとなる3階層の階層ガウシアンフィルターを用います。階層ガウシアンフィルターの設定は、PyHGFパッケージのHGF関数を用います。HGF関数の引数で、階層数（n_levels）は3階層、モデルの種類（model_type）は binary（2値）、初期分布の平均と精度（initial_mean、initial_precision、"1"、"2"、"3"は階層を意味します）にそれぞれの値を指定します。今回は、平均の初期値は0、精度の初期値は1.0を設定しました（第1階層はともに0としました）。このように設定したものをagentとしてインスタンス化します。

```
agent = HGF(
    n_levels=3,
    model_type="binary",
    initial_mean={"1": 0.0, "2": 0.0, "3": 0.0},
    initial_precision={"1": 0.0, "2": 1.0, "3": 1.0},
)
```

作成したagentに対して、attributesメソッドを用いて、パラメータ（ω2とω3）と観測（入力）を追加します。変動性の時間不変成分について、それぞれ値を指定します（試しに、ω2 = −3.0 と ω3 = 1.0 に設定しました）。一般的な3階層ガウシアンフィルターの変動性の時間変動成分のパラメータκは、1.0に設定されることが多いので、今回も1.0とします。なお、変動性の時間変動成分のパラメータについては、デフォルトで1.0が割り当てられますの

で、ここでは明示的に設定をしません。次に、input_data()メソッドを用いて、作成したエージェントに、変動性のある逆転学習課題の入力（400試行分の選択肢Aの報酬・罰の情報）を与えます。設定した初期分布とパラメータの下で観測データに合わせて各階層の状態が更新されます。

```
agent.attributes[2]["tonic_volatility"] = -3.0
agent.attributes[3]["tonic_volatility"] = 1.0
agent.input_data(input_data = np.array(input_data['reward_A']))
```

plot_trajectories()メソッドを使って、各階層の状態の分布の平均について、時間経過に伴う軌跡をプロットします。図6-15の上3段の"Expected mean"が各階層の状態の分布の平均になります。上から、第3階層（$s3$）はスケールの問題もあり、少し変動が見えにくいです。第2階層（$s2$）は、観測に合わせて状態の分布の平均が上がったり下がったりしているのがわかります。第1階層（$s1$）は、第2階層と同じ挙動をしていますが、$s2$をシグモイド変換しているので、0から1の範囲にスケールが調整されています。下から2段目には、観測（入力）がプロットされています。全てのプロットにおいてサプライズが黒線でプロットされています（一番下の段のサプライズは、下から2段目のサプライズと同じものです）。このサプライズは、モデルの期待値と変動性から予測されるものからのずれを表現しており、観測の負の対数確率になります。

```
agent.plot_trajectories();
```

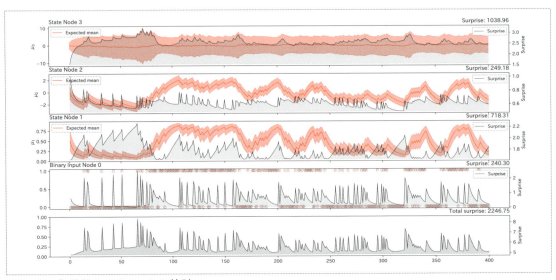

図6-15　各状態とパラメータの軌跡

図 6-15 のように、PyHGF の plot_trajectories() メソッドによるプロットは便利ですが、$s3$ の変動が見えにくいので、以下のコードで別にプロットします。各階層の情報は、agent.node_trajectories[階層][" 抽出する変数 "] で抽出できます。抽出する変数としては、事後分布の平均 "expected_mean" や精度 "expected_precision" などがあります。ここでは、事後分布の平均を抽出してプロットしています。また、$s1$ の平均と逆転学習課題の報酬確率をプロットしています。

```python
fig, axes = plt.subplots(2, 1, figsize=(10, 5))
axes[0].plot(agent.node_trajectories[3]["expected_mean"], linestyle="-",
color='black', label="s3の分布の平均 ")
axes[0].set_ylabel('$\mu_{3}$')
axes[0].legend()
axes[1].plot(agent.node_trajectories[1]["expected_mean"], linestyle="-",
color='black', label="s1の分布の平均 ",)
axes[1].scatter(input_data['trial_no'],input_data['reward_A'], marker='|',
color='black',label=' スロットAの報酬・罰 ')
axes[1].plot(input_data['trial_no'],input_data['prob_A'], linestyle='--',
color='darkgray', label=' スロットAの報酬確率 ')
axes[1].set_ylabel('$\mu_{1}$')
axes[1].set_xlabel(' 試行 ')
axes[1].legend()
```

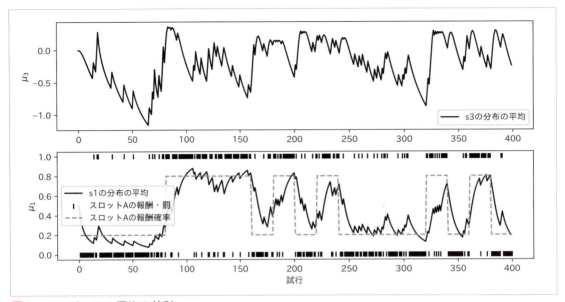

図 6-16 s1 と s3 の平均の軌跡

　図 6-16 の上段から、$s3$ はブロック内での試行がある程度進むと徐々に減少し、環境が変動しているときは増加しているように見えます。下段からは、設定した HGF エージェントが、逆転学習課題のフィードバックからスロットの報酬確率を学習しているのがわかるかと思います。

　階層ガウシアンフィルターに基づく状態の推定ができましたので、今度は、この推定した状態をもとにした反応出力をモデル化した反応モデルを設定します。階層ガウシアンフィルターではさまざまな反応モデルを用いることができますが、ここでは、PyHGF に備わっている binary_softmax_inverse_temperature を用います。基本的には、第 5 章の強化学習モデルで扱った softmax 関数なのですが、階層ガウシアンフィルターの第 1 層の状態から選択確率を計算する場合は、以下のような sigmoid 関数を実装します。sigmoid 関数の引数の x には第 1 層の状態、beta には逆温度を設定します。この sigmoid 関数は、第 1 層の状態 $s1$（選択肢 A の報酬の確率）が高いほど、選択肢 A の選択確率は高くなります。そして、逆温度が 1 より大きく、その値が大きいほどその選択確率は過大評価されます。

```
def sigmoid(x, beta):
    return (x**beta) / (x**beta + (1-x)**beta)
```

　学習した HGF エージェントの第 1 階層の状態 $s1$ から、シミュレーションにより行動データを生成します。第 1 階層の状態 $s1$ は、スロット A の報酬確率を推定しているので、それに合

わせて、スロットAを選択する（つまり1）、スロットBを選択する（つまり0）を出力します。HGFエージェントの$s1$の分布の平均を、ベルヌーイ分布に従う乱数のサンプリングを行うnp.random.binomial()にいれて、行動を生成します（使っているのは二項分布ですが、試行数が1なのでベルヌーイ分布です）。

```
p = sigmoid(x=agent.node_trajectories[1]["expected_mean"], beta=1.0)
response_agent = np.random.binomial(p=p, n=1)
```

以下のようにコードを実行すると、生成した行動をプロットできます（図6-17）。スロットAの報酬確率に合わせて反応が生成できていることがわかります。

```
plt.figure(figsize=(10, 4))
plt.plot(input_data['trial_no'], input_data['prob_A'], linestyle='--',
color='darkgray', label='スロットAの報酬確率')
plt.plot(input_data['trial_no'],response_agent, linestyle='none',
marker='|', color="black", label="行動", alpha=0.6)
plt.plot(input_data['trial_no'],agent.node_trajectories[1]["expected_
mean"], linestyle="-", color="black", label="s1の分布の平均")
plt.xlabel('試行')
plt.legend()
```

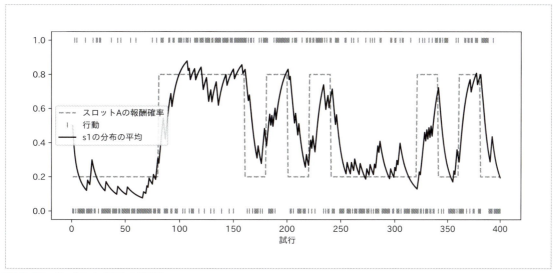

図6-17　生成した行動の確認

階層ガウシアンフィルターを用いて、20名分の行動データを作成してみましょう。まず、サンプルサイズを決めますが、パラメータ化信念更新モデルと同様に20名とします。次に、パラメータの真値を設定します。パラメータ（逆温度、ω2、ω3）は、決められた範囲の一様分布から生成しました。次に、attributesでパラメータ（逆温度、ω2 , ω3）に対して真値を設定して、観測（入力）を与え、sigmoid()で選択確率を計算した上で、np.random.binomial()でベルヌーイ分布を用いて行動データを生成しています。これを20回繰り返します。生成したデータの確認はColabにありますので、そちらをご確認ください。

```python
# サンプルサイズの設定
sample_size = 20
# パラメータの真値を設定
inverse_temperatures = np.random.uniform(0.1, 5.0, sample_size)
volatilities2 = np.random.uniform(-6.0, -1.0, sample_size)
volatilities3 = np.random.uniform(-6.0, -1.0, sample_size)
# 行動データの生成
responses = []
for i in range(sample_size):
    # パラメータの設定
    agent.attributes[2]["tonic_volatility"] = volatilities2[i]
    agent.attributes[3]["tonic_volatility"] = volatilities3[i]
    agent.input_data(input_data = np.array(input_data['reward_A']))
    # 選択確率の計算
    p = sigmoid(x=agent.node_trajectories[1]["expected_mean"],
                beta=inverse_temperatures[i])
    # ベルヌーイ分布で生成した反応の保存
    responses.append(np.random.binomial(p=p, n=1))
```

4.3.2 　階層ガウシアンフィルターによるパラメータ推定

　階層ガウシアンフィルターを用いて、変動性のある逆転学習課題の行動データの生成ができましたので、今度はこのデータを用いてパラメータ推定をしてみます。階層ガウシアンフィルターのパラメータは複数ありますが、ここではデータ生成時に真値を設定した変動性の時間不変成分（ω2とω3）を推定します。PyHGFのパラメータ推定では、PyMCパッケージを用いてベイズ推定を行います。PyMCは、MCMC法によるベイズ推定用Pythonパッケージです。PyMCではデータ生成に関わる確率分布を設定しますが、以下では、PyHGFに用意されているHGFDistribution()関数を用います。HGFDistribution()の引数において、階層数

(n_levels) に 3、観測（入力）のタイプ (model_type) に "binary"、観測 (input_data) に選択肢 A の報酬と罰（なお、人数分あるので sample_size を掛けています）、反応モデル (response_function) に PyHGF で用意されている binary_softmax_inverse_temperature、反応モデルの入力 (response_function_inputs) に作成した 20 名分の行動データを指定して、インスタンス化します。

```
hgf_L3 = HGFDistribution(
    n_levels=3,
    model_type="binary",
    input_data=jnp.array([np.array(input_data['reward_A'])] * sample_size),
    response_function=binary_softmax_inverse_temperature,
    response_function_inputs=jnp.array(responses),
)
```

　PyMC によるベイズ推定を行うために、推定の対象となるパラメータに対して事前分布を指定します。Normal.dist() を用いて、ω_2 (tonic_volatility_2) と ω_3 (tonic_volatility_3) の事前分布に平均 -3.0、標準偏差 1 の正規分布を設定します。そして、Censored() を用いて、事前分布が -8.0 より小さく、2 より大きくならないようにしています。β は、Uniform() を用いて、0.1 から 20.0 の範囲の一様分布を設定します。ベイズ推定をする上で、事前分布の設定は重要になりますが、ここでは、PyHGF のチュートリアルを参考に事前分布を設定しています。Potential() で HGF 用の尤度の設定をし、上で設定した事前分布も反映させます。

```python
with pm.Model() as L3_binary_hgf:
    # 事前分布の準備 (w2)
    volatility2 = pm.Normal.dist(-3.0, 1, shape=sample_size)
    censored_volatility2 = pm.Censored("censored_volatility2", volatility2, lower=-8, upper=2)
    # 事前分布の準備 (w3)
    volatility3 = pm.Normal.dist(-3.0, 1, shape=sample_size)
    censored_volatility3 = pm.Censored("censored_volatility3", volatility3, lower=-8, upper=2)
    # 事前分布の準備 (beta)
    inverse_temperature = pm.Uniform("inverse_temperature", .1, 20, shape=sample_size, initval=np.ones(sample_size))
    # 尤度と事前分布の設定
    pm.Potential("hgf_loglike",
        hgf_L3(tonic_volatility_2=censored_volatility2,
            tonic_volatility_3=censored_volatility3,
            response_function_parameters=inverse_temperature))
```

先ほどの事前分布の設定をしたモデル（L3_binary_hgf）を使って、MCMC法を用いた事後分布のサンプリングによってパラメータ推定をします（MCMCの連鎖は4つ、用いるCPUのコア数は1つにしています。CPUのコア数は実行環境に合わせて変更ください）。推定には、Colabで10～15分程度かかります。

```python
with L3_binary_hgf:
    L3_hgf_idata = pm.sample(chains=4, cores=1)
```

推定が終わったらMCMCサンプルを確認して、推定が収束しているかを確認します。ただし、3つのパラメータが20名分ありますので、紙面の制約から省略します。各パラメータについて、パラメータがリカバリーできているか確認をしましょう。以下のコードを実行すると図6-18のプロットが描けます。az.summary(MCMCの含まれた変数、var_names="変数名")["mean"].tolist()を用いるとMCMCサンプルを平均化した推定値を抽出できます。あとは、真値と推定値を散布図でプロットするだけです。

```
# 推定したパラメータの抽出
w2 = az.summary(L3_hgf_idata, var_names="censored_volatility2")["mean"].tolist()
w3 = az.summary(L3_hgf_idata, var_names="censored_volatility3")["mean"].tolist()
beta = az.summary(L3_hgf_idata, var_names="inverse_temperature")["mean"].tolist()
# パラメータリカバリの確認
fig, axes = plt.subplots(1, 3, figsize=(10, 5))
axes[0].scatter(volatilities2, w2, marker='.', color='black')
axes[0].set_xlabel(" 真値 ")
axes[0].set_ylabel(" 推定値 ")
axes[0].set_title('omega 2')
axes[1].scatter(volatilities3, w3, marker='.', color='black')
axes[1].set_xlabel(" 真値 ")
axes[1].set_title('omega 3')
axes[2].scatter(inverse_temperatures, beta, marker='.', color='black')
axes[2].set_xlabel(" 真値 ")
axes[2].set_title('beta')
```

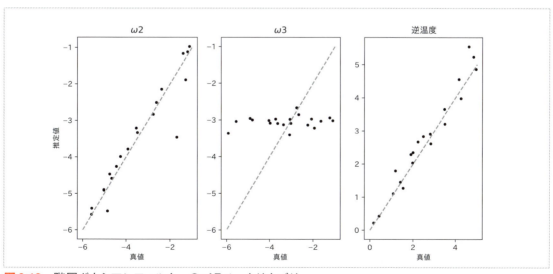

図6-18　階層ガウシアンフィルターのパラメータリカバリー

4. 階層ガウシアンフィルター

灰色の点線は、真値と推定値が完全に一致している場合を示しています。第2階層の ω_2 と逆温度については、適切にパラメータリカバリーできていると言えます。一方で、第3階層の ω_3 については、パラメータがリカバリーできていません。階層ガウシアンフィルターにおいて高階層のパラメータの推定は難しいケースもあります。その場合には、事前分布や試行数などの課題の構造なども含めた検討を行うか、高階層のパラメータを用いないなどの判断をします。

　階層ガウシアンフィルターのパラメータ推定に関連して、階層ガウシアンフィルターのパラメータと不安との関連性を検討した研究を紹介します。Hein et al.(2021)[13] の研究では、42名の健康な参加者が研究に参加し、逆転学習課題に類似した課題に取り組みました。この研究では特性的な不安ではなく、審査員の前でプレゼンテーションを行うという一時的に高まった不安の学習への影響を調べています。行動データを見ると、不安喚起群は、統制群よりも平均的なエラー率が高くなりました。階層ガウシアンフィルターについて複数のモデルを設定して、データフィッティングを行って、最終的には3階層 HGF モデルを採用しています。しかし、著者らがパラメータ推定の前にパラメータリカバリーを行ったところ、先ほどの結果と同じく ω_3 の推定精度が低いことを確認しました。そこで、ω_3 については解釈をしない判断をしています。パラメータ推定した結果、不安喚起群は統制群よりも ω_2 が小さくなり、学習率も低くなり、s_2 の情報の不確実性や環境についての不確実性が下がることが示されました。この結果から、不安が一時的に高まった場合に ω_2 が低下することで、不確実性の過小評価が生じ、その結果適切な学習が達成できなくなる可能性が示唆されました。この研究では、階層ガウシアンフィルターのデータへの適用方法を丁寧に検討しており、考察にあたって適宜モデルの挙動をシミュレーションして確認するなど、参考になる研究かと思います。

　階層ガウシアンフィルターはソフトウェアが整備されたことで比較的容易に実施ができるため、統合失調症、自閉スペクトラム症、ボーダーラインパーソナリティ症などさまざまな精神障害の研究に活用されています〔統合失調症や自閉スペクトラム症の研究例については、国里ら (2019)[5] を参照ください〕。その一方で、階層ガウシアンフィルターのパラメータ推定においては、パラメータの事前分布の設定が難しい側面があります。ベイズ統計学では事前分布は恣意的な設定をしないようにできるだけ無情報や弱情報の事前分布を使うことが多いです。ただ、階層ガウシアンフィルターの事前分布をあまりに無情報に設定するとパラメータの推定がうまくいかないことも多いです。かと言って、とりあえず設定した事前分布を用いてパラメータ推定をして分布を見てその情報を使って事前分布を設定する方法は、データの二度漬けになるので避ける必要があります。Hess et al.(preprint)[14] は、事前分布の設定のために本実験の前にパイロットデータを収集して、そこでパラメータ推定をして、その平均と分散を本実験の事前分布として活用するベイズ推定用ワークフローを提案しています。その他にも、モデルの恣意的な設定変更が難しくなるように事前登録をしたり、コードと公開するデータの形式を整えるなど、オープンサイエンス実践についても推奨しており、参考になります。事前分布以外の階層ガウシアンフィルターの推定上

の工夫としては、選択データだけでなく、反応時間のデータも同時に解析に組み込む工夫もあります。こちらも Hess et al.(preprint)[14] において検討されており、選択データに反応時間データも追加してパラメータ推定することで推定精度が向上することが示されています。

　本節では、階層ガウシアンフィルターについて説明するとともにその Python での実装について解説しました。階層ガウシアンフィルター

の理論的な詳細については、国里ら (2019)[5] の付録の「第7章のD」や階層ガウシアンフィルターの開発論文である Mathys et al.(2011)[11] や Mathys et al.(2014)[12] を参照ください。また、本節ではベイズ推定による MCMC の収束判断や PyMC については説明を省略しています。PyMC を用いたベイズ推定については、赤石 (2023)[15] などの書籍を参照ください。

COLUMN

変動性カルマンフィルター

　階層ガウシアンフィルターは階層を増やすことができるのが魅力ではありますが、行動データの解析では、環境の変動性について扱う階層以上の階層は必要ではないかもしれません。その場合は、変動する環境においてカルマンゲインを調整することができる変動性カルマンフィルター (volatile Kalman filter: VKF) が有用かもしれません。変動性カルマンフィルターは、Piray & Daw(2020)[8] によって提案されたモデルで、カルマンフィルターに環境の変動性に応じて状態 s の分布の精度を調整する変数 z が導入されています。この z は状態 s の分布の精度を調整し、結果としてカルマンゲインも調整します。そのため、z が環境の変動性について評価することで、環境の変動性に応じたカルマンゲインの調整が可能となります。つまり、変動性カルマンフィルターを使うことで、階層ガウシアンフィルターと同様に、変動する環境における学習率の調整を扱うことができます。変動性ガウシアンフィルターは階層ガウシアンフィルターよりもまだ利用は少ないものの、挙動がわかりやすく理解しやすいかもしれません。モデルの詳細は、Piray & Daw(2020)[8] を参照ください。

5. 能動的推論

5.1 自由エネルギー原理とは

自由エネルギー原理（free energy principle: FEP）は、フリストンによって提唱された、ベイズ推論モデルをベースにした脳と心の統一的理論です。そして、能動的推論（active inference）は、自由エネルギー原理に基づいて、知覚や行動を説明するフレームワークです。その包括性の高さから、現在、心理学・神経科学・哲学・精神医学などの研究者から幅広く参照されており、今後の研究においても重要なフレームワークとなると考えられるため、本節にて概説します。自由エネルギー原理という名前から難しそうだと構えられるかもしれませんが、基本的に図6-1のベイズ推論モデルの枠組みに従っており、離散時間を扱う場合はここまでのカルマンフィルターや階層ガウシアンフィルターの自然な拡張として理解することもできます。

本章の最初の図6-1のベイズ推論モデルの枠組みに戻ってみましょう。私達は、何らかの感覚入力 o が入ってきた場合に、それが外部状態 s^* のどのような変化によってもたらされたのかを生成モデルに基づきベイズ推論します。その際に、自由エネルギー原理では、その感覚入力 o の得られにくさであるサプライザル（$-\log p(o)$）が重要な役割を果たすと考えます。なお、本節での log は自然対数を表します。このサプライザルが小さいほど、その生命体がもっている生成モデルの予測性能が良いことを表すため、サプライザルはベイズ推論がうまくできているかの指標になります。ただし、サプライザルの計算は、可能性のある状態を全て考慮するので計算が実質的には不可能になることもありますし、そもそもそのようなコストの高い計算を生物が行っているようにも思えないという問題があります。なお、連続時間の能動的推論では状態を x、観測を y と表記することが多いのですが、離散時間の能動的推論では状態を s、観測を o と表記することが多いです。今回は離散時間を扱いますので、ここまでの記載と同様に状態を s、観測を o で統一します。

サプライザルの計算が難しいという問題に対して、自由エネルギー原理の提唱者であるフリストンは変分ベイズ法による近似を用いました。変分ベイズ法では、扱いやすい形の近似事後分布 $q(s)$ をおいて、サプライザルの代わりにその上限を提供する変分自由エネルギー F を計算します。変分自由エネルギー F は、式（6-17）のように計算されます。F は近似事後分布 $q(s)$ と生成モデル $p(s,o)$ があれば計算ができ、サプライザルのように計算が難しいことはありません。

$$F = \int dx q(s) \log \frac{q(s)}{p(s,o)} \quad (6\text{-}17)$$

そして、変分自由エネルギー F は、式（6-18）のように式変形することができます。第1項の $D_{KL}[q \| p]$ は、カルバック・ライブラーダイバージェンス（KL ダイバージェンス）であり、確率分布 q と p の差異を表し、ゼロ以上の値をとります。確率分布の q と p が同じ場合のみゼ

ロになります。ここで、q は近似事後分布、p は観測を経た後の真の事後分布です。右辺の第2項がサプライザルです。

$$F = D_{KL}[q(s) \| p(s|o)] - \log p(o) \quad (6\text{-}18)$$

式（6-18）第1項のKLダイバージェンスはゼロ以上の値になるので、F はサプライザルの上限を提供します。F はそのままサプライザルになるわけではないのですが、F を最小化する $q(s)$ はKLダイバージェンスも最小化することになり、ダイバージェンスが小さくなるほど F とサプライザルが近づくことになります。そのため、変分自由エネルギー F が最小になるような $q(s)$ の探索を通して、サプライザルの最小化を行います。このように、自由エネルギー原理では、推論問題を変分自由エネルギーの最小化という最適化問題としてとらえ直しています。

この変分自由エネルギーの最小化は、私達の階層的な神経回路によって実現されていると考えられます。図6-19を見てください。ここでは、状態が $s1$ から $s3$ の階層的な構造をもった生成モデルが描かれています。上の階層の $s3$ から $s2$、$s2$ から最も低い層の $s1$ へと予測が送られていきます。一般的に上位の階層の方が抽象度の高い処理をしているとされます。上から下に送られていった予測は、感覚入力 o と突き合わせられて、予測誤差が発生します。この生じた予測誤差を最小化できるように、今後は、最も低い階層の $s1$ から $s3$ にかけて予測誤差を伝達していって状態の更新をします。このように階層的な神経回路を用いた予測誤差最小化を通して、変分自由エネルギーの最小化をしており、このプロセスが私達の知覚となります。

変分自由エネルギーによって知覚を扱うことができるのですが、変分自由エネルギーはまだ起きていない将来の情報は考慮していません。私達が行動選択するには、未来に生じることを

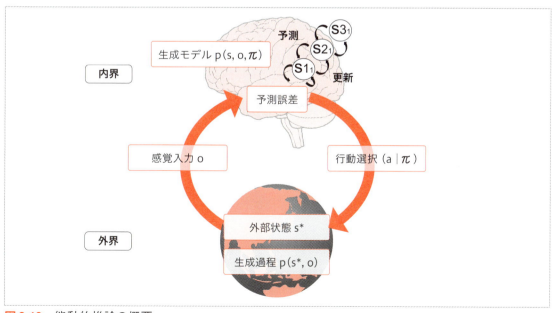

図6-19　能動的推論の概要

考慮する必要があります。そのため、フリストンは期待自由エネルギー G を提案しました。期待自由エネルギー G では、可能性のある行為の系列であるポリシー（π）に対して生じるであろう未来のデータを生成モデルから予測して計算に用います。期待自由エネルギー G は、下の式（6-19）のように書くことができます。

$\tilde{s}$ のように上についたチルダは未来の状態・観測を意味し、現在の状態・観測を区別するためにつけています。生体は期待自由エネルギー G が最小化されるように振る舞うので、期待自由エネルギーが最も小さいポリシーを選択する確率が高くなります。式（6-19）右辺の第1項は新しい情報を求める価値（認識的価値、情報利得）を意味しています。KL ダイバージェンスが大きいほど期待自由エネルギー G は小さくなります。これは、ポリシーと未来の観測の下での状態の分布と、ポリシーの下での状態の分布とのダイバージェンスを見ており、未来の観測による状態の不確実性の減少を表しています。未来の観測がある場合とない場合の差が大きいほど、期待自由エネルギーは小さくなります。そのため、第1項は観測に対する認識的価値（情報利得）と呼ばれます。第2項はフリストンが選好と呼んでいる C が含まれており、好ましい観測を求める価値を意味しています（実利的価値）。これにより、生体にとって好ましいと思われる観測は期待自由エネルギーが小さくなります。期待自由エネルギーは認識的価値と実利的価値とのバランスで定まるので、探索−利用のバランスを扱うことができます。例えば、不確実性の高い状況では、認識的価値を求める行動をとって（＝探索）環境の不確実性を解消した

上で、実利的価値を求める行動を取る（＝利用）ことが合理的だと考えられます。このように、期待自由エネルギーは、行動計画のためのポリシーを評価する指標になり、未来の好ましい状態と観測データに関連したポリシーの妥当性を測っています。

この期待自由エネルギーを用いて行動選択することを「能動的推論」と呼びます。能動的推論では、期待自由エネルギーが最も小さくなるポリシーが高い確率で選ばれます。能動的推論では、観測が離散変数の場合は、部分観測マルコフ決定過程（partially observable Markov decision process: POMDP）を用います。POMDP は部分観測とあるように、状態を直接観測できない状況で推測する際の枠組みになります。まさに、ここまで論じてきたベイズ推論モデルの枠組みと言えます。さらに、マルコフ決定過程の部分は、現在の状態やポリシーによって、次の状態や観測が確率的に決まることを意味しています。

能動的推論の POMDP モデルは、因子グラフ形式で表現されることが多いです（**図 6-20**）。因子グラフでは、状態 s や観測 o などの各変数は円で表現し、状態間や状態と観測の間のような変数間の関係は四角で表現されます。この四角を因子と呼び、因子は尤度を表すものと事前分布を作るものに分けられます。能動的推論の文脈では、**A**、**B**、**C**、**D** の4つの因子が出てきます。**A** は状態から観測が得られる確率を表す尤度（$P(o_\tau | s_\tau)$）、**B** は状態間の遷移確率（$P(s_{\tau+1} | s_\tau, \pi)$）、**C** は観測データの事前信念、**D** は初期状態の事前分布（$P(s_1)$）です。τ はエージェントの内部時間（主観的な時間）を表

$$G(\pi) = -\mathbb{E}_{q(\tilde{s},\tilde{o}|\pi)}[D_{KL}[q(\tilde{s}|\tilde{o},\pi) \| q(\tilde{s}|\pi)]] - \mathbb{E}_{q(\tilde{o}|\pi)}[\log p(\tilde{o}|C)] \qquad (6\text{-}19)$$

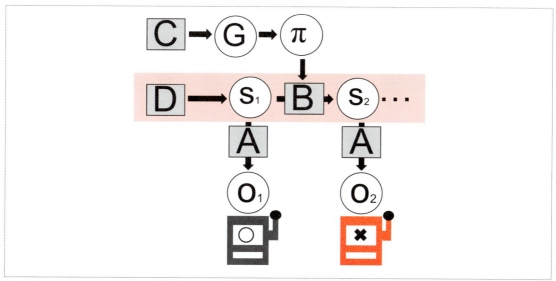

図6-20 POMDPによる能動的推論

します。ポリシー（π）は$\sigma(-G)$に従い選択されます（σはソフトマックス関数です）。つまり、各ポリシーに対する負の期待自由エネルギーが大きいと選択される確率が大きくなります。図6-20を見ると、因子が追加されたり、行動選択のポリシーが状態遷移に影響したりするという形式になってはいますが、これまで学んできたカルマンフィルターと構造は同じかと思います。

期待自由エネルギー（G）は式（6-20）のように、状態s、観測o、尤度A、観測データの事前信念Cから計算ができます。

$$G_\pi = H \cdot s_{\pi\tau} + o_{\pi\tau} \cdot \varsigma_{\pi\tau}$$
$$\varsigma_{\pi\tau} = \log o_{\pi\tau} - \log C_\tau$$
$$H = -diag(A \cdot \log A) \quad (6\text{-}20)$$

状態s、観測oはベクトルとして表現されています。一方、尤度A、観測データの事前信念Cなどの確率分布は、実際的には行列や複数の行列の組み合わせで表現します。このように表現することで、一方の円（変数）に因子（確率分布）を乗ずることで、もう一方の円（変数）に変換されるという数式と因子グラフの対応が明確になるかと思います。

そして、あるポリシー下での変分自由エネルギーは式（6-21）のように、状態s、観測o、尤度A、遷移行列Bから計算ができます。

$$F_\pi = \Sigma_\tau F_{\pi\tau}$$
$$F_{\pi\tau} = s_{\pi\tau} \cdot (\log s_{\pi\tau} - \log A \cdot o_\tau - \log B_{\pi\tau} s_{\pi\tau-1})$$
$$(6\text{-}21)$$

式（6-20）と（6-21）には初期状態の事前分布Dが出てきていません。こちらは状態の最初の値になるものですので、期待自由エネルギーや変分自由エネルギーの計算には使っていませんが、実装において必要となります。なお、上記の変分自由エネルギーや期待自由エネルギーについて説明は簡略化した説明ですので、本節の最後に紹介する文献を参照ください。

5.2 能動的推論モデルの実装

　尤度 (A)、遷移確率 (B)、観測データの事前信念 (C)、初期状態に関する事前信念 (D) を設定すれば、期待自由エネルギーを最小化するように振る舞うエージェントを作ることができます。一般的に能動的推論のシミュレーションやパラメータ推定では、MATLAB 上で動作する脳機能画像解析用ソフトである SPM12(https://www.fil.ion.ucl.ac.uk/spm/software/spm12/) 内に同封されている spm_MDP_VB_X.m を用います。しかし、今回は Python での実装をするために、pymdp パッケージを用います。なお、能動的推論用の Julia パッケージの ActiveInference.jl (https://github.com/ilabcode/ActiveInference.jl) もあります。能動的推論モデルは、活発に研究が進んでいる領域ですので、pymdp を用いた実装については今後変更が加わる可能性があります。そこで、Python での実装についての説明は省略していますので、実装の詳細は Colab を確認ください。

　Smith et al.(2022)[16] のチュートリアル論文で用いられ、pymdp のチュートリアルでも扱われている認識的価値を扱う2腕バンディット課題を用いて、実際に能動的推論モデルを動かしてみます。認識的価値を扱う2腕バンディット課題では、参加者に2つのスロットマシーンのうちどちらかが高い確率で当たるが、どちらかわからないので、その場合は探索行動をして選択するように教示されます。また、各試行で有利なスロットマシーンがいつも同じとは限らないことも伝えます。スロットマシーンが当たると4ドルを獲得できますが、もしどちらかわからない場合はヒントを得るボタンを押すことができます。もしヒントを選んだ場合は、正答しても得るのは2ドルです。このように、ヒントを得る選択肢を入れることで、実利的価値だけでなく認識的価値も扱うことができるようになっています。

　認識的価値を扱う2腕バンディット課題に対する能動的推論モデルを準備するためには、尤度 (A)、遷移確率 (B)、観測データの事前信念 (C)、初期状態に関する事前信念 (D) を設定します。詳細は Colab を確認いただくとして、以下では設定の概略を述べます。まず、初期状態に関する事前信念 (D) を設定します。このモデルにおける状態 s の値や数について整理して、各初期状態に関する事前信念を設定します。特に事前に情報を持っていない場合は、各状態について等確率が割り振られます。次に、尤度 (A) を設定します。観測について整理して、尤度を設定します。尤度は、状態 s がある値に定まった際に、観測 o がある値になる確率です。可能性のある尤度の行列を準備します。次に、遷移行列 (B) を設定します。ここでは、ポリシーに依存した状態間の遷移について遷移行列を設定します。最後に、観測データの事前信念 (C) を設定します。ここでは、観測が得られた際の選好を事前信念として設定をします。設定した尤度 (A)、遷移確率 (B)、観測データの事前信念 (C)、初期状態に関する事前信念 (D) を用いると、能動的推論エージェントをインスタンス化できます。pymdp の場合は、以下のように各行列を指定するだけです。

```
ai_agent = Agent(A = A, B = B, C = C, D = D)
```

能動的推論エージェントが用意できたら、あとは、設定した環境の中でエージェントがどのように動くのかシミュレーションを行います。毎回の試行において、エージェントは（1）観測から状態の事後分布を推測、（2）ポリシーの確率と期待自由エネルギーの計算、（3）行動のサンプリングを行って、行動を実行します。それに対して、環境側の生成過程で観測をフィードバックします。認識的価値を扱う2腕バンディット課題で、シミュレーションを行った結果を図6-21に示します。

　図6-21を見ると、第1試行の期待自由エネルギーを見ると、AとBを選ぶという選択肢は同じ値であり、最も期待自由エネルギーが低いものが「ヒントを得る」でした。そして、エージェントの行動も「ヒントを得る」を選択しています。第2試行には、「Aを選ぶ」の期待自由エネルギーが最も低くなり、エージェントも選択しています。2試行以降も、同様になります。不確実性が高い第1試行において「ヒントを得る」という選択肢の期待自由エネルギーが最小になり選択されており、能動的推論において探索と利用のバランスを扱えている点が興味深いと思います。

　本節では、能動的推論とそのシミュレーションについて解説をしました。離散時間の課題については、pymdpを使うことで比較的簡単にPOMDPを用いた能動的推論モデルを作成することができます。課題に合わせて、A、B、C、Dの因子を設定するのが難しいところですが、自由なモデル設定をした上でシミュレーションができる点が魅力と言えます。現在、自由エネルギー原理に基づく精神障害の理解や能動的推論を用いたシミュレーションやパラメータ推定は、活発に研究が進んでいる領域になります。pymdpなどの扱いやすいPythonパッケージも出てきており、今後もソフトウェアの開発が進むと予想されます。しかし、自由エネルギー原理や能動的推論に関する論文は読むのが難しいものもありますので、『計算論的精神医学』[5]や『心理療法は脳にどう作用するのか』[17]などを読んで大枠を掴んでから、『自由エネルギー原理

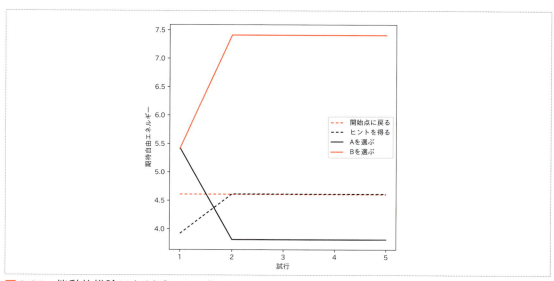

図6-21 能動的推論によるシミュレーション

入門』[18]や『能動的推論』[19]を読まれると良いかもしれません。また、和文誌の『日本神経回路学会誌』の特集「自由エネルギー原理入門」(25巻3号)や『人工知能』の特集「自由エネルギー原理とAI」(38巻6号)などの特集号もありますので、こちらも併せて読まれると良いかと思います。

　本章では、一貫して状態空間モデルの観点からベイズ推論モデルについて解説しました。初めて学ぶと、パラメータ化信念更新モデル、カルマンフィルター、階層ガウシアンフィルター、能動的推論は別々のもののように感じられます。本章のように状態空間モデルの観点から統一的に理解することで、各モデルを整理する際の助けにつながればと思います。本章の内容だけでベイズ推論モデルを理解し、研究で使いこなすことは難しいかもしれません。もし本章の内容の一部でも関心をおもちいただき、より深く学び、ご自身の研究や実践に活かしていただけたら大変嬉しく思います。

COLUMN

能動的推論を用いた心理療法の作用メカニズム研究

　能動的推論モデルでは、比較的自由なモデル設定がなされてきており、心理療法の作用メカニズムを探るシミュレーションも行われています。Smith et al.(2021)[20] は、クモ恐怖への認知行動療法の作用メカニズムを検討しました。患者が言語化可能なことを顕在信念、信念と行動と結果（覚醒や感情）の間の関係のような言語化されていないことを潜在信念として、クモへの接近・回避行動や感情が認知再構成とエクスポージャーによってどのように変化するのか検討しています。認知再構成は、患者が自身の認知を振り返り、より柔軟な物事の捉え方をできるようにする心理的介入です。エクスポージャーは、無条件に恐怖を感じる対象と関連づけられた刺激に曝されることで、その刺激に対していつもの回避とは異なる行動ができるようになる心理的介入です。

　認知再構成でクモは安全という信念を獲得してからエクスポージャーすると、顕在信念では安全と評価しているものの、クモへの接近・接触とポジティブ感情との関連についての潜在信念は変化しませんでした。顕在レベルではクモの危険性に関する信念は低下しているが、潜在レベルではクモとの接触の危険性に関する信念が維持されています。このような潜在レベルの信念の維持は、その後の再発につながるかもしれません。このことは認知行動療法の実践をする中でも実感されることかと思います。一方、クモの危険性の信念が弱くも強くもない状態でエクスポージャーをしたところ、顕在信念は不確実なままであっても、クモへの接近・接触とポジティブ感情との関連についての潜在信念が更新されました。クモの危険性の信念が不確実であるということは、1つの思考ではなく複数の思考があることで顕在信念の精度が低下した状況かもしれません。クモの安全性についての確実な顕在信念を引き出すより、不確実性を含んだ顕在信念の下でエクスポージャーをすることが、潜在信念の変容を促す可能性を示唆しました。これは、考えから距離を取るような方略と近いものであり、マインドフルネスなどによって自動思考の影響が弱まっている方がエクスポージャーの効果が高まる可能性を示唆しているかもしれません。

　能動的推論の観点から心理療法について論じる試みは、認知行動療法に限定されるわけではありません。精神分析についても自由エネルギー原理の観点から検討する試みもなされています。精神分析と自由エネルギー原理の関係については、Holmes(2020)[17] を参照ください。Holmes(2020) は数式を使わず平易な言葉で自由エネルギー原理について説明しており、計算論的精神医学を専門としない心理療法家にとって、自由エネルギー原理を学ぶ最初の一歩としても良いかと思います。

COLUMN

潜在原因モデル

　恐怖症に対してはエクスポージャーが有効ですが、エクスポージャーを行ったのとは異なる文脈にさらされると症状が再発することがあります。このような恐怖の獲得時の文脈と消去時の文脈が異なる場合に、獲得時の文脈で条件刺激を呈示されると恐怖反応が戻ってくる現象を復元効果と呼びます。Gershman & Niv (2012)[21] は、復元効果を説明するモデルとして潜在原因モデル (latent cause model) を提案しました。潜在原因モデルでは、生体は何かを観測した際にそれが直接観測はできない潜在原因から生成されたと考え、観測可能な観測データから潜在原因を推測すると考えます (**図6-1**のベイズ推論モデルの考え方と基本的に同じです)。恐怖の獲得は、特定の文脈で条件刺激と無条件刺激が対呈示される状況の潜在原因を推測することです。そのため、もし文脈が変わったり、USが呈示されなくなったりすると、生物は別の潜在原因になったのではないかと推測するようになります。

　観測データから潜在原因を推測する場合、潜在原因は無限の数が存在すると考えられるためノンパラメトリックベイズを生成モデルに用います。その場合の事前分布には、中華料理店過程を用います。中華料理店過程は、中華料理店のテーブルがメタファーになっていて、客が中華料理店に入ってテーブルに座っていくときに、既にテーブルに座っている人の人数の割合に応じて座るというルールをもっています。座っている人数の多いテーブルの方が次の客が座る確率が高くなります。そのままだと最初に誰かが座ったテーブルにばかり人が座るので、一定の確率で新しいテーブルにも座るようにします。この新しいテーブルに座る確率は、集中度パラメータによって調整されます。集中度パラメータが大きいほど、新しいテーブルに座る確率が高くなります。潜在原因モデルでは、テーブルが潜在原因に対応し、最初は一つ目の潜在原因が割り当てられ、以降は集中度パラメータに応じて、新しい潜在原因が割り当てられます。中華料理店過程を用いることで潜在原因の数は増えすぎず、生物の認知能力として妥当な数に収めることができます。そして、中華料理店過程による事前分布から事後分布を推測するアルゴリズムに、粒子フィルターが使われています[21]。粒子フィルターは、離散の粒子を多数使って事後分布を近似する方法になり、尤度の計算をかなり単純化できるという利点があります。潜在原因モデルは生物が行うのに現実的な計算量で、潜在原因を推測することができ、恐怖の復元効果をはじめとする各種現象をシミュレーションができます。潜在原因モデルについては、Gershmanが公開したMATLABコード (https://github.com/sjgershm/LCM) とそれを本書の著者の1人である国里愛彦がRパッケージ化したlcmr (https://github.com/ykunisato/lcmr) があります。

参考文献

1) Daunizeau J et al. Observing the observer (i): Meta-bayesian models of learning and decision-making. PloS One. 2010; 5: e15554.
2) Garety PA et al. Reasoning in deluded schizophrenic and paranoid patients. Biases in performance on a probabilistic inference task. J Nerv Ment Dis. 1991; 179: 194-201.
3) Adams RA et al. Attractor-like Dynamics in Belief Updating in Schizophrenia. J Neurosci. 2018; 38: 9471-9485.
4) Baker SC et al. A distinct inferential mechanism for delusions in schizophrenia. Brain. 2019; 142: 1797-1812.
5) 国里愛彦 他．計算論的精神医学：情報処理過程から読み解く精神障害．勁草書房．2019．
6) Daw ND et al. Cortical substrates for exploratory decisions in humans. Nature. 2006; 441: 876-879.
7) Danwitzv L et al. Parameter and model recovery of reinforcement learning models for restless bandit problems. Computational Brain & Behavior. 2022; 5: 547-563.
8) Piray P and Daw ND. A simple model for learning in volatile environments," PLoS Comput Biol. 2020; 16: e1007963.
9) Piray P et al. Hierarchical bayesian inference for concurrent model fitting and comparison for group studies. PLoS Comput Biol. 2019; 15: e1007043.
10) 片平健太郎．行動データの計算論モデリング：強化学習モデルを例として．オーム社．2018．
11) Mathys C et al. A bayesian foundation for individual learning under uncertainty. Front Hum Neurosci. 2011; 5: 39.
12) Mathys CD et al. Uncertainty in perception and the hierarchical gaussian filter. Front Hum Neurosci. 2014; 8: 825.
13) Hein TP et al. State anxiety biases estimates of uncertainty and impairs reward learning in volatile environments. NeuroImage. 2021; 224: 117424.
14) Hess AJ et al. Bayesian workflow for generative modeling in computational psychiatry. bioRxiv. 2024.
15) 赤石雅典．Python でスラスラわかるベイズ推論「超」入門．講談社．2023．
16) Smith R et al. A step-by-step tutorial on active inference and its application to empirical data. J Math Psychol. 2022; 107: 102632.
17) Holmes J．心理療法は脳にどう作用するのか—精神分析と自由エネルギー原理の共鳴．岩崎学術出版社．2024．
18) 乾敏郎，阪口豊．自由エネルギー原理入門：知覚・行動・コミュニケーションの計算理論．岩波書店．2021．
19) Parr T 他．能動的推論：心、脳、行動の自由エネルギー原理．ミネルヴァ書房．2022．
20) Smith R et al. Simulating the computational mechanisms of cognitive and behavioral psychotherapeutic interventions: Insights from active inference. Sci Rep. 2021;11: 1-16.
21) Gershman SJ and Niv Y. Exploring a latent cause theory of classical conditioning. Learn behave. 2012; 40: 255-268.

計算論的精神医学は精神医学にどのように貢献できるか？
―あとがきに代えて―

　本書では、神経回路や行動の数理モデルを用いて精神障害に関する神経メカニズムや行動、認知を扱う方法について紹介しました。これらは計算論的精神医学の中でも理論駆動型アプローチに分類されることは第1章で述べた通りです。本書の最後に、理論駆動型アプローチにより、精神障害の臨床場面にどのように貢献できるのかについて、その道筋や今後の展望を考えたいと思います。

　一つ目の道筋は、精神障害の生物学的基盤や症状、行動特徴について仮説を生成してそれを検討することで、疾患のメカニズムや治療法の作用機序についての説明を与えるというものです。これについては本書でも解説してきたように、生物物理モデルや神経回路モデル、強化学習モデル、ベイズ推論モデルを用いた研究でもさまざまな試みがあり、一定の成果が挙がっていると言えるでしょう。ただし著者の知る限りでは、計算論的精神医学で扱われるモデルが広く認められて臨床場面にも貢献していると言える例は見られないように思います。このようなアプローチが実を結び、真に臨床にも貢献するには、さらなる研究の発展に加え、臨床家との連携も必要であると考えられます。

　二つ目の道筋は、患者さんの行動などから推定されたモデルのパラメータやモデルの構造をもとに、症状について評価したり予後を予測したりするという、一種のアセスメントのツールとしてモデルを用いるというものです。それをもとに治療や介入法の選択をするということも考えられます。本書でも紹介したように、疾患のタイプや症状と、モデルのパラメータやモデルの構造が関係することを示した研究は多くあります。介入の前後で推定されたパラメータの変化を検討した研究も報告されるようになってきました。しかし、それらのパラメータは研究対象となった集団全体を通しての統計的な傾向をとらえたものであり、そこで得た知見が個々の治療場面で有用かどうかを判断するには慎重にならないといけません。推定されたパラメータが個々の患者さんの症状の評価に役に立つためには、その推定値が十分な信頼性を持っていることが必要です〔コラム：モデルの信頼性と妥当性（207ページ）参照〕。その点において、推定されたパラメータを実用的なものとして活用されるレベルのものにするには、さらなる研究が必要だと考えられます。

　そして三つ目は、臨床への貢献という点では間接的な道筋になりますが、さまざまな分野の研究者に共通の言語と思考の道具を提供し、異分野の研究者が精神医学に参入しやすくなる、というものです。精神障害は精神医学の専門用語で記述される部分が多く、その概念は初学者には理解することが容易でないものもあります。しかし、数式やプログラミング言語は多くの科学分野に共通する言語であるため、それらの言語で書かれたモデルは他の分野の研究者にも理解しやすいものとなります。実際に、計算論的精神医学をきっかけに、情報科学や物理学、計算論的神経科学、数理心理学などをバックグラウンドにもつ研究者も精神医学に参入しています。これまでは医学や臨床心理学の専門家だけが扱ってきた精神障害に多くの分野の研究者が目を向け研究していく中で、新たな知見や革新的な治療が生み出されることも期待できます。

　さらに、行動や認知のプロセスを数理モデルで表現し、シミュレーションをしたり、行動データをモデリングしたりすることからは、伝統的な統計分析だけでは味わえないワクワク感も得られます。そのようなワクワク感は大きな研究の原動力となると著者たちは考えています。この本を手に取ってくださった読者の皆様とこのワクワク感を共有でき、皆様がこの分野をさらに盛り上げてくだされば、著者にとって何よりの喜びです。

著者一同

索引

和文

あ

赤池情報量規準	201
アンヘドニア	209
イオンチャネル	23, 45, 64, 85
インスタンス	92
うつ病	208, 209
エクスポージャー	269
オイラー法	39, 49, 126
オープンサイエンス	260
オープンソース	250
オブジェクト	92
オプティマイザー	110, 113

か

階層ガウシアンフィルター	244, 247
階層ベイズ推定	244
外部状態	213
ガウシアンランダムウォーク	233, 248
拡散ノイズ	233, 238, 241, 242
学習率	109, 169, 179, 208
学習率の非対称性	200, 208
確率逆転学習課題	163, 164
活性化関数	84, 88
活動電位	24, 34
カラム	28, 66
カルマンゲイン	237, 238, 241, 242
カルマンフィルター	232, 236, 242
眼球運動	84, 118, 139
観測ノイズ	234, 237, 239, 241, 242
観測方程式	216
期待自由エネルギー	264, 267
逆温度	172, 179, 208, 209, 244
逆転学習課題	215, 245, 246
ギャンブル障害	201
強迫性障害	201
恐怖症	270
クモ恐怖	269
クラス	92
計算論的表現型同定	156
構成概念妥当性	207, 208
勾配降下法	109, 110
興奮性神経細胞	28, 66
誤差逆伝播法	84, 107
固執性	208
コンダクタンス	33, 45

さ

最適化	107
最適化手法	110, 113
最尤推定	184, 188, 190
サプライザル	262
シグモイド関数	58, 89
実利的価値	264
時定数	46, 56, 126
シナプス	23, 66, 84, 93, 139
自閉スペクトラム症	118
シミュレーション	22, 139, 156, 175, 180, 214, 242
自由エネルギー原理	262
順伝播型ニューラルネットワークモデル	98
状態空間モデル	214
状態方程式	216
初期化関数	93, 100
初期値	39, 127
神経細胞	22, 84
神経伝達物質	23, 45, 64

信念更新モデル	220
信頼性	207, 208, 209
心理療法	269
数値計算	39, 49
ストループ課題	102
スパイク	24, 85, 88
正規分布	236
静止膜電位	24, 34
生成過程	213
生成モデル	213, 214
積分発火モデル	32, 34
線形層	84, 88, 93
潜在原因モデル	270
選択の自己相関因子	208
ソフトマックス関数	249
損失関数	107

た

対数尤度	184
多層パーセプトロン	84, 98, 125
多腕バンディット課題	242
探索 - 利用	242
遅延反応課題	25
知覚モデル	249
中華料理店過程	270
追跡眼球運動	84, 118, 123
等価回路	64
統合失調症	25, 118, 153, 218, 232

な

内部状態	125
ニューロン	23
ニューロン素子	88
認識的価値	264
認知行動療法	269
能動的推論	264, 266

は

バイアス	96, 107
ベイズ更新	236
発火率モデル	85, 88
バックプロパゲーション	108
パラメータ	107
パラメータ化信念更新モデル	217, 222
パラメータ推定	156, 182, 214, 225, 226, 244, 256
パラメータリカバリー	195, 200, 231
反応モデル	249
ビーズ課題	217
微分の連鎖律	109
微分方程式	39, 126
不安	206, 260
不安症	208
不応期	34
負の対数尤度	188
ベイズ更新	214, 224
ベイズ情報量規準	201
ベイズ統計学	216
ベイズの定理	212
変動性カルマンフィルター	261
変分自由エネルギー	262
忘却率	171
報酬予測誤差	169
報酬感受性	209
ホジキン・ハックスリーモデル	64
ボラティリティ・カップリング	248

ま

膜電位	24, 32
マルコフ連鎖モンテカルロ	229

メタベイズモデル	216
モデル選択	156
モデル比較	156, 201, 204
モデルフリー強化学習	206
モデルベース強化学習	206

や

尤度	184
抑制性神経細胞	28, 66

ら

リカレントニューラルネットワーク	84, 125
リセット電位	38, 58
理想的観察者モデル	216, 223
粒子群最適化	229
連続時間型 RNN	125

わ

ワーキングメモリ	24, 65

欧文・数字

Akaike's information criterion (AIC)	201
Bayesian information criterion (BIC)	201
Cognitive & Behavioral Assessment Toolbox (CBAT)	164
continuous time RNN (CTRNN)	125
Google Colaboratory (Colab)	8
MCMC 法	229, 258
POMDP	264
recurrent neural network (RNN)	84

memo

memo

memo